致　谢

没有一本书能在没有许多人的支持甚至牺牲的情况下完成。然而为此付出辛劳的很多人的名字并不会出现在封面上。这当然也适用于《认知行为疗法：技术与应用》这本书。学者们为本书提供了慷慨支持，但我们无法列出每个人的名字。

甚至可以说，如果不是 SAGE 出版社及其编辑团队的慷慨赞助和支持，这本书将不会问世。如果我们的家庭成员不愿意忍受我们带来的压力，不愿意接受我们离开家庭去工作，我们也无法抽出时间来写作。如果我们不曾有幸从极具智慧的导师和同事那里学到经验，我们也无法构思出这本书，尤其是这种类型的书籍。这本书之所以能够写出来，是因为许多学生给予了有益的反馈，许多来访者与我们分享了他们的经验。

因此，感谢你们。

谨以此书献给琼·柯克〔Joan Kirk，1945—2016〕和大卫·韦斯特布鲁克〔David Westbrook，1950—2013〕

对第 2 版的赞誉

这本书真正致力于帮助治疗师理解，提供操作指南、案例示范和学习路线图。作者对认知行为疗法的广度和复杂性的娴熟理解展现得淋漓尽致。

——威廉姆·库伊肯教授（Willem Kuyken）

情绪障碍中心教授

看到这本已经很出色的书被完全更新，真是太好了。对于这些作者来说，卓越正不断引发卓越。

——大卫·理查兹教授（Dave Richards）

埃克塞特大学精神健康服务研究中心教授

自 2007 年首次出版以来，《认知行为疗法：技术与应用》已成为学习者、初学者和经验丰富的从业者以及认知行为疗法教育工作者的核心教材。所有有声誉的认知行为疗法培训课程都将这本书列入他们的必读书目。第 3 版增加了很多新内容，如操作视频、案例研究、附加练习，并关注认知行为疗法的文化背景，这将使已经很棒的书变得更不可或缺。

——帕梅拉·迈尔斯（Pamela Myles）

雷丁大学教授

这本书是认知行为疗法的入门书籍，但又不仅仅是认知行为疗法的入门之书。作者作为治疗师、督导师和培训师，使得颇具深度的专业知识以一种易于理解的方式向大家呈现。新版书包含了几个当代主题，并提供了一个附带视频链接的专属网站。简而言之，认知行为疗法的新学者应该从这里开始。

——史蒂芬·巴顿博士（Stephen Barton）

纽卡斯尔大学教授

第 3 版保留了前几版的简洁和清晰，但涵盖了更深和更广的范围。任何关于如何在实践中使用的问题都可以通过演示视频和专属网站来解答。这本书综合、权威、实用且亲切，是认知行为疗法的必备指南。

——戴夫·罗伯茨（Dave Roberts）

牛津布鲁克斯大学教授

对第 3 版的赞誉

想要与一位专业的认知行为疗法治疗师一起学习并实践认知行为疗法吗？也许你可以让自己沉浸于肯纳利等人的《认知行为疗法：技术与应用》一书中，这是目前最全面且最新的入门级认知行为疗法著作。每一章节都提供了对常见临床困境的明确指导。视频链接*演示了操作技巧，并帮助治疗师真正理解认知行为疗法这种生动而具体的治疗方法。即使是有经验的治疗师也能从中受益。这本书提供了对实践中认知行为疗法的全面而精细的指导。

——克里斯汀·帕德斯基博士〔Christine A. Padesky〕

认知疗法中心联合创始人，《理智战胜情感》合著者

有许多书介绍了认知行为疗法的基础知识，而这本书不仅提供了基础性知识，还囊括了更多内容——什么时候做，如何做以及为什么需要这样做。它的案例材料、治疗技术和插图（包括真正启发人心的治疗实践视频）使得这本书引人入胜。对于任何实习生、督导师或严谨对待患者护理的临床医师来说，这本书都应视为必读之物，它将帮助人们提升实践水平。

——格伦·沃勒教授〔Glenn Waller〕

谢菲尔德大学教授

---

* 编者注：此处指英文原书，中文版无视频链接，下文同。

版权合同登记号　图字:01－2025－0694 号

图书在版编目（CIP）数据

认知行为疗法：技术与应用：第 3 版／（英）海伦
·肯纳利,（英）琼·柯克,（英）大卫·韦斯特布鲁克著；
方双虎等译． -- 北京：当代中国出版社, 2025. 8.
ISBN 978－7－5154－1568－0

Ⅰ．R749. 055

中国国家版本馆 CIP 数据核字第 20254YF398 号

出 版 人　蔡继辉
责任编辑　李　昭
责任校对　贾云华　康　莹
印刷监制　刘艳平
封面设计　鲁　娟
出版发行　当代中国出版社
地　　址　北京市地安门西大街旌勇里 8 号
网　　址　http://www. ddzg. net
邮政编码　100009
编 辑 部　（010）66572156
市 场 部　（010）66572281　66572157
印　　刷　中国电影出版社印刷厂
开　　本　710 毫米×1000 毫米　1/16
印　　张　31. 25 印张　1 插页　506 千字
版　　次　2025 年 8 月第 1 版
印　　次　2025 年 8 月第 1 次印刷
定　　价　168. 00 元

AN INTRODUCTION TO COGNITIVE BEHAVIOUR THERAPY

认知行为疗法

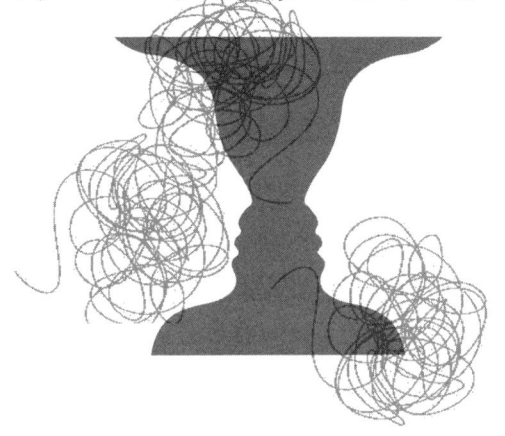

技术与应用

（第3版）

Skills and Applications

（THIRD EDITION）

［英］海伦·肯纳利（Helen Kennerley）
［英］琼·柯克（Joan Kirk）
［英］大卫·韦斯特布鲁克（David Westbrook） 著
方双虎 等 译

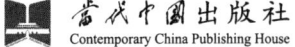
当代中国出版社
Contemporary China Publishing House

目 录

CONTENTS

音，这既令人愉悦又令人伤感。记忆的本质使我仿佛回到了我们撰写第 1 版的时候。当时我们常常围坐在不同的厨房桌旁，品着不同品质的葡萄酒，讨论我们的想法、观点和"OCTC 的方式"。这本书中的某些表述，毫无疑问会受他们的影响。我仍然会因琼的机智幽默而微笑，因大卫的逻辑清晰而感到深深的满足。这本书仍然充满了他们的智慧，我希望与你分享这些内容。

海伦·肯纳利

牛津大学，2016 年

序　言

　　更新本书到第 3 版实际上是一项苦乐参半的任务。多年来，我与琼·柯克和大卫·韦斯特布鲁克在牛津大学临床心理学系和牛津认知疗法中心（OCTC）密切合作。我们合作完成了这本介绍认知行为疗法的书。我们习惯于分享想法、辩论观点，并共同创建了属于我们的东西。但遗憾的是，在琼和我开始更新本书时，大卫已经去世，而在我提交第 3 版书稿时，琼也因长期患病已经去世。

　　琼是一个非凡的人，一个聪明、充满创造力和活力的临床心理学家，她作为智慧的榜样引导并鼓舞着身边的人。她是认知行为疗法的先驱，25 年前她创办了旨在促进认知行为疗法的卓越发展的 OCTC。她与牛津大学合作，帮助建立了英国最早的认知行为疗法培训证书体系。她还与他人共同编辑了畅销的早期认知行为疗法著作，即《精神疾病的认知行为疗法》（*Cognitive Behaviour Therapy for Psychiatric Problems*）。琼的职业生涯充满了成就，理所当然地，她成了英国心理学会的会员。我们这些有幸认识她的人将深刻缅怀她的慷慨无私、温暖幽默以及对学会的热爱。

　　借用我们的朋友吉利安·巴特勒（Gillian Butler）的话，大卫是"一个头脑非常聪明、心地非常善良的大个子"。像琼一样，他才华横溢且多才多艺，是一名临床医生、管理者、研究员和创新者。像琼一样，他的动力来自为来访者和从业者提供最好的服务。他通过临床工作、培训他人以及他的研究和写作来实现这一目标。他与他人共同编辑了非常成功的《牛津认知疗法的行为实验指南》（*Oxford Guide to Behavioural Experiments in Cognitive Therapy*），并一直写作和出版作品，直至去世。他是 OCTC 的创始会员，并在琼退休后成为主任。虽然他有许多成就且声誉斐然，但他始终非常随和，一直保持朴实可亲的态度。

　　当我拿起这本书并反复阅读这本书的章节内容时，我"听到"了琼和大卫的声

第一章
当前认知行为疗法发展阶段的基本理论

引　言

本章将介绍认知行为疗法（Cognitive Behaviour Therapy，CBT）的基本原理，包括其基本理论以及治疗方法的进展。之所以以此作为开篇，是因为认知行为疗法有时被批评用"烹饪式"的方法简单地对待治疗：如果患者有"这样的"问题，那就采取"那样的"技术。然而，我们并不能机械地使用这本书中的技术，而应该在理解的基础上加以应用，即了解你的病人和认知行为疗法的理论，然后把这两方面融入你的治疗程式（见第四章）。在临床和生活经历中，你应该已经积累了一些有关如何了解别人的知识。本章内容将带你走上理解认知行为疗法理论的道路，或者说将介绍认知行为疗法的"首要原则"。

我还要说明一点：有观点认为认知行为疗法是一种单一疗法，这是一种误导。现代认知行为疗法并没有形成完整的结构，它仍在广泛地发展，并且充满争议。本书中涉及的方法是以贝克模型为基础的。贝克在 20 世纪 60—70 年代（Beck，1963，1964；Beck，Rush，Shaw & Emery，1979）首次明确阐述了这种模型。这种认知行为疗法模型已经在英国占据认知行为疗法主导地位 30 多年了，因此我们将其视为英国认知行为疗法的主流。然而，对于本书将要介绍的一些方法，其他认知行为疗法理论研究者和临床医学家的意见仍然存在着不同程度的分歧。值得一提的是，尽管我们认为认知行为疗法的后续发展，例如"第三次浪潮"理论（Hayes，2004）的发展令人振奋，而且具有极大的潜力来丰富认知行为疗法，但在这里，我们首要的目的是介绍"基本的"认知行为疗法。因此我们只能将这些新发展集中在单独的一章中进行讲述（见第十七章）。

认知行为疗法的发展史

正如了解来访者的背景对了解他目前的情况很有帮助一样，了解认知行为疗法的发展历程同样能帮助我们了解它目前的状况。现代认知行为疗法主要受两种学派的影响。第一，沃尔普（Wolpe，1958）以及其他心理学家在 20 世纪 50—60 年代开创的行为疗法（behaviour therapy，BT）；第二，阿伦·贝克开创的认知疗法，这种疗法始于 20 世纪 60 年代，在 20 世纪 70 年代随着"认知革命"的进行而开始发挥出巨大的影响力。

从 19 世纪前开始，弗洛伊德的心理动力学范式主宰了心理分析，而行为疗法的形成与发展正是建立在对心理动力学的批判之上的。20 世纪 50 年代，弗洛伊德式精神分析受到了科学心理学的质疑，因为它缺乏实证证据来支持其理论或验证其效果（Eysenck，1952）。而行为疗法深受理论心理学中行为主义思潮的影响，这种思潮认为人的思想是内在且不能被直接观察的，因此难以进行科学研究。因此，行为学家在可观察的事件中寻找可重复的联系，特别是刺激（环境中的特征或事件）和反应（来自可观察和可测量的人或动物的研究）之间的联系。学习理论在当时是一种主要的心理学范式，它试图寻找普遍原理来解释有机体是如何在"刺激—反应"之间获得新联系。

在这种理念的指导下，行为疗法放弃了对无意识、隐藏动机和难以觉察的思维结构进行研究，而是强调运用学习理论的原理去改变行为和情绪反应。比如，行为主义治疗师们不再像弗洛伊德在著名实验"小汉斯"（一个对于骑马有着恐惧反应的小男孩）（Freud，1909）中那样，试图去探求动物恐惧症的无意识根源，而是基于学习理论来构建出治疗程序。他们相信这种理论可以帮助人们学习新的反应方式。行为疗法认为，如果一些人像小汉斯一样习得了"马的刺激和自身恐惧反应"之间的联系，那么治疗的任务就是让他们在面对同样的刺激时，形成一种新的、不恐惧的反应。这种焦虑障碍的治疗方法被称为系统脱敏法（systematic desensitisation），它要求患者反复想象恐怖刺激，同时练习放松，从而用放松反应取代恐怖反应。随着治疗进行，真实的暴露（接近真实的马）要逐步代替想象的暴露（例如想象关于马的画面）。

行为疗法很快取得了成功，特别是在治疗恐惧症和强迫症（Obsessive-Compulsive Disorder，OCD）等焦虑症方面。行为疗法的成功有两个主要的原因：首先，为保持其在科学心理学中的地位，行为疗法总是通过实证的方法收集焦虑症状减轻的可靠证据，来证明其有效性；其次，比起传统的心理治疗，6—12 个疗程的行为疗法更加经济实用。

尽管取得了早期的成功，但纯粹的行为治疗也存在一些局限性。行为主义心理学家对日常生活重要的组成部分，例如，对思想、信念、理解、想象等心理过程置之不理，这看起来很荒唐。在 20 世纪 70 年代，这种不满演变为一场众所周知的"认知革命"。在这场革命中，人们要求将认知现象引入心理学和治疗，同时坚持通过实验方法来避免无根据的推测。

贝克曾接受过精神科医生和心理动力治疗师的培训，但他越发觉得自己可以为那些对心理动力学干预没有反应的来访者提供更多的帮助。在 20 世纪 50 年代和 60 年代初期，贝克和其他心理学家已经开始提出认知治疗（cognitive therapy，CT）的观点，并考虑将洞察力与行为疗法结合起来。从 20 世纪 70 年代开始，他们的理论变得越来越有影响力。贝克有关抑郁的认知疗法书籍的问世（Beck et al.，1979）以及那些表明认知疗法和"抗抑郁药物"一样有效的实验研究（例如，Rush et al.，1977）推动了此次认知革命。在随后的几年中，行为疗法和认知疗法共同发展，相互影响，最终形成了现在最广为人知的"认知行为疗法"——CBT。

认知行为疗法的基本原则

那么，行为疗法和认知疗法的哪些内容得以发展并形成了现代认知行为疗法的基础呢？这里阐述了我们认为认知行为疗法赖以建立的最基本的理论原则和信念，你们可以据此判断它们是否有意义或者至少是值得一试的方法。以下是认知行为疗法关于人、问题、疗法的基本观点。我们并不认为这些观点是认知行为疗法特有的，因为其中有很多方面也许被其他疗法所运用，但是这些原则结合起来就描绘出了认知行为疗法的特点。

认知主义原则

任何自称"认知主义"的疗法的核心思想都是"人们的情绪反应和行为深受**认知**的影响"。换句话说，"认知"就是人们对自己或自己所处环境的想法、心理图像、信念和解释——从根本上说就是他们赋予生活事件的**意义**。那这意味着什么呢？

从"非认知"的观点出发，这可能更容易理解。在日常生活中，如果我们问他人，什么会使他们悲伤（或者愉快、愤怒，或者产生其他情绪），他们通常会向我们描述某个**事件**或**情形**，比如，"我受够了，因为我刚刚和女朋友吵了一架"。然而，事情并不是如此简单。如果一件事以如此直接的方式自动引发了一种情绪，那么同样的事件必然会导致经历过该事件的所有人都产生同样的情绪。而在实际生活中，人们可能会对相似事件的反应有不同程度的差异，甚至不同的人对诸如丧失亲人或者被诊断出不治之症的严重事件也会产生不同的情绪。一些人可能被此类事件完全压垮，而另一些人却能够妥善处理。因此，决定情绪的并不仅仅是事件——其他因素必定存在。认知行为疗法认为"其他因素"就是认知，即人们如何理解事件。两个人对同一件事反应不同，可能是因为他们的理解不同；一个人用一种似乎不正常的方式对某件事做出反应，是因为他对这件事有着不同寻常的想法或信念——事件对他来说有着特殊的意义。图 1-1 阐明了这一观点。

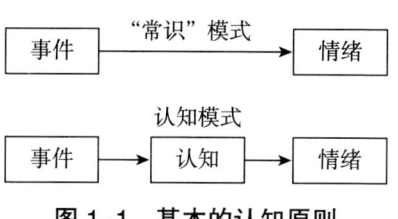

图 1-1　基本的认知原则

让我们看一个简单的例子。假设你走在街上，看到某个认识的人迎面走来，而她似乎没有注意到你。以下是你可能产生的一些关于这个事件的想法，注意这些想法及其可能引起的情绪反应有哪些不同之处。

"我不知道该和她说些什么，她可能认为我真的很无趣而且愚蠢。"（导致焦虑）

"没有人想与我交流，似乎没有人喜欢我。"（导致抑郁）

"她真神经，如此傲慢，我又没有做错任何事。"（引发愤怒）

"她可能由于昨晚的聚会喝醉了，还没有清醒过来。"（引发取笑）

这个图式阐明了基本的认知原则：不同的认知导致不同的情绪。同时它也表明了某种认知类型与相应的情绪状态之间的联系。例如，关于他人行事不公平或违反我们重视的规则的想法，常常会使我们产生愤怒的情绪。我们将在下文继续讨论此观点。

当然，"意义很重要"这一概念并不新鲜。早在 1800 多年前，古希腊斯多葛派哲学家爱比克泰德（Epictetus）就曾说过："人们之所以烦恼，并不是因为事物本身，而是因为他们对事物的看法（人不为外物所影响，但为他自己心中之物所影响）。"然而，正如我们将在本书的其余部分看到的，这种简易观点的延伸和详解使一种能帮助人们消除痛苦的方法得以发展壮大。我们通过帮助人们重新审视他们的认知，从而使他们改变自己感知世界的方式。

行为主义原则

认知行为疗法从行为疗法中继承的内容是，行为（我们做了什么）在维持或改变心理状态中起决定性作用。回想上述的例子，如果你的认知是第一种或者第二种，你随后的行为可能会影响你是否产生持续的焦虑或沮丧情绪。如果你接近那个熟人，并与之闲谈，那么你可能发现她对你其实很友好，那么你以后可能不再倾向于产生消极的想法。相反，如果你假装没有看到她，那么你便没有机会去验证你的想法是否准确，同时消极的想法和情绪便可能会持续存在。因此，认知行为疗法认为行为对思维和情绪会产生强有力的影响，尤其是，改变行为通常是改变思维和情绪的强有力的方式。

"连续体"原则

与更多的传统疗法相比，认知行为疗法认为，将心理健康问题看作正常心理过程的夸大或极端化是有益的，其与正常心理状态没有质的区别，不存在无法解释的病理状态。换句话说，心理问题是一个连续统一体的一端，而不是完全不同的维度。进一步说，我们认为：（1）心理问题可能发生在任何人身上；（2）认知行为疗法的理论对治疗师和来访者同样有效。

"此时此地"原则

传统的精神动力疗法认为，只看问题的症状（例如恐惧症患者的焦虑）是肤浅的，成功的治疗必须揭示问题发展的进程、隐藏的动机和无意识的冲突，这些被看作问题的根源。而行为疗法所持的观点是：治疗主要针对症状本身；治疗通过观察以及改变维持焦虑的因素，来使患者能够直接应对焦虑（或任何其他问题）。精神分析疗法认为，针对症状而非针对所谓的"根本原因"的治疗会导致替代症状出现，即未解决的无意识冲突会导致患者出现新的症状。事实上，行为疗法的大量研究表明，尽管这样的结果可能存在，但却很少见。通常来说，直接处理症状本身会带来更广泛的积极影响。

现代认知行为疗法继承了行为疗法。至少在大部分情况下，此疗法的主要焦点是当前发生的事情，我们主要关注的是维持当前问题的原因，而不是多年前发生的可能诱发问题的原因。尽管如此，认知行为疗法并未忽视过去经历的影响，这个问题在第四章中将做进一步讨论。

"相互作用系统"原则

"相互作用系统"原则认为，问题是由个体内部各系统与他们所处环境之间的相互作用引发的，认知行为疗法从行为疗法中继承了这一观点（Lang, 1968）。现代认知行为疗法通常认为有四个"内部"系统。

- 认知；
- 情感或情绪；
- 行为；
- 生理机能。

这些系统在复杂的反馈过程中相互影响，同时与环境相互作用——这里的"环境"是广义上的，不仅包括明显的自然环境，也包括社会、家庭、文化和经济环境。图 1-2 基于帕德斯基和穆尼的五系统框架理论（Padesky & Mooney, 1990），说明了这些相互作用。

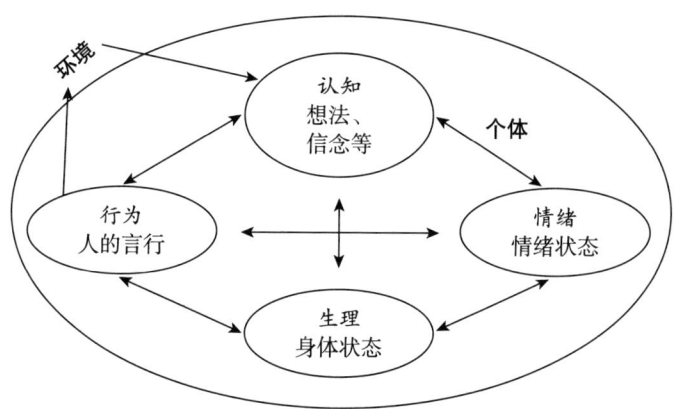

图 1-2　相互作用系统

这类分析帮助我们描述更多的细节，确定某类问题的具体情况和动态因素，并对问题的维持过程产生更深入的理解。我们需要注意一个或多个系统与其他系统不匹配的情况。例如，"勇气"可以描述一个人的行为与其情绪不相符的状态：尽管她感觉上很害怕，但行为上并没有表现出明显的害怕。在临床上识别来访者的想法、感受和行为之间的不匹配是非常重要的，这样我们才能更好地了解一个人的优势、需求和观念。

实证主义原则

认知行为疗法认为，我们要尽可能严格评估治疗理论和治疗过程，运用一些科学的证据，而不仅仅只是临床案例。以下是几点重要原因。

- 从科学上讲，我们的治疗需要建立在合理、完善的理论上。认知行为疗法的典型特征之一就是运用科学研究来取得稳步发展。这有别于一些自形成以后就几乎不再有多少变化的治疗流派。
- 从伦理上讲，这样可以使我们有信心告知那些接受或购买我们治疗服务的人，治疗很有可能有效。
- 从经济上讲，这样能确保我们运用有限的心理健康资源来取得最大效益。

人际关系原则

正如贝克早期接受的心理动力学培训教给他的那样，认知行为疗法是在动态关系的背景下进行的。在认知行为疗法中，这是一个**工作联盟**，而不是对来访者的"命令"或"控制"。相反，我们营造了一种环境，使我们能够与一个充分知情、同意的人一起工作。这是一个非常重要的原则，我们将在第三章对其进行探讨。

与某些人的预期相反，我们对意图和未说出口的感受进行假设，并监控我们自己对来访者的认知和情绪反应。有时我们可以从中获得很多信息，同时我们可以描述它们对治疗的影响。例如，我们可以假设，在治疗过程中，来访者脸上是否短暂出现不舒服的表情是很重要的，而且对其进行探索是有用的，因为它可能会暴露来访者在意且令其羞耻，并且导致问题维持的秘密。但在另一方面，它可能只是说明来访者脸抽筋了——所以我们应该时刻做好假设被驳斥的准备！

认知行为疗法基本原则总结

这些就是我们认为的认知行为疗法的基本原则。概括如下：

- 认知主义原则：关键是对事件的解释，而不是事件本身。
- 行为主义原则：我们所做的事情对我们自己的思维和情绪会产生很大的影响。
- "连续体"原则：心理健康问题最好被看作正常心理过程的夸大。
- "此时此地"原则：关注当前的进程而不是过去，会更加富有成效。
- "相互作用系统"原则：看问题要看到认知、情绪、行为、生理和个体所处环境之间的相互作用，这样才是有益的。
- 实证主义原则：重要的是对我们的理论和治疗进行实证评估。
- 人际关系原则：与一个知情同意的、积极主动的人一起工作，可以帮助我们考虑并确定治疗关系的动态因素。

现在让我们详细介绍基本的认知原则。

认知"水平"

到目前为止，我们一直把"认知"当作一个单一的概念来讨论。事实上，认知行为疗法通常会区分不同种类或者"水平"的认知。以下关于认知水平的解释已在临床上被证明有效。后面的章节将会简要地介绍这些观点的科学证据。

当我们谈论认知时，我们指的不仅是想法（能够轻易地用文字表达的内容），而且包括表象（image）。认知行为疗法治疗师广泛使用诸如"自动思维"（automatic thoughts，ATs）和"负性自动思维"（negative automatic thoughts，NATs）的术语，我们似乎排除了表象。我们应该明确，表象和想法一样，都是有意义的认知。

值得注意的是，不同的认知行为疗法的从业者可能会对认知进行不同的分类，所以，以下的分类方法虽然是常用的，但却不是唯一的。

认知水平之一：自动思维 / 负性自动思维

自动思维是一个术语，用来描述几乎所有人都能注意到的一连串想法。自动思维它们可以是正性的、中性的或负性的。贝克在对抑郁患者的研究中首次描述了负性自动思维，这个概念通常是 CBT 的基础。这些带有负面色彩的评价或解释是我们从周围或内心事件中获得的**意义**。任何人都可能有过负性自动思维。

回想最近一段你感到不安的时光，可以是你焦虑、恼怒、厌烦或者有其他任何情绪的时候。幻想自己正处在那个情景中，回想一下你当时的想法。大多数人能够轻易地辨别出负性自动思维。例如：你在感到焦虑时可能曾想到一些糟糕的事情对你（"哦，不——现在我搞砸了……"）或者你关心的人造成了威胁（"他自己处理不了这件事……"）；你在感到恼怒时可能认为别人行事不公平，或者不遵守你认为重要的规则（"得了吧——这太不合理了！"）；你在感到厌烦时可能曾产生失落或挫败的想法，或者有关自身的消极念头（"又来了——这没有任何意义……"）。

自动思维（以及负性自动思维）是每时每刻都会对情绪产生直接影响的一种思维，因此它们在任何认知行为疗法的治疗中都至关重要。自动思维有几个共同的特点：

● 顾名思义，人们不必思考它——它们自动产生，不需要任何努力（尽管发现和关注它们的时候需要付出努力）。

● 它们是对特定事件或情形的特殊思维模式。尽管它们有可能变成某种套路，特别是在顽固的问题中，但它们也会随着时间或情境的改变发生巨大的变化。

● 它们可以或者很容易成为意识层面的东西。大多数人也意识到这类思维，或者通过一些练习去控制它们以获得对它们的意识。

● 它们可能出现得短暂又频繁，让人习以为常，以至于不被"注意"。它们多半是日常心理环境的一部分，所以我们如果不集中注意就无法发现它们，就像很多时候我们注意不到呼吸一样。

● 它们被认为是真实可信的，尤其在情绪强烈的情况下。大部分时候，我们不会质疑它们。例如，当我对某件出差错的事感到厌烦时，我会认为自己很没用，这种观念毋庸置疑地被认为是事实。在治疗中关键的一步就是用这种方式帮助患者停止接受他们信以为真的自动思维，以便他们能够冷静思考其正确性。正如认知行为疗法中的一句格言所说："思维是观念并非事实——观念可能正确也可能不正确。"

● 尽管我们在讨论自动思维时往往认为它们是一种语言形式——例如，"我把这弄得一团糟"——但重要的是必须意识到它们也可能以表象的形式出现。例如，一个人有社交恐惧症的人可能怀有面红耳赤、出汗以及语无伦次的心理表象，而不是以语言的形式思考"别人认为我很怪异"。

● 因为它们在情绪状态上的即时效应和可接近性，负性自动思维通常在初期治疗中被解决。

认知水平之二：核心信念

自动思维的另外一端是核心信念。核心信念代表一个人的"底线"（bottom line）[梅勒妮·芬内尔（Melanie Fennell）于1997年提出的一个术语]，是关于自身、他人以及整个世界或未来的基本信念。核心信念的特点有：

● 大多数时候，它们不会即刻进入意识层面。我们必须通过观察一个人在许多不同情况下的独特思维和行为来推断其核心信念。

● 它们会以普遍而绝对的陈述形式表现出来（例如，"我是坏人"或"别人不可信"）。与负性自动思维不同，核心信念不随时间和情境的改变而发生变化，人们将它们看作适用于所有情况的基本真理。

● 它们形成于生命初期，是童年经历的结果。但在之后的生活中，它们也可能发展和变化（例如严重创伤的后遗症）。

● 一般来说，针对焦虑症或重度抑郁症等焦点问题的短程治疗通常不会触及核心信念（尽管它们可能会发生变化）。只有在针对诸如人格障碍的慢性问题的治疗中，直接触动核心信念才可能更加重要（见第十七章）。

认知水平之三：基本假设

基本假设（underlying assumptions，UAs）被认为是沟通核心信念与负性自动思维的桥梁。它们是对核心信念的回应，当其适得其反，阻碍而不是帮助一个人时，通常被称为功能失调性假设（dysfunctional assumptions，DAs）。

核心信念为我们提供了基本（通常是主题）的视角，而基本假设被称作"生活准则"。基本假设的适用范围比核心信念更具体，但比自动思维更普遍。它们通常采用条件句"如果……，那么……"的形式来进行表述，或者表现为"应该"或"必须"之类的表达。它们通常代表个体试图接受消极的核心信念。例如，如果我坚信自己不可爱，我就可能形成这样的假设：

● "如果我努力取悦他人，我就会被接纳；如果我坚持满足我自己的需要，那我将被排斥。"

● "如果我保持低调，就没人会看到真实的我，也就不会知道我不可爱。"

● "我必须总是将他人的需求放在首位，否则他们会排斥我。"

这样的基本假设使我有希望应对这些情况，并提供了生活指南，以便我克服核心信念的一些影响。但是，它始终是一个"脆弱的停火协议"。它意味着，如果我未能取悦别人，那么我就会遇到麻烦。当某个基本假设被违背时，负性自动思维和强烈的情绪很有可能会被触发。基本假设的特点如下：

● 它们与核心信念一样，不像自动思维那样显而易见，也不容易用语言表达出来。通常必须通过言行和共有的自动思维模式来推断它们。

● 它们通常以条件句的形式来陈述，采用"如果……，那么……"或"应该 / 必须……，否则……"的方式。

● 有些基本假设可能因文化而被强化。例如，把他人放在首位或强调成功的重要性，这些信念在一些文化中可能被认可。

● 当它们过于死板、过于笼统，让人不能灵活地处理生活中不可避免的复杂情形和挫折时，它们就会变得"功能失调"。

● 它们通常在治疗的后期，在来访者发展出处理自动思维的能力之后才得以解决。有人认为，矫正基本假设在抑制来访者旧病复发的过程中是有帮助的（Beck et al., 1979）。

图 1-3 既说明了一种信念的认知水平，也说明了这些层次变化的一些维度。

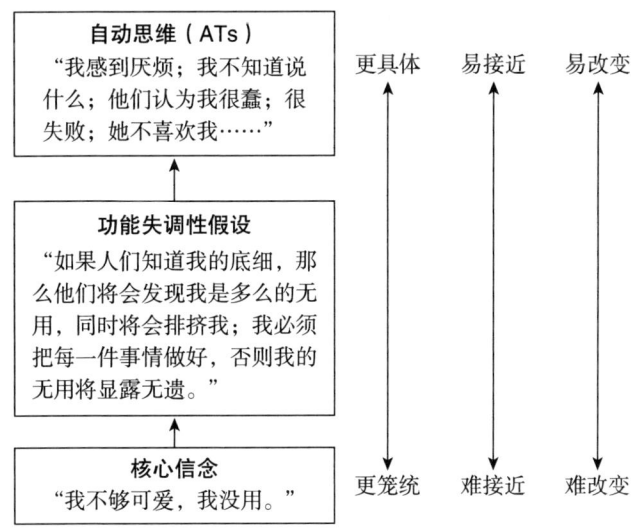

图 1-3　认知水平的说明

人们很容易假设核心信念是问题的"根源"，或者是"潜在的"原因，因此认为必须直接解决它们，治疗才会有效。尽管事实可能如此，但我们还是要对这种笼统的假设提出疑问。核心信念比自动思维更具概括性，这是毋庸置疑的，但这并不一定意味着核心信念就更重要。迄今为止，最成功的认知行为疗法研究就是对于自动思维的研究，这也并未造成治疗无效或疗效短暂。这大概有两个原因：

● 有心理健康问题（诸如焦虑或抑郁）的人有着各种各样的核心信念，而不仅仅是消极和无益的信念。通过治疗，他们可以把更积极或更具功能性的信念运用到实际生活中。

● 我们评估和积累的证据表明自动思维可以对核心思维产生影响，即产生"连锁效应"，因此我们不需要直接针对核心信念展开工作。

尽管还没有足够的研究证据，但是在解决长期存在的问题时（如严重慢性病和人格障碍），核心信念可能更加重要。有这种问题的患者很少会形成长期的功能性信念。通常，儿童或年轻人经常会发展出一种"生活规则"来帮助他们应对眼前的问题。例如，"如果我取悦所有人并远离麻烦，就没有人会伤害我"的信念对受欺负和虐待的孩子有保护作用，但会对成年人产生阻碍。到了成年后，这种信念就会失去作用，变得功能失调。这时，它就需要被审查和修订。由于其长期存在且处于不受挑战的地位，治疗师可能需要专注于它。

不同问题中的典型认知

前面我们提到，现代认知行为疗法认为：认知的独特模式是和问题类别相关的。这些独特模式涉及认知的内容和过程两方面。以抑郁为例，抑郁患者的思维可能包含了某种独特的内容，例如，关于自己或他人的消极想法。抑郁患者的思维也很可能表现出总体上的典型偏误，例如，对消极事件的知觉和记忆多于积极事件，或者倾向于把任何错误都归咎于自己，又或者扩大化一件小的负面事件并归纳出负面结论。对此，我们简要地举了一些例子，参见后文中有关具体问题的章节。

抑　郁

抑郁的认知特征是负性认知三角（negative cognitive triad），即对自己、一般世界和未来的前景存在消极的偏见，这个观点最初由贝克提出。换句话说，典型的抑郁观念表现为总是用悲观的语言来描述自己，即"我是不受人欢迎的（无用的、不讨人喜爱的、无能的、无价值的、失败的，等等）""这个世界是危险的（人们不会对我友好，没有好事发生，生活只是一系列的考验）""未来是糟糕的（不仅我自己如此，世界亦如此，且一如既往，我无法改变）"。

焦　虑

焦虑的一般心理过程是对威胁的高估（察觉到一些意外结果很有可能会发生），或对能力的低估（认为自己缺乏必要的技能）。因此，在不同的焦虑障碍中，威胁的确切性不同，认知的内容也不同。例如：

● 恐慌症患者将无害的焦虑症状曲解为即将发生的灾难，例如即将死亡或发疯。

● 健康焦虑与恐慌症类似，其患者灾难性地将一些无伤害的焦虑症状曲解为疾病，且持续较长的时间。例如，患者有时会认为自己可能身患不治之症。

● 社交焦虑患者的想法是有关别人消极评价的。例如，他们认为我是愚蠢的（或令人讨厌的，或不正常的，或……）。

● 强迫症患者认为自己应该对自己或他人受到的一些伤害负责，并且/或者有责任阻止这些伤害发生。

愤　怒

有愤怒问题的来访者通常认为别人的行为不公平，认为他人蓄意打破了一些绝对的或明确的规则："他们不应该那么做，这是不公平的，他们想羞辱我。"正如我们在焦虑患者身上看到的那样，有愤怒问题的来访者会快速得出极端的结论，这就说明了认知过程和内容导致了愤怒。焦虑和愤怒都是由肾上腺素推动的，这提醒我们注意心理体验的相互作用系统。

问题形成的一般认知行为疗法模式

现在我们可以总结前文所述，将认知行为疗法在问题发展方面的观点进行概括（见图1-4）。这个通用模型认为，我们通过人生经历（特别是童年时期的经历，或者更晚时期的经历）形成核心信念和假设，这对我们或多或少是有益的，它让我们了解世界并且找到适合自己的生存方式。这本身并没有什么病态，只是强调我们都能从发生在我们身上的事情中得到成长。由于我们的经历，大部分人会同时形成有益的和有害的信念，而前者使我们在大多数时间内能很好地解决问题。严重功能失调的信念即使存在，可能也不会造成任何特定的问题。

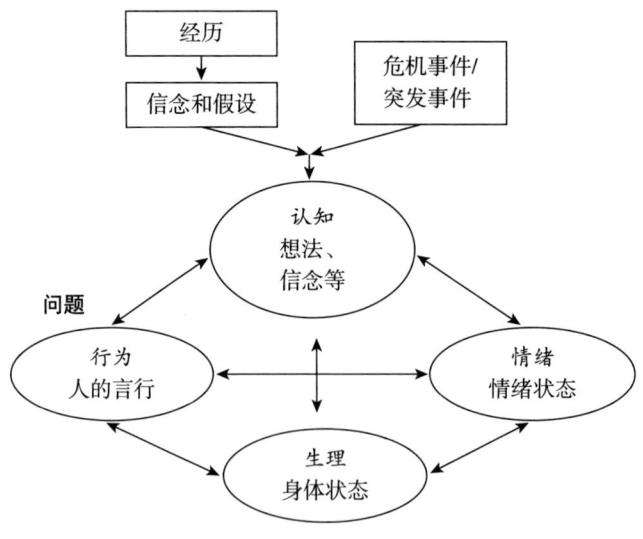

图1-4　问题发展的通用模型

然而，如果我们遇到了一个或一系列事件，这些事件违背了核心信念或假设，并且不能用更有益的信念来解决（它们有时被称为危机事件），那么无益的假设就会变得更活跃，负性自动思维也将被激活，并且会导致不愉快的情绪状态，如焦虑或者抑郁。此时问题就已经被"激活"了。

负性思维、情绪、行为和生理变化后续的相互作用可能导致持续的功能失调模式，这会让我们陷入恶性循环或者维持问题的循环。这种循环使问题在情况发生变化时不会"消失"。因此，认知行为疗法治疗师要了解问题持续存在的原因，并通过打破循环来实现康复。

认知行为疗法的现状

我们已经回顾了认知行为疗法的历史，在本节我们将探讨认知行为疗法的现状及其重要的发展背景。

心理治疗可及性

自本书第一版以来，至少在英格兰和威尔士，认知行为疗法在更广泛领域最显著的发展成果是它导致英国的心理治疗可及性（Improving Access to Psychological Therapies，IAPT）计划的爆炸性发展。

这个计划由英国著名经济学家和政府顾问莱亚德勋爵（Lord Layard）领导，是他的计划和游说的结果。他确信：（1）心理健康问题是不快乐和经济活动损失的主要原因；（2）认知行为疗法可以对许多最常见的心理健康问题发挥作用（Centre for Economic Performance，2006）。莱亚德勋爵和其他人，尤其是大卫·克拉克（David Clark）教授和大卫·理查兹（David Richards）教授，认为心理治疗能够对健康产生影响，以此说服英国政府投资。这种投资主要是自筹资金，因为改善心理健康可以使一部分来访者重返工作岗位，进而节省失业救济金。

经过 2006 年的一些试点工作，英国政府于 2007 年宣布 IAPT 计划将获得大量资金，从第三年开始每年对其拨款超过 1.7 亿英镑。这使得英国循证心理治疗的服务大幅增加。这些服务旨在治疗初级治疗中的焦虑和抑郁，其目标是培训数千名新的治疗师并将其投入英国国家医疗服务体系。第一批新的服务和培训课程已经于 2008 年秋季启动并运行。

IAPT 的第一波浪潮涉及两种类型的认知行为疗法，人们认为认知行为疗法虽然有强大的实证基础（见本章后面），但目前仍然缺乏合格的认知行为疗法从业者。第一类 IAPT 涉及的认知行为疗法（包含 60% 的新治疗师）被称为"高强度"（high intensity，HI）疗法，它提供了"传统"形式的认知行为治疗。第二类（包含 40% 的治疗师）治疗师是"低强度"（low intensity，LI）工作者［后更名为"心理健康从业者"（Psychological Wellbeing Practitioners，PWPs）］，他们为来访者提供自助指导、非常简短的心理干预、行为激活和训练。这两类的培训最初都是由政府资助的，包括为期一年的在职培训课程。为了让受训者在短时间内了解自己需要做什么，HI 课程一年大约提供 65 天的培训，而 LI 课程大约提供 25 天的培训。HI 课程要求受训者已经具备专业资格（护士、心理学家等），但 PWPs 受训者不需要专业的从业资格，而且被期望在教育、阶级等方面应与当地社区更匹配。

IAPT 对精神卫生保健采用了阶梯式护理方法。这种模式将 IAPT 纳入英国原有的精神卫生服务体系，它在 IAPT 领域之外也具有积极意义（第十一章中对此进行了讨论）。在过去几年中，IAPT 的服务对象已扩展到更广泛的人群，而不仅仅是患有焦虑症和抑郁症的人群。例如，现在的 IAPT 项目也涉及儿童和青少年的问题，以及与慢性身体疾病和严重精神疾病相关的心理健康问题。

IAPT 的影响已经经过严格的评估，来自试点的初步数据支持该计划的有效性（Clark, Layard, Smithies, Richards, Suckling & Wright, 2009），莱亚德和克拉克的文章（Layard and Clark, 2014）中提供了最新的、可读性更强的成果概述。

本书的主要重点是传统的认知行为疗法，或 IAPT 术语中的 HI 治疗，但在许多方面，LI 服务是 IAPT 计划中最激进的部分，因为它们提供的治疗方式与我们已知的认知行为疗法的概念完全不同。我们在第十六章中简要介绍了 LI 认知行为治疗的一些特征，但更多详细信息请参考下列资料：

Bennett-Levy, J., Richards, D., Farrand, P., Christensen, H., Griffiths, K., Kavanagh, D., Klein, B., Lau, M., Proudfoot, J., Ritterband, L. White, J., & Williams, C. (Eds.). (2010). *The Oxford Guide to Low Intensity CBT Interventions.*

Oxford: Oxford University Press.

Richards, D.（2010）. Low intensity CBT. In M. Mueller, H. Kennerley, F. McManus, & D. Westbrook（Eds.）. *The Oxford Guide to Surviving as a CBT Therapist*. Oxford: Oxford University Press.

Papworth, M., Marrinan, T. & Martin, B., with Keegan, D. & Chaddock, A.（2013）. *Low Intensity Cognitive Behavior Therapy: A Practitioner's Guide*. London: Sage.

认知行为疗法的效能

自本书第一版以来的另一个重要发展是"认知行为疗法的胜任力框架"（CBT competences framework）的提出。这项由英国卫生部资助的倡议与 IAPT 计划相关联，其目标是确定治疗师需要哪些技能才能为焦虑和抑郁患者提供高质量的认知行为治疗。如果我们要培训更多 IAPT 提倡的 CBT 治疗师，究竟应该如何培训他们？罗思和皮林（Roth and Pilling, 2007）在与专家咨询小组协商后，对 LI 和 HI 干预制定了一个有用的能力图。他们的方法是通过仔细检查不同类型疾病认知行为疗法的干预治疗手册，来确定最重要的能力。并且进行合理地假设：既然基于这些手册的治疗是有效的，那么如果其他治疗师遵循相同的策略，他们也能提供有效的治疗。罗思和皮林制作了一张胜任力"框架"，将胜任力分为五个领域：

● 心理治疗中的通用能力：这些是来自任何治疗学派的治疗师都必需的基本能力（例如，心理健康知识、与来访者沟通的能力等）。

● 基本的认知行为治疗能力：与 CBT 疗法基本结构相关的技能，例如，议程设置或家庭作业的使用。

● 具体的认知行为治疗技术：核心治疗策略，例如，使用思想记录、识别和测试思想和信念。

● 针对特定问题的能力：用于特定疾病治疗计划的方法，例如，用于抑郁症的贝克 CT 认知疗法，或用于强迫症的暴露和反应预防。

● 元能力：使治疗师得以对何时使用哪种特定治疗策略做出有效判断的"高级"技能。这包括使用程式使治疗适应个体、应对治疗过程中的困难，等等。

该框架过于详细，无法在此处重现，请参阅罗思和皮林 2007 年的文章，以获取有关胜任力框架的详细信息。在本书中，我们将介绍所有领域的认知行为治疗技能。本书的一些章节与特定领域密切相关，如下所示：

● 心理治疗中的通用能力——第三章和第十九章；
● 基本的认知行为治疗能力——第一、第二、第五、第六和第十一章；
● 具体的认知行为治疗技术——第七至十章；
● 针对特定问题的能力——第十二至十五章；
● 元能力——第四章和第十一章。

认知行为疗法的实证证据

既然我们已经讨论了认知行为疗法的实证主义原则，我们就应该考虑 CBT 在实证领域的地位。有什么证据能证明认知行为疗法是有效的呢？又有什么证据能证明认知行为疗法的理论是人类机能的精确模型呢？

关于认知行为疗法的证据

罗思和冯纳吉（Roth & Fonagy, 2005）在第二版《什么工作适合什么人》（*What works for whom?*）（这是他们对心理治疗疗效具有里程碑意义的总结）中报告道：有证据显示，认知行为疗法得到绝大部分成人心理疾病治疗研究的支持，同时在治疗很多问题方面比其他治疗方法有更多的证据支撑。表 1-1 总结如下：

表 1-1　认知行为疗法有效性的证据

	认知 / 行为疗法	人际关系疗法	家庭干预疗法	心理动力疗法
抑郁症	√	√	○	?
恐慌 / 恐惧症	√	○	○	○
广泛性焦虑症	√	○	○	○
特定恐惧症	√	○	○	○
社会恐惧症	√	○	○	○
强迫症	√	○	○	○
创伤后应激障碍	√	○	○	?
厌食症	?	○	?	?
暴食症	√	√	○	○
（部分）人格障碍	√	○	○	√
精神分裂症	?	○	√	○
双相障碍	?	○	○	○

注：√ = 有明显的证据证明其疗效

　　? = 有部分有限证据证明其疗效

　　○ = 疗效尚未被很好地验证（缺乏证明疗效的证据，并不一定说明疗法对特定问题无效）

　　除了能证明认知行为疗法疗效（它适用于严格控制的实验研究）的实验证据，还有一些有效的证据能证明其有效性（在普通的临床实践中、在特殊的研究中也卓有成效）。例如，参见梅林等人（Merrill, Tolbert and Wade, 2003）、斯图亚特等人（Stuart, Treat and Wade, 2000），以及韦斯特布鲁克和柯克（Westbrook and Kirk, 2005）的文章。

　　其次，能够证明其有效性的资源来自英国国家卫生与临床优化研究所（National Institute for Health and Clinical Excellence，NICE）。这是由政府出资的代理机构，其主要研究任务是审查证明各种疗法有效的证据，并且推荐国家卫生服务部使用这种疗法。其关于心理健康状况的指南会定期更新，您可以访问 NICE 网站（https://www.nice.org.uk/guidance/conditions-and-diseases/mental-health-behavioural-and-neurodevelopmental-conditions，2016 年 5 月 22 日访问）获取相关资料。NICE 已经提出了关于几种主要心理健康问题的指导，包括以下几点（NICE，2009）：

- 抑郁障碍（NICE, 2009）：

"对于存在持续性阈下抑郁症状或轻中度抑郁患者，建议提供以下一种或多种干预方式：基于认知行为疗法（CBT）原则的个体化引导式自助干预；计算机辅助认知行为疗法（CCBT）……"

"对于中重度抑郁患者，应采取抗抑郁药物联合高强度心理干预（CBT 或人际心理治疗）的综合治疗方案。"

"对于存在显著复发风险或残留症状的抑郁患者，应提供以下持续治疗方案：个体认知行为疗法；对于当前状况良好但既往有三次及以上抑郁发作史的患者，推荐正念认知疗法。"

- 广泛性焦虑障碍（generalised anxiety disorder, GAD）和惊恐障碍（NICE, 2011 a）：

2004 年的指南提出："有证据表明，干预效果有效性的持续时间按照降序排列，顺序是：（第一）认知行为疗法……"

2011 年的指南建议，对轻度广泛性焦虑障碍进行低强度干预，对已确诊的广泛性焦虑障碍使用认知行为疗法或放松疗法。

- 创伤后应激障碍（post-traumatic stress disorder, PTSD）（NICE, 2005a）：

"伴有创伤后应激障碍的所有人需要提供以精神创伤为重点的一个疗程的心理治疗［精神创伤为重点的认知行为疗法或眼动心身重建法（EMDR）］……"

- 强迫症和躯体变形障碍（body dysmorphic disorder, BDD）（NICE, 2005b）：

NICE 指出，应该以小组或个人的形式向患有强迫症或躯体变形障碍的人提供 CBT（包括暴露和反应预防），并且还应该根据严重程度和偏好，考虑 SSRI 药物治疗；它还提到，"当患有强迫症的成年人要求除认知和 / 或行为治疗以外的心理治疗作为特殊治疗形式时，他们应该被告知，目前还没有令人信服的证据表明这些治疗具有有效的临床效果"。

- 进食障碍（eating disorder）（NICE, 2004b）：

"对于神经性暴食症来说，认知行为疗法……需要提供给患有神经性暴食症的成年人……"

"对于暴食症患者来说，认知行为疗法……需要提供给患有暴食症的成年人……"

● 精神病和精神分裂症（NICE, 2014a）：

　　无论有没有家庭干预，都可以向可能或已经确诊精神病或精神分裂症的人提供认知行为疗法的治疗。还可以结合药物治疗。

　　NICE还建议将认知行为疗法用于治疗其他疾病，例如慢性疲劳综合征（NICE, 2007）、酒精滥用障碍（NICE, 2011b）、产前和产后心理健康问题（NICE, 2014b）。

　　总之，在撰写本书时，认知行为疗法是最可靠的心理疗法，且具有广泛的证据证明其有效性。

认知行为疗法的理论依据

　　有人错误地认为，证明了一种疗法的功效就足以证明其基础理论的正确性。但是，这种疗效也许是理论中某些未考虑到的因素组合的结果。因此，对我们大多数人来说，即使随机对照试验（randomised controlled trial, RCT）表明传统巫术的治疗对于抑郁症很有效，这也不能使我们相信抑郁是由恶灵导致的。相反，我们可能会调查这种治疗是否有明显的安慰剂效应，或者治疗使用的草药中是否含有精神活性物质。同样，认知行为疗法的功效无法说明其理论的正确性。事实上，与支持认知行为疗法疗效的证据相比，支持其一些基本理论观点的证据更不充分。克拉克、贝克和奥尔福德（Clark, Beck and Alford, 1999）在关于抑郁症认知理论的研究中，仔细考虑了科学证据的平衡性。总之，他们认为，关于抑郁症中负性思维假设模式，有证据证明下列现象存在：

● 关于自己、未来和（模糊）世界的消极想法有所增加；

● 关于自我的积极想法有所减少，但这种改变不明显，且并不是抑郁症所特有的（换句话说，其他的问题中也存在这样的改变）；

● 关于损失和失败的想法和信念的比重有所增加（更多的人忍受着焦虑）。

关于负性思维的因果作用（负性思维可以引起情绪低落），克拉克等人（Clark et al., 1999）总结道，有一些实验证据表明，消极的自我参照思维确实可以诱使个体表现出类似轻度到中度抑郁症状的主观、行为、动机和生理特征。如果我们尝试激活非抑郁个体的负性思维，那么我们便能够诱发与抑郁症状相似的暂时状态。

还有证据证明，认知过程偏差同样能够在实验中得以验证，抑郁者的认知偏差表现为：

- 倾向于处理与自身有关的负面信息（但在处理中性的或非个人信息时不含有偏差）；
- 对负面事件的回忆及消极信念增强。

再者，有证据表明，处理过程中的这些变化能在自动的、前意识的水平中发生。

该理论中最缺乏支持的观点是，人们之所以很容易抑郁，是因为即使他们并未患上抑郁症，消极信念也以"潜伏"的方式存在。克拉克等人（Clark et al., 1999）认为，有一些证据支持此观点，但是获得确凿的证据很难（考虑到用实验验证"潜伏"信念存在的难度，这也不奇怪）。

在针对其他疾病的特定认知行为疗法模型中，也存在类似的情况。这些模型的某些方面有可靠的研究支持，而支持其他方面的证据则是模棱两可的。总的来说，有证据证明：

- 对于很多问题来说，认知行为疗法无疑是一种有效的治疗方法；
- 认知行为疗法有理论支持，但在某些领域仍有探索和发展的空间。

总　结

- 现代认知行为疗法继承了行为疗法（强调行为改变对解决心理健康问题

的重要性）和认知疗法（强调理解和改变事件的意义），而贝克的认知行为疗法还受其心理动力学培训经历的影响（因此，人们已经认识到治疗关系和发展因素的重要性）。

● 心理问题可以用下述四个系统，以及它们相互联系的第五个系统，即环境系统来描述。这四个系统是：

认知系统——一个人想什么，想象什么，相信什么；

行为系统——他人可以直接观察到的行为或言论；

情感系统——他们的情感；

生理系统——他们的身体发生了什么变化，比如自主神经兴奋或食欲发生变化。

● 我们把认知分为三个"层次"：

自动思维（ATs）：在各种情况下自发产生的特定想法，这些想法会对情绪产生负面影响，并且相对容易被意识所接受；

基本假设（UAs）：在各种情况下指导行为和预期的"生活规则"，通常以条件（如果……，那么……）的形式出现；

核心信念：关于自己、他人或整个世界以及未来的普遍信念，这些信念在各种情况下都起作用，但通常不会立即被意识到。

● 不同类型的心理问题在内容、风格或两者上都有不同的特征性认知（例如，在焦虑中存在对威胁的关注，以及与感知威胁相关的偏见）。

● 有大量的证据表明，认知行为疗法可以有效地帮助人们解决各种心理健康问题；虽然支持认知行为疗法治疗背后理论的证据还不太清楚，但它们仍然很重要。

学习和练习

这些学习和练习资料可从配套网站下载。

回顾和反思

考虑一下你对认知行为疗法基本原则的看法。它们对你有意义吗？有没有什么原则不适合你，或者对你没有意义？

你如何看待支撑认知行为疗法的认知理论？它对你有意义吗？它符合你的临床经验吗？与证明某些治疗方法功效的证据相比，支持认知行为疗法的一些基本理论观点的证据尚不充分，这重要吗？

进一步探讨

● 观察你自己对自动思维、基本假设和核心信念的体验。试着调整你的思维和表象，尤其是在你心烦意乱或情绪激动时。你的想法是否遵循此处描述的模式？你的经历与我们对不同认知的描述有什么异同？

● 这种对自己想法的观察对你的临床实践有什么影响吗？

● 如果有影响，你将如何调整你的临床实践？

● 如果你被这种工作方式所吸引，你会如何开始向前推进呢？你有没有接受培训和督导的机会？

第二章
认知行为疗法的显著特征

引　言

认知行为疗法和其他心理疗法有很多共同特征，但在一些重要方面存在不同。在本章我们将论述认知行为疗法的基本特征，并探讨一些常见的误区。希望对你及你的来访者有所帮助，可以让来访者了解有关治疗的准确信息后选择是否继续进行治疗（Garfield, 1986），也可以让治疗效果更好（Roth & Fonagy, 2005）。

认知行为疗法的特点是多种特征的结合，这些特征可以概括为：

- 合作性；
- 结构化和积极参与；
- 时限性和短暂性；
- 实证性；
- 问题导向。

认知行为疗法还经常使用引导发现、行为方法、亲历行动、总结和反馈等技巧。其他心理疗法很可能也采用这些技术和方法，但它们在认知行为疗法中尤为突出。

合作性

从本质上来说，认知行为疗法是治疗师和来访者之间建立的一个合作性项目。双方都是积极的参与者，都有自己的专业领域：治疗师知道解决问题的有效办法，而来访者对问题也有自己的切身见解。合作的关注点可能与来访者的期望有所不同，因此，为了从一开始就达成共识，弄清来访者的期望是非常必要的。最初的治疗介绍应包括来访者自身是关键角色的说明。例如，你可能会说：

在治疗过程中，我们每个人都会发挥重要的作用。我知道很多关于认知行为疗法的知识，知道特定种类的问题是如何对人们造成困扰的。然而，你的问题对你自身有怎样的影响，你比我更了解细节，这种了解将使我们能够理解并逐步改变你的现状。此次治疗是由我们合作完成的。

这也意味着你不可能总是知道所有问题的答案。当你不确定的时候，可以随时要求来访者进行说明，让他们提供更多的信息，或者了解他们对当前状况的看法。

一位女士向她的治疗师描述了一个逼真的梦，并问道："我应该怎么理解这个梦呢？"这位治疗师对自己解梦的能力没有信心，但他很想知道这个问题背后的原因，所以他说："我不能解释你的梦，也不能推测它的意义，但我可以帮助你理解它是如何影响你的。"

请记住，CBT 鼓励治疗师和来访者坦诚相待：公开你在做什么及为什么这么做，并要求来访者对于什么是有帮助的、什么是没有帮助的给予诚实地反馈。

在上面的会谈之后，治疗师只是简单地询问道："你觉得这听起来怎么样？"他发现他的来访者对于没能知道梦的寓意感到有点儿失望，但她准备和治疗师一起去探索这是否有帮助。然后，治疗师提出了一些问题来探究梦对个人的影响："你认为这个梦里最重要的是什么？"和"它给你留下了什么感觉？"等等。之后，他们总结了这次探索，治疗师问："你对我们一起来探索你对梦的看法，而不是我直接回答你最初的问题这一做法，有什么感受？""你从这样做中学到了什么？"来访者反馈说，她发现这有惊人的启发性——这是一种有助于相互合作的工作方式。

在治疗渐有成效之后，更应该注重合作。你要鼓励你的来访者在制定日程、安排作业和提供反馈中发挥更加积极的作用。为达到此目的，你应该真诚地尊重来访者，并帮助他培养成为自己的治疗师的意识。我们希望来访者在离开治疗中心后，能够成为自己的 CBT 治疗师，因此要在治疗中鼓励他们独立地运用技巧并预防症状复发（见第六章）。

结构化和参与性

认知行为疗法既以问题为中心，又是结构化的，这就要求治疗师在与来访者进行工作的过程中需维持会谈的结构性。例如，每次会谈一开始，和来访者设置一个明确的、共同的日程安排，然后大体上按照它实施治疗（见第十一章）。

与其他疗法相比，认知行为治疗师应更积极地与来访者沟通——在早期阶段，治疗师的沟通谈话率可能高达 50%，这对于新手来说可能是一个极大的挑战。但是，你的大部分输入都是以问题的形式进行的，而会谈方式是你们协商的结果。治疗初期，会谈内容在更大的程度上需由治疗师决定，但随着进程的发展，来访者的责任将逐渐增加。例如，一开始可能是由咨询师来制定家庭作业，但随着治疗的进展，来访者应在后续的会谈任务中发挥更大的作用。

来访者是一位患有强迫症的女性，她注重坚守规则、不触犯权威，绝对遵守官方要求。她有更普遍的信念，认为自己总是需要做正确的事情，如果她越线，就有可能遭到排斥。她已经接受了八次治疗，并且在以下的会谈中承担了更多的责任。

治疗师：你说对你而言，为自己做某些事是很困难的，尤其是为了自己的快乐。你认为该如何推进会谈，以便我们能更多地了解你的感受，并确定在这种情

况下是什么信念在起作用？（治疗师为实验做准备）

　　来访者：嗯，我的朋友两次邀请我和她一起去上珠宝课，我很想去，但两次我都说我太忙了，有其他事情要做……我的确这么说了，我觉得很难答应，即使我没什么事要做。所以，我想和她一起去，看看到时候会发生什么。

　　治疗师：就我们的目的而言，你认为你应该注意什么？

　　来访者：嗯，我需要知道我那时有什么感受，以及哪些信念是与此相关的。

　　治疗师：还有什么值得注意的吗？

　　来访者：我想知道我之后的感受，因为之后我可能会感到内疚。

　　治疗师：那我们把它加进去吧。我们应该建立什么样的记录表？

　　来访者对会谈内容的决定程度部分取决于时间和他的个性、信念及态度。一个独立性强的人在治疗初期可能就能承担责任，而一个依赖性强的人只能慢慢学着承担，并且可能需要更多的指导。

时限性和回顾性

　　来访者和咨询师在一定程度上都认为认知行为疗法有吸引力，因为这种疗法相对来说用时较短。通常情况下，"短暂"意味着治疗次数在6—20次。次数不仅受治疗目标的影响，而且受问题、来访者以及可利用资源的影响。因为资源常常较为缺乏，所以高效治疗很重要，认知行为疗法的结构性和聚焦性也有助于达到此目的。表2-1是关于不同类型问题需要的会谈次数的一些建议。

表 2-1　治疗时间长短的准则

问题类型	会谈次数
轻度	6
轻度到中度	6—12
存在中度到重度（含中度）的人格障碍问题	12—20
存在严重的人格障碍问题	> 20

没有证据表明长期的治疗一定比短期的治疗效果好（Baldwin，Berkerjon，Atkins，Olsen & Nielson，2009），那些长期在候诊名单上的来访者也不一定就需要进行长期的治疗。对于那些习惯了使用其他治疗方法的治疗师来说，从用一两次会谈来进行评估和制定疗程，忽然转变为用六次到八次会谈来完成治疗可能会很不习惯，但随着你越来越熟悉这种治疗方法，就会感到更加轻松。

治疗可能持续多长时间并定期回顾治疗进度是有帮助的。每次会谈都必须审查进展情况，此外，每三次到六次会谈可以进行更多的重点复盘。治疗并不总是有效，认知行为疗法并不适合所有人。有些人永远不会发现它的好处，有些人可能只是暂时发现不了它的好处。你需要为你的来访者做好准备，并尽可能早地发现来访者和认知行为疗法是否匹配。来访者不应该有失败感——也许只是治疗的时机或所选择的治疗方法不适合他们。

如你所见，我们在这里提供的疗法是认知行为疗法。它对许多心理问题都有较好的疗效，我希望它能帮助你。但是，我会定期检查它是否有作用，看看它是否能满足你的需求。事实上，没有一种疗法适用于所有问题或所有人，因此我们需要检测它是否适合你。如果它确实适合你，那很好，但如果它似乎不能满足你的需求，我希望我们尽快发现这一点，以便我们可以开始计划另一种治疗方式。

虽然我们可以给认知行为疗法最好的尝试机会，但需要明确的是它需要积极的实践和合作才能有效。

当发现治疗没有效果，或治疗进程停滞不前时，如果已预先设定复盘点，就更容易结束治疗。如果取得了进展但仍然存在遗留问题，就有必要继续进行治疗。在这一点上，你需要清楚地复述来访者的问题（参见第四章），这样你才能了解认知行为疗法可以帮助你们解决什么，以及哪些地方需要用别的方法解决。鼓励来访者独立处理那些困难也是有必要的。最好通过逐渐增加两次治疗的时间间隔，从而使来访者增强解决剩余问题的责任感，同时也能与治疗师一起复盘治疗过程。

在认知行为疗法中并没有"50分钟到1个小时"或其他任何关于治疗时间长短的规定。例如，一个患有广场恐惧症的人如果在治疗时需要参与实验，那么会谈就可能持续 2—3 个小时；另外，治疗结束前的一次复盘可能只要 20 分钟。请记住，如果治疗师布置了有治疗效果的家庭作业，那么可以认为大部分治疗是在"治疗时间"之外进行的。事实上，Glenn Waller 教授（Waller et al., 2007）就提醒了他的来访者，他们将接受的不是每周一小时的治疗，而是"每周 168 小时的治疗"，他的意思是来访者应该在整个治疗期间都积极参与其中。

实证性

认知行为疗法很重视运用实证方法进行心理治疗。例如：早年失去父母的人成年后更容易患抑郁症（Brown, Harris & Bifulco, 1986）；患有广泛性焦虑症（GAD）的人无法容忍不确定性（Ladouceur, Dugas, Freeston, Leger, Gagnon & Thibodeau, 2000）；抑郁症来访者获取特定记忆的能力较弱，尤其是对积极事件的记忆，也就是说，他们有"过于概括化的记忆"（Williams, Teasdale, Segal & Soulsby, 2000）。同时认知行为疗法还强调参考关于治疗的效果和效率的研究。治疗需要以这一类的知识为基础。

认知行为疗法也借鉴了行为疗法在个案临床治疗中确认治疗效果的做法（见第五章和第十八章），并培训我们的来访者以实证主义的方法应对他们的问题——我们鼓励他们收集和复盘关键信息。

作为治疗师，你应该持续了解来自实验研究的证据，并且用它指导个案的干预。人们有时会认为研究人员研究的样本和临床环境中的样本不一致，因此认为研究数据不重要。然而，除非你有足够的证据去证明另一种方法取得成功的可能性更大，否则依靠现有的研究经验对来访者来说是更可取的。这并不是贬低治疗师的直觉不可靠，只是建议这种直觉应当建立在与心理过程的研究证据一致的程式中。我们不应该轻视任何明显的相关信息，我们应该意识到：虽然没有确凿的证据（Ghaderi, 2006），但如果治疗师倾向于过早地切换治疗方案，可能会造成不好的治疗结果（Schulte & Eifert, 2002）。

在个案治疗中，也鼓励来访者用实证法去解决问题。例如：

● 思想、表象和信念都是有待确认的假设——例如，一名女子有这样一种想法——"我是一个没用的母亲"，那么要鼓励这位女子将这种观点视作多种可能性中的一种，鼓励她去寻找支撑每一种可能的证据。

● 收集资料以检验想法——例如，一个人害怕蜘蛛，因为他认为它们会朝他爬过来，那么就要鼓励他收集托盘中的蜘蛛爬向而不是爬开（治疗师的）手的频率的信息（见第九章对这种行为实验的讨论）。

● 根据证据来形成新的认知，并在随后进行检验，即通过尝试新行为、新思维和新互动方式来发现"事情是怎样的"，而不仅仅依赖于口头讨论或者新的见解来改变其情感和认知。这一点与治疗师就"什么会有帮助"来听取来访者的意见一样重要（可再次查看第九章，了解关于这种干预的更多细节）。

一名患有慢性抑郁症的女性在与她的治疗师讨论后，发现自己有一个信念："我必须一直最大限度地发挥我的潜能"（基本假设）。作为治疗的一部分，她建立了一种新的信念："纯粹为了做某件事而去做它，同样会感到满足和愉悦，不必去充分地发挥自己的潜能。"为检验这个信念，她去参加了自己觉得有趣的业余合唱班，同时开始学习法语，只是打算学得"过得去"，并不要求自己精通。

在选择策略以解决来访者的问题时，你可能会发现除了本书中列出的策略之外，还可以利用其他策略。例如，技能培训（自信、时间管理等）、哀伤辅导或夫妻治疗等干预措施。无论采取何种干预措施，都应该以程式为驱动，并经过精心策划和评估，以便回顾治疗效果。

问题导向

一个人的问题可能是情绪焦虑、人际困扰、不良习惯（例如有反复拔头发的动作），或职业问题（例如频繁失业）。认知行为疗法要鉴定来访者的问题，然后着重于解决问题或缓解症状，描述问题时要用专业术语，而不能基于一般水平的诊断。例如，如果来访者患有抑郁症，你要明确抑郁症对他有哪些实际上的影响以及他希望在哪些具体的问题上得到帮助，例如：自我批评的想法、情绪低落、社交逃避、兴趣减少；或者是注意力不集中，睡眠障碍，流泪和易怒。

一旦你认准要解决什么问题，就要为该问题制定目标，这些目标就是治疗的重点。制定目标的过程可以让来访者明确他想要在治疗结束时达到怎样的效果，以及他想在哪些方面有所改变（见第十一章）。

引导发现

在引导来访者发现的过程中，治疗师通常采用一种"苏格拉底式"的探究方法，这种特殊的方法有助于来访者厘清自己的想法、意象和信念，并产生新的观点和计划（见第七章）。治疗师使用精心设计的问题和任务，帮助来访者理解一些情景的特殊含义，用不同的方式来看待事物，以检验他们自己的新观点。

行为干预

行为干预是认知行为疗法的一个要素，因此很多作业都包括行为任务和实验。它们常被用来检验在治疗过程中产生的新的可能性和观点以增强认知，同时也被鼓励从治疗中推广到日常生活中去——这才是真正需要做出改变的地方。行为干预有各种各样的形式（行为策略的全面回顾见第九章），行为疗法的一些原则已经直接被认知行为疗法所采用，例如，对于新的任务采用渐进法，把它们分成易控制的几个部分。

亲历行动

认知行为疗法治疗师为了帮助评估或完成行为实验，往往需要走出治疗室到现实生活中去。这种现实生活中的亲历行动是非常重要的。例如，一个长期患有强迫症（OCD）的人也许没有意识到强迫行为的细节，如果你不直接对他进行观察，你就有可能低估他的问题。同样重要的是检查在临床环境中信念的变化是否能转化到现实生活中，因此在治疗师的陪同下进行亲历行动可能会有帮助。

一位健康焦虑症患者认为，如果他变得呼吸急促，他可能会昏厥或死亡；因此，他总是待在医生的诊所里。在治疗期间，他对这一信念产生了质疑，并开始提出两种新的可能性：（1）即使他喘不上气，也不会昏厥；（2）在诊室外活动也是没关系的。在他的同意下，治疗师开车带他去了郊外，远离了诊所。然后他们在路上跑来跑去，让他喘不过气来（这是他一直在逃避的活动）。这意味着他可以检验"他不会昏过去"这一新信念，同时放弃总是去医生诊所以获得安全感的行为。

如果来访者在尝试改变行为时遇到困难，那么你的鼓励和支持会帮助到他。即使在某些情况下，治疗师做行为示范可能会有所帮助，治疗师也应该尽早地退出，以让来访者独立地进行这些尝试。

一位患有广场恐惧症的女性对所焦虑的事件有着过度的担忧，尤其是认为如果她自己脏兮兮的，就会被公众所耻笑。为了验证这一点，她陪同她的治疗师到当地的购物中心，并且从远处观察到公众对治疗师裙子后面一块明显的棕色污渍的反应——冷漠。

亲历行动，常常可以寻求亲戚朋友的帮助，但必须制订周密细致的计划，并且还需要这些亲朋好友帮助识别和处理来访者的无益想法。例如，配偶可能认为让他的爱人陷入恐慌是有害的，而一项关于恐慌后果的行为实验证实配偶这种想法反而会有所妨害。

总结和反馈

认知行为疗法在治疗过程中会频繁使用总结和反馈，这是保持会谈和计划一致的一种方式。你可能需要每讨论大约 10 分钟就停下来去总结一下重点，在治疗初期可能会更加频繁。总结应包括描述来访者的情绪、事件或情境对他的意义。这个过程不应该只是对来访者所说的话的一种解释，最好尽可能使用来访者自己的话，而不是用治疗师的话来代替，因为这可能会大大改变来访者的意思，特别是如果他用了一个隐喻或一些特殊的措辞。

要求来访者自己口头总结一下会谈同样可行，例如，治疗师可以问来访者："你能说说你认为的我们迄今为止谈话的重点吗？我只是想确认一下我们的思路是否一致。"

总结有助于治疗师和来访者对治疗的关键达成共识。有时你会惊讶地发现原来来访者与治疗师存在着意想不到的误解。

在讨论完"为什么写出负性自动思维是有益的"之后，治疗师提到让来访者识别出这种思维对治疗同样很有帮助。来访者反馈时说她现在认为认知行为疗法可能对她没有效果，因为她虽然能意识到自己的负性自动思维，但仍感觉很糟糕。

总结也可以启发来访者。例如：

治疗师：听起来，你的伴侣身上曾经最吸引你的品质现在变成了最让你苦恼的事情，对吗？

来访者：是的，但是我以前没有这样想过。

在会谈结束时总结要点，并要求来访者再次反馈信息，这对减少误解特别有用。在会谈中收集反馈意见也是同样重要的，例如，什么是有益的、无益的或令人苦恼的。

治疗师：如果你能让我知道，我说了什么难以理解的话，或者我误解了你，或者我以任何方式令你心烦意乱，会对我们的治疗很有帮助。人们有时不想提及他们不喜欢的事情，也许这正说明存在误解。但是，如果你让我知道什么是无益的，将会很有帮助，因为我们可以把它整理出来，解释清楚含义。请问我今天说了什么让你耿耿于怀或心烦意乱的话吗?

治疗师:每次治疗结束时,我都会问你一个类似的问题。如果你有任何意见,请随时告诉我。

治疗师:今天你得到的关键信息是什么?

如果你在治疗初期花时间去解释为什么反馈是有价值的,并且在你收到反馈时给予来访者真诚的鼓励,那么来访者更可能给予你诚恳的反馈意见。

每次谈话也可以从对上一次治疗的反馈开始——先前的治疗对来访者有什么帮助,或者来访者是否对先前的治疗有新的想法。同样地,如果你与来访者讨论了在两次治疗间进行复盘的好处,并严肃地对待来访者对于治疗的反馈,那么来访者将更有可能复盘治疗过程并给予反馈。

一名抑郁症男性表示,当他不在治疗师身边时,便不喜欢思考治疗过程。通过与来访者一起探索能发现,他在与那些让人难以承受的消极想法作斗争,而这些想法在之后可以被妥善处理。

认知行为疗法的误区

在本节中,我们将探讨关于认知行为疗法的一些常见误区。

认知行为疗法中治疗关系并不重要

一些在其他疗法中被看重的治疗师品质在认知行为疗法中同样重要,罗杰斯(Rogers,1951)认为温暖、同理心和无条件地关注对心理治疗工作的成功非常重要,贝克(Beck et al.,1979)推广了这一观点,并将其作为 CBT 治疗师的基本品质(例如,Wright & Davis,1994),这也得到了来访者的认可(Ackerman & Hilsenroth,2003)。与此相反的错误观点认为认知行为疗法是客观的,因而并不关注治疗关系。一般来说，只有让来访者信任治疗师，来访者才会愿意透露个人的重要信息，勇敢地尝试困难的新行为并且在治疗中有安全感。因此，尽管认知行为疗法没有将治疗关系作为治疗工具，但治疗关系依然是有效治疗的基础。治疗师必须警觉治疗关系中出现的任何问题，并去理解可能引发这些问题的来访者信念（见第三章）。

有时候，认知行为疗法的治疗师们并不重视来访者对他们的感受。然而，在过去的 30 年中，我们逐渐认识到了治疗关系这一因素的重要性——虽然这仅从认知角度而没有从心理动力学的角度来作出解释（参见 Orlinsky et al., 1994）。人们有时也认为短期干预会忽视治疗联盟，然而查多克（Chaddock, 2013）提出，在像 IAPT · PWP 导向的干预等短期疗法中，关注治疗关系更有必要。

认知行为疗法中的治疗关系与工作同盟密切相关（Kennerley, 2014a），贝克等人对工作同盟的大部分研究都是在心理动力学的基础上提出的（Beck et al., 1979）。贝克从一开始就强调，为了实现富有成效的"治疗合作"（第 45 页），关注治疗关系至关重要。

认知行为疗法是机械的——它只是运用 X 方法去解决 Y 问题

认知行为疗法以一种将情绪、行为、认知和生理相联系的明确模型为基础，这种模式支持了有效的治疗策略。在临床上，对于来访者的问题往往都有特定的模型。例如：有一个关于恐慌症的模型关注来访者对良性身体或精神症状回避和误解的作用；另一个抑郁症模型，则关注来访者对自己、他人和世界的负面看法以及退缩行为。从这些模型中，我们也许能获得针对特定问题来访者的指导方针，即治疗草案。在这种情况下，治疗师将根据特定模型来制定方案，但是治疗绝不会以技术为主导（比如，"我认为他需要一些焦虑管理培训"），治疗须基于对特定个体心理过程的理解，以及情绪、思维、行为和生理特征之间的具体关系，这些是非常重要的。我们将在第四章中对此做进一步讨论。

认知行为疗法就是积极思考

有人认为，认知行为疗法不关心来访者的境遇和人际关系状况，只注重让来访者积极地思考问题，但事实并不是这样的。认知行为疗法的目的是促进来访者对认知的现实评估，而不是证明人们是"错误的"或者事情实际上是乐观的。通常情况下，当人们出现问题时他们的想法可能是过度消极的，但有时这种想法又是准确的——你的来访者可能认为他的伴侣对他不感兴趣，而他的伴侣的确对他不感兴趣。治疗师要考虑到来访者的人际关系和社会经济状况，而不能直接臆断来访者的想法是错误的。

这是她失去的第三份工作，前面两份工作是因为裁员，而最后一份工作是因为她和老板的人际关系问题。她感到很低落，因为无论她怎样努力，总是不走运，总是事与愿违。她对改善这种状况不抱希望。她的治疗师并没有直接认定她的观点是错误的，而是帮助她回顾一些证据，找一找她失去每一份工作的原因，以及对这样的结果她要承担的责任。治疗可能需要把重点放在她的人际交往能力、职业标准或可能存在的把责任归咎于他人的倾向上。回顾结果就像她最初想的那样：她的运气确实不好，因此治疗的重点是帮助她容忍事件内在的不公平性并解决问题。

认知行为疗法也认为一些想法在过去可能是正确的，但现在却是错误的。例如，一个孩子在缺少关爱的家庭中长大，可能坚定地认为"没有人在乎我"，但当她长大成人后可能就意识到这种信念是错误的了，尽管这种信念仍然很强烈。认知行为疗法将帮助她理解信念的来源，以及她始终持有这一信念的原因，并将支持她发现这种信念并非一直是对的。

简而言之，治疗的目的是理解和解决问题，而不是简单地促进对问题的积极思考。

认知行为疗法不涉及过去

认知行为疗法中大部分时间都用于关注"当下"，因为大多数治疗关注的都是解决目前的问题和延续问题的事件。但这并非说认知行为疗法在必要时不去探讨过去的事件，也并非不考虑过去的经历对问题发展的重要性（见第四章）。关注"当下"的主要原因是，导致问题发生的因素往往不同于当前延续问题的因素，因此，CBT 更关注现状（对于问题的延续，我们通常可以做些什么），而非过去（对于问题的根源，我们无法改变）。

一位 16 岁的女孩对尿裤子感到非常焦虑，她小时候曾有过这样的经历——在学校组织的旅行中，她在一群朋友面前尿裤子了，她感到很羞耻。当时老师要求她坚持一会儿，而她却没能"坚持"住，并遭到朋友们的嘲笑。现在作为成年人，她知道自己能够坚持很长时间，并且也不再有朋友嘲笑她。但是她依然会有避免待在没有厕所的地方、在出门之前不喝水等一系列"寻求安全"的行为，比如在裤子里穿厚袜子以便出现意外时吸收尿液。对于这个女孩来说，问题是由一组因素引发的，但又由不同的因素使问题得以持续。

认知行为疗法只解决表面症状而不解决问题的根源，因此可能出现替代性症状

正如第一章所述，过去我们常常担心简单地"消除症状"将会使潜在问题以其他形式呈现。然而，大量研究表明，认知行为疗法的来访者更可能避免问题复发，也不会出现进一步的问题（例如：Williams，1997；Durham & Turvey，1987；Hollon et al.，2005）。

在认知行为疗法中学习到的策略往往很容易推广到其他问题的解决中，实践者们也十分推崇这一点。此外，认知行为疗法旨在阐明导致问题延续的心理过程，并以影响这些过程的方式进行干预。这样做就解决了基本的维护模式，这些模式可能会影响一些当前的问题。这将在第四章中详细讨论。

一名患有广场恐惧症的女性同时遭遇着其他问题，包括担心亲人受到伤害的强迫症、抑郁症、担心被亲人拒绝和抛弃，以及缺乏自信等。广场恐惧症问题在治疗之初就得到了成功的解决，因为来访者认为这是当务之急，在她看来，这使她无法正常履行自己作为妻子和母亲的职责。即使担心被抛弃的问题在那个阶段没有得到解决，她也能一个人到处旅行。随着她对许多对抗广场恐惧症策略的使用，她的抑郁症慢慢消失了，她的强迫症症状也逐渐缓解。最后，她意识到了自己对自我价值和缺乏自信的担忧，她对自己的看法有了很大的改善。

认知行为疗法是对抗性的

人们有时认为，认知行为疗法的治疗师会告诉来访者他的想法哪里错了，以及他该如何去想。正如一个心理健康信息中心的宣传单上所说："认知疗法就是来访者和治疗师进行辩论。它只适合坚强的来访者。"事实上，只有劣质的认知行为疗法才会看起来像辩论。你应该与来访者开诚布公地交流，保持好奇并做好犯错的准备，这样你的预判就不会影响你的评估。通过这种方式，你能够感同身受地去体会来访者所经历的问题。你也可以鼓励他质疑他自己的信念。用充分的心理学理由鼓励他通过探索形成新的观点，如果他通过探寻信念的证据而得出自己的结论，那么他更有可能被说服，也更有可能记住自己的新结论（见第七章）。

认知行为疗法只适用于简单问题而非复杂问题

认知行为疗法是一种广泛而灵活的治疗方法，熟练的治疗师可以将其应用于许多心理问题，前提是来访者至少最低限度地参与了这个治疗过程。在轴 I 障碍〔由美国精神病学协会在《诊断与统计手册》中定义（DSM-IV-TR；APA，2000）〕中，有长期且较为严重困难的来访者通过这种疗法得到了帮助（Haddock，Barrowclough，Shaw，Dunn，Novaco & Tarrier，2009），现在有越来越多的证据表明它对那些有人格障碍或其他复杂问题的来访者有效（参见第十七章）。

认知行为疗法感兴趣的是思维而不是情感

　　认知行为疗法真正感兴趣的是帮助人们改变认知（不仅是思想，还有意象），但通常这只是达到目的的手段，而不是目的本身。大多数来访者希望改变情绪、感受或行为。例如，他们在抑郁、恐惧或饮食失调等方面寻求帮助，而不是在"思维障碍"方面寻求帮助。改变认知是帮助人们改变其他系统的桥梁，而如果治疗只是针对抽象思维的纯理智层面的讨论，就很难富有成效。如果一个人在治疗过程中没有情感体验，他就不太可能实现在情感或行为上的转变（Safran，1998）。

　　一位社交回避的抑郁症女性描述了这样一种情况：当她跟朋友在一起时，觉得自己处于群体的边缘，对其他人来说无足轻重。她平静而有分寸地描述了当时的情景和自己的消极想法，尽管她可以找到证据证明自己受到了其他人的重视（他们把她纳入了夜晚的活动计划，他们聊天时就好像认为她会加入他们的周末旅行一样），但这并没有动摇她的想法，她依然认为自己处于边缘地位。治疗师邀请她再次回顾那个场景，但这次在描述她的消极想法时，要求她回忆那时的感受。只有当她感知到被他人重视而产生情绪反应时，她的消极思维的力量才开始减弱。

认知行为疗法只适合那些有心理学头脑的人

　　通常情况下，认知行为疗法要求一个人能够识别和讨论认知与情感，从而将其区分开来。如果来访者能够联想到相关的心理模型，这也是有利的——例如一种恶性循环或一个初步程式。然而，如果来访者以这种方式进行反思时存在困难，那么治疗师可以尝试提高来访者的反思能力（参见 Butler & Surawy，2004），也可以借助几次会谈来评估来访者是否适合这种方法。你可以明确向来访者表示，认知行为疗法只是一种尝试，看看它此时是否适合来访者——如果认知行为疗法不适合他，不要让来访者觉得他失败了。

认知行为疗法能快速学会并易于实践

认知行为疗法有一些有效的策略相对来说比较容易学习和应用，本书将会向您介绍这些基本技能。然而，创造性地、灵活地使用这些方法和使用其他疗法同样困难，你必须接受定期的督导（见第十九章），并让自己紧跟认知行为疗法的发展步伐。

认知行为疗法对无意识不感兴趣

认知行为疗法不使用弗洛伊德的精神分析学中无意识的概念，但它承认认知过程并不总在意识层面发生。在许多情况下，你和来访者可能试图弄明白某些最初未被意识到的体验的意义，但通常不把它理解为被压抑的想法，而是理解为前意识，它超越了意识，但却可以反作用于意识。很多来访者需要通过训练来增强他们对于诸如意象、自动思维和假设等的意识。治疗师常用苏格拉底式提问来帮助来访者识别这种认知，并确定其意义。治疗师可能持有一些假设（这些假设需要和来访者一起探讨），但是他们从不提供解释。总的来说，来访者可以被认为是解决问题的专家。这将在第七章进一步讨论。

有时候来访者会有意阻断某些想法或印象。例如：小时候受过性虐待的人，可能会从一段极其痛苦的经历或记忆中分离出来；患有强迫症的来访者会回避引发他不安想法的情境，这导致他无法直面这些激起他行为的想法。总的来说，第八章和第九章中描述的认知行为疗法的技巧常被用于帮助来访者识别无意识的想法或信念。

认知行为疗法要求高智商

认知行为疗法与其他任何疗法相比并不需要更高的智商，事实上，长远来说，它适用于学习困难的人（Stenfert-Kroese, Dagnan & Loumidis, 1997）。同样，认知行为疗法也适用于儿童和青年人（Graham, 1998），以及老年人（Wilkinson, 2002）。

总　结

认知行为疗法的基本特征使它成为一种具有吸引力且令人满意的治疗方法，能够帮助来访者制定处理问题的策略，并引导他们形成对世界更具适应性的新观点。

一些关键特征包括：

合作性：来访者和治疗师各自运用他们的专业知识来解决问题；

结构化和参与性：安排治疗时间和设定治疗目标有助于结构化治疗，其中治疗师和来访者均积极参与治疗过程；

时限性：大多数治疗会持续6—20次；

实证性：基于心理学研究的实证基础，强调对问题和结果的实证评估；

问题导向：通过详细阐述问题来进行处理；

引导发现：是探索困难及其解决方案的主要模式；

行为干预：有许多行为任务和安排；

总结和反馈：经常使用总结和反馈，以确保治疗师和来访者都步入正轨。

学习和练习

这些学习与练习资料可以从配套网站上下载。

回顾和反思

如果你目前正在从事心理治疗，这里列出的特征与你习惯的特征相比如何？你能看到 CBT 对你的来访者有哪些好处吗？如果能，你如何向他们介绍 CBT 的概念？你对 CBT 的结构或其他方面有什么困惑吗？

哪些 CBT 的内容让你读起来觉得惊讶？你掉进过 CBT 的误区吗？如果有，你如何看待它们的真实性？这一章对你的认知行为疗法信念有什么影响？

你认为 CBT 的哪些方面会让你感到不适？有没有办法可以让你研究自己的不适——与同侪或督导师交谈？如果你决定使用认知行为疗法但感到不舒服，你能用循序渐进的方法解决这个问题吗？

进一步探讨

回顾一下你见过的五位来访者，在涉及行为任务的家庭作业上，你有多少次与来访者达成了共识？会谈中的任务，你认为哪些是对来访者有帮助的？

如果你对认知行为疗法的认识存在误区（例如，认知行为疗法是对抗性的），检查一下这是否在你与来访者的会谈中得到证实。如果是这样的话，考虑一下如何使治疗更典型、更具 CBT 的特色，并尝试一下。

研究一下如何向你的来访者解释反馈是对治疗有帮助的，并和几个来访者一起练习。你将如何向他们询问你的要求是否让他们感到不舒服？

第三章

治疗关系

引　言

这一章评述了认知行为疗法中治疗关系的重要性。我们将看到：

- 治疗关系的发展程度是治疗的关键性基础；
- 治疗师在认知行为疗法里的角色，以及无特定治疗师因素的重要性；
- 建立合作性医患关系的方法，以及如何修复破裂的治疗联盟关系的方法；
- 与来自不同文化背景的来访者打交道；
- 界限问题。

作为治疗关键基础的治疗关系

有充分的证据可以证明治疗关系的好坏和治疗结果之间有联系，所以，有效的医患关系对治疗很重要（Orlinsky et al.，1994）。其相关性早已被英国行为与认知心理治疗协会（BABCP）认可，因为其认证标准规定，从业者应"展示对治疗关系的知识和理解，以及在发展、维持和结束这种关系方面的能力"。然而，认知行为疗法将治疗关系视为良好治疗效果的必要非充分条件，在治疗试验中，认知行为疗法的有益效果通常高于治疗关系（Roth & Fonagy，2005）。

此外，有证据表明在治疗中来访者的参与性可能是对结果最有力的预示。比如，如果一个人参与治疗任务，提出关于治疗的建议，热情地与治疗师互动，那么他很可能取得好的进展；一个坚持完成家庭作业的来访者会比一个没有坚持下来的来访者做得更好（Kazantzis, Whittington & Dattilio, 2010）。此外，就治疗师的特征与结果相关性而言，是来访者对这些特征的感知，而不是行为本身预测了结果（Wright & Daleis, 1994）。例如，如果一个治疗师的共情技能由他的来访者和一个独立观察者评估，来访者的共情感知是一个更好的预测结果。这凸显了病人作为治疗过程中积极贡献者的重要性。

贝克等人在 1979 年的文章（p. 45）中使用了术语"工作联盟"或"治疗合作"，描述了认知行为疗法中一种特殊的人际关系动态，即合作和发现的积极伙伴关系。他们提倡治疗师和来访者作为一个团队工作，每个人都带着自己的专业知识并共同承担改变的责任——但这不仅仅是一种务实的、实际的安排，因为它需要"同样微妙的治疗氛围，在心理动力学疗法中已被明确描述……（该）关系涉及来访者和治疗师，并建立在信任、融洽和合作的基础上"（p. 50）。移情合作被认为是在认知行为疗法中建立工作联盟的关键。

治疗关系可以被看作一个有用的实验室，它能用来解决问题，提供学习新技巧的机会，这些新技巧随后可以被迁移到现实生活情境中。例如，在治疗师的指导下，来访者可以在治疗过程中学会对"冲动"的想法进行评估，然后将同样的技巧运用到"现实生活"中。在临床环境下，来访者也可以通过与治疗师进行对话来回顾和修改无益的信念。萨弗朗和穆兰（Safran & Muran, 1995）建议当来访者与治疗师共同回顾他们之间的互动，审视目前在他们之间正在发生的事情时，治疗师可以通过采取某种措施向来访者传递一些新的、富有建设性的有关人际交往的经验。

有一个来访者，他认为当自己处于困难时，没有人来帮他。在一次关系似乎要出现困难的会谈中，治疗师将自己的感受作为线索展开了讨论，她说："我现在不确定该如何开始，或许是因为戒心太重，我想弄清楚是怎么回事。我知道这是我遇到的困难，我们可以一起探讨吗？"这一讨论透露出来访者不确定治疗师能否帮助他。所以他一直不愿意参与到认知行为疗法中，他还预测如果他做得不好，治疗师会"解雇他"。然后，他们理解了他们关系中的紧张，或许也有点儿戒心太重，并继续观察，如果事情变得困难，治疗师是否有可能退出，或者她是否想要找到方法，坚持下去。这是一个与来访者恐惧高度相关的讨论，使得治疗关系变成了测试这些恐惧的"实验室"。

在此模型中，来访者回应治疗师的方式可能受早年生活中形成的信念的影响（可能被随后的经历所改变），而且治疗师自身的特征与行为也会影响来访者的反应。治疗关系不能被解释为"移情"，精神分析理论认为，移情是早期生活中另一种关系的表现，而治疗关系就是关系本身，它可以证明人际关系存在多种可能性——比如，"即便人际关系出现困难，人们还是会在你身边"。治疗中矫正的人际交往经验能在多大程度上迁移到其他关系中，应该在实际生活中进行考量。只要开诚布公地探讨一下，很容易就能看出是否推广到了日常生活中。

鲍丁（Bordin，1979）把治疗关系解释为工作联盟的观点很有用。他提出成功的工作联盟有三个必要成分：

● 任务一致——治疗中应该做些什么，变化的过程将会是什么，哪些活动和技术将会被运用。

● 治疗目标一致——从短期和长期来看，人们从心理治疗中寻求的是什么（例如，"只检查了一次灶具就离开家""不与我的会计核实就完成纳税申报单"），来访者和心理治疗师各自为目标做出个人承诺。

● 积极的医患关系——一种积极的治疗师与来访者的关系，表现为相互喜欢、尊重、信任和承诺。

很显然一个好的工作联盟对治疗结果很重要（Krupnick et al.，1996）。最基本的一点是，如果来访者因你的冷漠和缺乏共情而退缩，你就不能进行有效的治疗。联盟需要在开始的三次至四次会谈中建立（Horvarth，1995），但这并不表示关系就能从此稳固。它会随着治疗进程而变化，而且为了成功治疗，处理联盟中的障碍是有必要的。所以在治疗期间，应始终关注治疗关系的质量。

尽管不能确定有效的认知行为疗法是否以一种特定类型工作联盟为典型，但从很多研究中（例如，Raue & Goldfried，1994）可以看出，不管治疗形式如何，来访者都认为工作联盟的相似特征是重要的。它们包括：

- 促进来访者理解问题；
- 鼓励来访者面对任何导致他们痛苦的情境；
- 能够与一个有理解力的人谈话；
- 治疗师的性格让人感觉轻松。

其中一些特征体现了认知行为疗法的核心，比如，分享来访者问题的程式并让他加以评论，设计行为实验检验无益信念。如今，一些与治疗师素质有关的因素也会被考虑。

治疗师的角色

认知行为疗法的指导原则之一，就是作为一名治疗师，在治疗中必须富有同情心，具有合作精神，以此去吸引来访者（Ackerman & Hilsenroth，2003）。后面的第七章（苏格拉底式方法）会进一步阐述这种理念。总的来说，你要成为来访者的指引者和顾问，而不是教导者。当来访者在探索新感觉和行为时，你要"陪伴在他身旁"，你的作用是通过提问或提供信息，为探索创造新的机会，这可以把他带入先前未曾触碰的领域。你必须充分认识他目前的情况，因此你需要有一颗能接受新思想的好奇心，尊重来访者的信念、情感和行为，不要以为自己总能明白他们的感受和想法。

这需要你主动询问，谈话的语气至关重要：不能是指责（"你不是真的那么想吧！"），也不能劝诱或高谈阔论（"大多数人都这样回应，你却找不到话题，你认为这可能吗？"）。你应该对来访者当前的观点或感觉表现出真诚和关切。这是一种很好的平衡，因为，当你想要明确了解一种情境对你的来访者意味着什么的时候，你也需要对他所说的持有一定程度的怀疑，因为很可能他犯了认知错误，那会严重歪曲他描述的场景。

虽然治疗师作为向导的作用是至关重要的，但有时也可以采取教育的、提供信息的角色。

一个年轻人被别人中伤的想法所困扰，当他得知绝大多数人都会时不时产生一些不愉快的侵扰性想法并在某种程度上感到厌恶时，这让他松了一口气。通过合理的解读就可以得到补救（Rachman & de Silva, 1978）。

治疗师的另一个重要角色是实践科学家，为来访者提供一个模型，以适应当前和未来的问题。在治疗中对问题和经历采取一种开明的态度是很重要的，这便于建立和检验假设，得出可能的新结论。寻找反驳原假设的证据尤为重要——对治疗师最初的程式和来访者最初的信念来说都是这样。与观点不一致的证据则是通往新观点的捷径！

治疗关系的合作性特征意味着你与来访者应尽可能以成人之间的方式相处。因此你要对他的问题持开放的态度，分享你的看法，并让来访者就其准确性和适当性作出反馈；如果对来访者有益，你还可以透露一些自己的私人情况；可以自由地说"不知道"或"我可以想一想吗"，不必非得做出一副全然尽知的样子。你可以和来访者一起解决问题。唯一特殊的情况是当隐瞒对来访者有好处时——比如，对一位饮食障碍患者来说，你在治疗早期可以选择不向她透露她可能的最终体重，以免影响她重新接受治疗的动机。你不要去分享你童年受虐的经历（从医疗记录中收集的），以防你的来访者还没有准备好探讨这个问题，防止这个问题可能让他脱离治疗。

很明显在这个治疗师、来访者和技术交互影响的复杂网络中，一个好的认知治疗师同样需要具有罗杰斯（Rogers）认为的治疗师都应必备的特质，即温暖、共情、真诚和对来访者无条件地尊重（Beck et al., 1979）。很多研究表明有这些特质的治疗师能取得更好的治疗结果（Lambert & Bergin, 1994；Orlinsky et al., 1994）。

在一次调查中，赖特和戴维斯（Wright & Davis，1994）发现来访者希望他们的治疗师能够：

- 提供一个安全、私密、保密、舒适、不受干扰的环境；
- 有礼貌；
- 认真地对待来访者的问题；
- 将来访者的利益摆在自身利益之先；
- 胜任；
- 分享有关如何提高生活品质的实用信息；
- 在运用信息和治疗师的建议方面，允许来访者做出自己的选择；
- 灵活评价来访者——既不要假定来访者适合某个理论，也不要假定来访者被完全理解；
- 回顾来访者遵从治疗师建议的情况下会怎么样；
- 调整好自己的工作节奏，不要急，也不要总是改变预约时间。

另一项针对成功完成认知行为疗法课程女性的调查，将调查对象分为公开了童年性虐待史的女性和声称自己没有受到性虐待的女性。研究人员发现，后者优先考虑治疗师认知行为疗法的能力，而前者特别希望他们的治疗师表现出对他们的接纳和对治疗的承诺（Middle & Kennerley，2001）。这提醒我们不同的来访者有不同的治疗需求——在这种情况下，有虐待经历的来访者想要一个更公开的支持性治疗联盟。

这些特质虽然不是认知行为疗法所特有的，但为我们提供了需遵循的一般原则。其中许多与认知行为疗法的一般规则是一致的（例如，都包括合作的方法），很多都属于以尊重和共情的方式来对待来访者。

建立积极和合作性医患关系的方法

认知行为疗法的一般原则为建立良好的医患关系提供了坚实的基础。例如：

- 仔细倾听，以获得作为来访者的真实感受；

- 花时间制定一份共同议程；

- 明确地表示对反馈的支持；

- 认真地建立来访者的治疗目标；

- 所有这些都有助于建立有效的联盟。

　　人们前来就诊的原因各有不同，考虑到这些因素也能促进良好关系的发展。譬如，治疗师需要意识到有些人可能在最初期就已经"准备好做出改变"（Prochaska & DiClemente，1986）。一个饮食障碍患者只要确保体重不增加就会考虑多吃些食物；一个强迫症患者可能不愿意考虑控制洗手行为。在这种情况下，和积极的认知行为疗法相比，修正最初的动机也许会更好地实现合作（Miller & Rollnick，2002）。

　　经验不足的治疗师似乎能与来访者建立一个好的治疗关系，而经验丰富的治疗师能更准确地辨别出联盟中可能出现的裂缝。当裂缝出现时需考虑如何处理，这种情况下特别需要一位阅历丰富的督导师（见第十九章）。

治疗联盟中的裂缝

　　工作联盟出现裂缝不要觉得惊讶，来访者的问题常常根深蒂固以致他无法独立解决，这就意味着改变可能很困难。因此，当他在努力处理自己的问题时，他可能会经历一系列无益的情绪和想法。

治疗联盟出现裂缝的标志

　　它们可能反映在与情绪状态相关的非言语线索里，如不舒适、气愤或不信任。也有一些行为标志，例如，不完成家庭作业、对方法持有怀疑态度，或是夸张地宣泄情绪。重要的是你和来访者之间相互配合的质量，那样就能在困难产生之前进行干预，不要忽视它或者希望它能自行消失。

如何处理联盟中的裂缝

沃森和格林伯格（Watson & Greenberg, 1995）指出裂缝与以下方面有关：

- 治疗的目标或任务（比如，来访者不理解或不同意治疗目标或使用的策略）
- 医患关系（比如，来访者不合作，或不信任、不尊重治疗师）

他们主张用直接解决的方法处理以上问题，例如，阐明治疗的基本理论，或者改变治疗方法。举个例子，如果一个来访者认为减少回避很重要，但不认为减少寻求安全的行为会有帮助（见第四章和第十三章），那么最好在短期内减少回避，一旦他用尽了逃避行为的作用（如果还有其他问题的话！），就可以进行行为实验来研究寻求安全行为的作用。

如果联盟的破裂与你和来访者的关系有关，那么首先要在你目前的治疗关系中处理这个问题，不要假设问题是来访者特有人际关系的反映。

当治疗师不得不更改预约时，一位女士变得非常烦躁。治疗师对此发表了看法，并试图澄清是什么引发了她的愤怒情绪。很明显，这位来访者对此感到失望，因为在她看来，治疗师对她的重视程度很低。当她被要求考虑其他可能的时间时，她要求治疗师解释为什么她不能按原定时间见面。此时，治疗师选择透露，她要去参加一场家庭葬礼，并且只有在这种情况下，她才会更改预约。然后他们讨论了这个女士可以从这种经历中得到什么，以及这是否能告诉她更多关于如何应对不愉快的感觉。她说她将继续尝试检查她最初的反应是否准确，或者是否有其他相关的解释。

如果这种处理没有成功，或者治疗程式表明来访者可能很难相信别人，那么有必要将破裂视为一种特征模式，并利用治疗关系为来访者提供一种纠正性的情绪体验（Safran & Muran, 1995）。

纽曼（Newman, 1994）指出应该考虑是不是治疗师自身的因素导致了治疗关系的僵化，而不是臆断所有问题都出自来访者。

一位有健康焦虑症的妇女，尽管治疗程式对她的问题有非常好的解释，而且她也认真完成了家庭作业，但收效甚微。治疗师看见她经常眼角湿润，但被问及此事时她总是否认自己很沮丧。在督导的过程中，治疗师意识到自己并不愿意发现来访者可能变得非常沮丧，因为来访者会适时地表演，这位治疗师曾说自己有被这位女性的痛苦"冲走"了的感觉。因此他用中立的语气询问她的感觉，从不表达对来访者痛苦的看法。毫不奇怪，来访者觉得无法同治疗师分享她的感受，并否认了自己的沮丧。

如果治疗关系似乎受到你自己的问题或盲点的影响，那么你可以和督导师讨论这个问题；如果这不能立即实现，那就抓住机会自己做一些工作。例如，听你治疗过程的录音，记录你在治疗过程中的自动思维和图像，寻找你自己的"热认知"。这可能很有趣，且很有启发性。自我监督将在第十九章进行详细讨论。

如果僵持似乎与你的来访者有关，那么，与其将其视为动机不足或矛盾情绪的迹象，还不如像对待其他问题一样来规划问题。比如，你要考虑：

- 行为可能有哪些功能？（例如，如果来访者怀有敌意，那么他可能会保护自己以免被拒。）
- 哪些不同寻常的信念会助长它？（例如，来访者可能会认为一个有能力的治疗师能看穿他的心思。）
- 来访者对遵守行为可能有哪些恐惧？（例如，如果他要改变，那么他可能会面对一些他无法应对的挑战。）
- 他可能缺乏什么技能？（例如，反馈他的情绪体验。）
- 哪些环境特质可能起到作用？（例如，他可能因照顾老母亲而筋疲力尽。）

认知行为疗法可以像解决其他问题一样解决这个问题。这可能包含：

- 重新审视提问的方法和理由；
- 用苏格拉底式方法澄清问题；
- 合作、提供可能的选择，同时呈现架构、限制和指导；
- 评论改变与不改变的利与弊；
- 利用来访者使用的语言、隐喻或表象来沟通；
- 当来访者巧妙地回避时，要温柔地坚持——不要用"我不知道"来回答；
- 保持一种共情的态度，避免苛责来访者或对他们的行为作出消极性解释。

我们再次提醒那些认知行为疗法的新手们，在解决这类问题时有效的临床督导（见第十九章）对于认知行为疗法新手和经验丰富的人一样宝贵。如果当时没有督导师，那么就像上面讨论的那样，自己反思一下这个问题。

如何处理多元化与差异性

另一个需要考虑的重要领域是多元化和差异性。在这里，我们将考虑当来访者的背景和经验与治疗师不同的时候。治疗师在与身体能力、种族或性取向、年龄和社会阶层不同的人一起工作时，许多相同的原则也适用。埃勒提（El-Leithy）的"在认知行为疗法中处理多样性"一章（2014）是一个很好的指南。

尽管英国大约 10% 的人口属于少数族裔群体，但治疗师之间存在明显的同质性，他们主要来自占主导地位的白人文化。作为治疗师，你需要注意你的观点和信念可能是基于白人文化。因此，尝试从其他群体中了解来访者的信仰是很重要的，这样你就不会忽略对他们来说可能很重要的问题。

值得牢记的是，在认知行为疗法中，西方视角不仅在治疗师群体中处于主导地位，而且在我们所处的社会中也是如此。人们很容易理所当然地认为，应强调个人的自主性而不是集体主义的价值，或者强调自信而不是妥协或屈从自己的需求。但是，如果你与来自不同文化的人一起工作，那么您需要注意他们可能持有不同的观点。尽管他们可能与你的观点不同，但他们会得到社区中其他人的支持。了解自己的盲点和偏见领域尤为重要。例如，你的来访者描述工作中的麻烦是不是对种族主义的准确描述，而不是需要你帮助他处理歪曲思想？这个女人对家庭的顺从态度是否反映了文化规范，而不是缺乏自尊？

获取不同文化信息的方式有很多种。有大量关于少数民族和文化群体的书籍（Hays，2006 年，提供了广泛的参考书目），但还有许多其他方法可以获得相关知识，例如：

- 阅读小组内部的时事通讯等；
- 寻求相关群体人员的监督；
- 参加由不同社区组织的文化庆祝活动和其他活动；
- 阅读所有族群的起源和融合的历史记载，以及有关他们的法律决定。

否则，主流文化信息将影响我们对其他群体成员经历的理解，我们对他们的经历会一无所知。

这么做值得吗？令人失望的是，除了西方白人群体之外，很少有关于认知行为疗法对其他群体疗效的研究，但越来越多的证据表明，治疗师的跨文化能力可以促进心理治疗和改善评估（Hays，2006）。我们将首先在评估阶段考虑参与的问题，然后继续思考有关修改认知行为疗法以使认知行为疗法可以更普遍地用于不同群体的方法。

让你的来访者参与进来

在评估过程中，你必须让来访者参与进来。建立良好工作关系的重要桥梁是展示你对他的文化的尊重。如果你明白主流文化往往会暗含对世界上其他观点的贬低，那么显然你需要明确地关注并真正重视不同文化的积极方面。例如，这可能是有灵性、幽默或在群体内参与家庭活动的孩子。

确认来访者发现自己所处的环境背景将有助于实现这一目标。来访者的问题可能出现在不利的环境背景中（例如住房条件差或难以获得福利），但也可能出现积极的特点（如活跃的教堂、清真寺或社区设施），你应该明确指出。人际支持可能非常强大，与主流文化中的支持不同；或许可能有一个重要的大家庭，包括来自比血缘亲戚更广泛的叔叔和阿姨，他们对来访者问题的看法和反应可能比主流文化中的典型情况更重要。此外，如果来访者具有积极的种族或民族认同，通常与积极的自尊、较低水平的孤独感、焦虑和抑郁水平以及更好的掌控、乐观和应对能力有关，如果它确实是来访者的资源，那么需要把它放到治疗程式中去。

另外，种族主义和歧视造成的痛苦是少数群体寻求帮助的重要原因（参见Kelly，2006），可能导致低自尊。因此，重要的是要承认这些经历是什么，而不是假设痛苦是由扭曲的感知或其他认知错误造成的。就你的工作联盟而言，来访者以前的经历可能会导致她不愿意去见白人治疗师或男性治疗师，或在她见白人治疗师或男性治疗师时表现出敌意。承认这是一个可以理解的立场，可能是建立有效工作联盟的必要步骤。

同样重要的是，要理解来访者的背景是如何在假设和信念的发展和维护中起着至关重要的作用。例如，来访者对个人隐私重要性的信念，相对于公开个人感受的价值，可能会被他所在社区的大多数人所认同。

显然，没有任何一个种族和其他少数群体是同质的，个人的特殊经历和信仰与占主导地位文化的人一样重要。例如，肤色可能在一定程度上决定了一个人遭受的种族歧视，但也可能有助于维护少数群体的自尊和地位。更具体的歧视经历可以解释对治疗有直接影响的信念产生的原因。例如：一个女人可能会反复迟到，因为她相信治疗师会毫不犹豫地让她像其他人一样等待；一个男人可能不愿意充分讨论他的性取向，因为过去专业人士曾嘲笑或拒绝过他，导致他现在的预期也是如此。

对于来自少数民族群体的人，一个重要的考虑因素是文化适应，即来访者在多大程度上接受了主流文化（包括关于自我和世界的信念），或在多大程度上保持了本土文化。与以往一样重要的是，在整个评估过程中，要倾听来访者报告的特殊细节，不要被自己先入为主的信念所迷惑。

对种族／民族／少数民族身份问题保持开放是有帮助的。诸如"为方便我们一起工作，您的种族和文化的哪些方面对我来说很重要？"或"您有任何重要的宗教或精神信仰告诉我吗？"一类的问题可以展示你的兴趣和潜在的尊重。

来访者对其问题性质的理解以及他对治疗关系的期望可能与你不同，现在该考虑如何修改你的工作方式了。

修改认知行为疗法的方法

加强治疗关系

认知行为疗法的许多显著特征意味着它很容易被推广到不同文化和背景的来访者，并且可以维持良好的工作关系。例如：认知行为疗法旨在采取非评判的立场；强调为个人量身定制治疗方案；它是一种合作的方式，尊重和重视来访者对其问题的看法和知识；它旨在赋予来访者权力并为来访者提供可迁移的技能。

然而，在多元化的工作中，治疗师展示她对来访者的可信度是很重要的。在一定程度上可以通过尊重来访者及其文化或亚文化来实现，但这也将有助于证明她能提供一些东西——这可能意味着，她开始致力于实现一个好的预期结果。

让治疗师验证他们的经验将有助于其与来访者保持良好的工作关系，并可能降低脱落率，否则可能会妨碍其与少数群体的工作（Hays & Iwamasa，2006）。因此，重要的是，无论歧视是由族裔、性别、身体残疾还是其他群体差异引起的，都不应将歧视视为必然的。同样，通过培养对不同群体之间差异的真正好奇心，你将显示出对其他文化的尊重，并增进你们的关系。

处理不同的信仰体系

尽管认知行为疗法可以推广到其他文化群体，但我们没有自满的理由，这种方法存在局限性。只要治疗师知道他正在操作的参考框架，并且不忽视他自己的潜在信念，认知行为疗法就不是评判性的。例如，认为某种方法是建立在经验主义和理性的基础上，这含蓄地贬低了其他群体的世界观。然而，由于对自己和世界的特殊信念在认知行为疗法中具有首要地位，因此，它应该被理想地置于跨文化界限的工作中。

当来访者和治疗师对问题的性质有不同的看法时，承认差异是有帮助的。如果可能的话，将认知行为疗法模型与来访者的模型并行工作，有希望能证明认知行为疗法方法的有用性。

一名受过高等教育并在英国生活了 25 年的亚裔男子表现出动力和乐趣下降、社交退缩、不活动、忽视自己和工作、自我批评和绝望。虽然他被诊断为抑郁症，但他不同意这个诊断，也不愿意服药。他认为问题在于他和结婚 20 年的妻子已经不再相爱，没有女人的支持，人生没有了意义，也没有了动力。他的叔叔和一个朋友对这个问题的理解是一致的，因此在文化上似乎是可以接受的。

治疗师同意他的想法，支持他努力增加他的社交活动，以及日常活动的乐趣和享受，以提高他找到新伴侣的机会。治疗师解释说，在认知行为疗法的术语中，这种方法可能会改善他的情绪和动机水平。随着他的社交活动的改善，他的总体活动水平也提高了。还花费了时间来识别那些不代表自己采取行动的消极自动思维，他报告说他自己感觉好多了。对治疗师来说，重要的是相信来访者的理论是有益的，并尝试使用成熟的认知行为疗法策略来测试其有效性。

同样，对于出现身体不适的来访者，采用两阶段方法可能会有所帮助，其中第一阶段的重点是出现的身体症状。当你清楚地了解问题的性质后，就可以进入第二阶段，这涉及将身体不适与认知行为疗法中熟悉的其他三个系统——情绪、认知和行为——联系起来。纳伊姆等人（Naeem，Phiri，Rathod and Kingdon，2010）对一位患有头痛的女性使用了这种方法，一旦治疗师在前两次治疗中明确表示他了解头痛的性质，他就会将其与头痛相关的情绪和生理变化联系起来，以及如何解决它们，例如使用放松技术。

除了对问题性质的看法不同，对治疗过程和关系的看法也是如此。例如，要意识到某些认知偏见，就像来访者可能并不熟悉已形成的"全或无"思维或完美主义，像往常一样，和来访者检验你的做法是否有意义，以及你所做的是否符合他的经验。

有些人可能会发现治疗关系的协作性质令人惊讶和不受欢迎，并且可能期望（并且更喜欢）治疗师是专家。在某些文化群体中，提出问题或挑战你（作为公认的权威人物）可能是不被接受的，当你试图获得反馈或者找出程式或作业的意义时，你可能需要特别小心。在这种情况下，你可以问一些积极的问题，例如，"今天你觉得什么对你有帮助？""有没有什么特别的事是你需要更加关注的？"，这并不意味着对治疗师的批评。更重要的是要注意治疗关系中的任何裂痕，对治疗过程的信念可能会牵涉其中。

实际困难

在更具体的层面上，有一些实际的困难可能会影响心理治疗的效果。其中包括与语言和读写能力、非语言社会行为和对口译员的需求有关的问题。

由于认知行为疗法非常依赖对经验意义的剖析，因此至关重要的是，来访者和治疗师之间的语言差异，以及他们与经验的关系，会不会导致误解。概念相互关联的方式因语言而异，直接翻译想法也许是不可能的。例如，希腊语中的爱有三个不同的词（性之爱、兄弟之爱和无条件之爱），在英语中就没有那么细微的区别（Iwamasa，Hsia & Hays，2006）。因此，与来访者核实你似乎已经理解了他们所说的内容尤为重要。在跨文化工作中，总结来访者所说内容时使用他们说话的偏好尤为重要。

有时在治疗过程中可能需要一名翻译员，这需要慎重选择。

安娜可以通过唇读来勉强应付治疗，但她想做的不仅仅是在治疗中"勉强应付"，因此她获得了一笔资金，请了一名翻译员。她的治疗师认为这是个好主意。他鼓励安娜，并说他很乐意在会议中接纳另一个人。他认为这是有必要的。令人震惊的是，治疗质量很快就受到了影响，因为他没有花时间与安娜讨论翻译员的影响。他发现按照惯例，翻译员是两个人而不是同一个人（这让办公室的氛围很不舒服），翻译员不是专门为安娜服务的，有时会更换；他们几乎不了解心理学，所以他们很难理解和分享一些概念，有时他们明显对会议的内容感到不安。治疗师没有考虑过额外时间的必要性，因为手语对话必须口头重复，反之亦然。他说话时一再忘记看安娜，而是转向翻译员，而翻译员又觉得尴尬，不得不重新引导他与安娜讲话。一个看似聪明而简单的解决安娜心理治疗困难的方法却导致了糟糕的治疗效果。

我们很容易陷入其中的一些陷阱，阿登和法默（Ardenne and Farmer，2009）为了指导我们避免这些陷阱，建议我们每一个翻译员都要做到以下几点：

- 翻译员具有足够的心理学头脑，可以在治疗师和来访者之间提供心理接口；
- 在认知行为疗法工作中有机会进行最低限度的培训，例如澄清总结，而不是对来访者所说的话进行更详细的翻译，简述是不够的；
- 保护翻译员免受替代性创伤 / 绝望；
- 关于来访者对翻译员的接受程度，如果当地很少有人会说来访者的语言，这可能会成为一个问题，但应小心建立可接受性，特别是在选择家庭成员或来访者社区的其他已知成员作为翻译的情况下；
- 翻译员了解保密的重要性。

在某些群体中，阅读和写作技能可能没有得到很好的发展，所以要有创造性。阅读时，尽可能多地使用翻译材料或录音。手机或数字录音机可用于记录认知，并记录会话。在某些文化中，珠子或计数器通常用于计数，它们可能比针织或高尔夫计数器更常见，如用于监控侵入性的思想。你可能会发现你的来访者比你更熟悉新技术，因此不要不情愿提出最先进的策略，而是要在制定措施或家庭作业辅助时寻求他的帮助。

非语言和社交行为因群体而异，如果你经常与一个文化群体一起工作，那么熟悉典型行为是值得的。例如，微笑在不同的群体中可能有非常不同的含义。

建议阅读本章末尾的一些更详细的材料，其中提供了有关不同少数民族的具体信息。然而，最重要的信息来源可能在你当地的社区。

我们现在转向考虑认知行为疗法中的界限问题。

界限问题

不做各种害人及恶劣行为，尤其不做诱奸之事。

——希波克拉底誓言

治疗师和来访者之间的关系与其他社会关系不同，和其他疗法一样，认知行为疗法也需细心和谨慎地对待界限问题。治疗界限为治疗师和来访者的角色提供了一个框架，它包含一些结构成分——如在哪里、什么时候和花费多少时间治疗——还有治疗师和来访者之间发生了什么。以下是适用于所有治疗小组的主导原则。

- 来访者的需求至上；
- 满足治疗师的需求（专业需求除外）不在治疗情境的考虑之列。

治疗界限被设定成让来访者：

- 感到安全；
- 相信治疗师会以他的利益为导向做出行动；
- 当披露深层意义的个人材料时不会感到拘束；
- 有信心理解治疗师。

此外，治疗师也要感到安全。确保对接受的转诊种类有合理的政策；评估风险；诊所 / 会议的物理位置和安排也要考虑到安全性。以下实现认知行为疗法适当界限的原则也许对你有用。

- 避免追逐私利或自我满足；
- 守口如瓶，除非隐私涉及来访者或其他人的安全；
- 评估界限侵犯对来访者的影响。与其遵守绝对的原则如"绝不接受礼物"，不如考虑这类行为对来访者和治疗关系产生的影响。

例如，来访者送一瓶自家做的酸辣酱作为礼物，可能意味着接下来治疗师将成为他家庭的朋友，而另一方面也可能意味着来访者最终开始将自己视为一个独立的成人，与他人有着平等的关系。

● 做有关界限的选择时要使来访者受伤害的风险降到最低。这意味着只有在对来访者明显有益时，才能违背一般临床实践原则。

在一家咖啡店里，一名社交焦虑的男子在进行一项行为实验。实验的一部分内容包括抱怨咖啡太冷。治疗师首先需要完成这项任务，作为这项任务的一部分，他必须向来访者披露他感到的自我意识和焦虑。虽然这已经越过了更常见的表达感情的界限，但这绝对是为了来访者的利益。

● 不要对来访者的生活表达看法或用别的方法干预，除非它们与程式和治疗目标有关。如果你的来访者因为惊恐发作而寻求帮助，当他开始告诉你他孩子的学校如何处理孩子频繁缺勤的情况时，记住这一点——除非与他的惊恐发作有关，否则不要给他建议、意见，或分享类似的经历。

● 设法增强来访者的独立性和自主性，增加他探索和选择的自由。

维持治疗界限

即使在相对协作的认知行为疗法模式里，治疗关系在许多方面也不是互惠的，治疗师往往扮演强势的角色。这种非互惠性包括：

● 来访者进行大量的自我陈述，而治疗师几乎完全不公开重要的信息；
● 来访者情感贫乏，而治疗师的情感需要被排除在外；
● 在很多社会中，权力归于医生是为了减轻来访者的痛苦和恢复健康。

重要的是，维持适当的界限是治疗师的责任，因违反而责怪来访者从来都是不合理的。不管来访者做什么，界限的维持毫不含糊是治疗师的责任，所以寻找充分的督导和支持是责无旁贷的。在极少的情况下（比如有社会病态人格的来访者），如果来访者经过辅导和鼓励仍无法维持合理的界限，可能就有必要终止治疗。

虽然治疗师和来访者之间权力的差别得到普遍认可，但一些治疗师觉得被来访者操控了。例如，史密斯和菲茨帕特里克（Smith & Fitzpatrick, 1995）描述了关于严重或边缘性人格障碍来访者的报告，他们与治疗师形成了"特殊"的治疗关系，通过这样的关系，建立了治疗之外的联系。一些治疗师责怪来访者"引导"他们做出了极端恶劣的界限侵犯。你也许发现自己可能过多卷入了来访者的生活，甚至被其操控，但你必须对此保持警惕，并准备好与来访者和其他专业人士讨论这种情况。

有人认为，移情关系本身就意味着来访者可能在寻求某种需求的满足，这种需求源自未解决的冲突，因此治疗师必须严格加以控制并维持界限。精神分析中所讲的移情并不在认知行为疗法的理论范围之内，所以尽管这些界限很重要（正如这章及以后讨论的），但没必要在治疗的方方面面都一成不变地遵守。所以在认知行为疗法里，治疗会谈不必在每周同样的时间进行，也不必在相同的地点进行，或者花费相同的时间。来访者因为某种原因不得不推迟疗程，一般是可以接受的，只有当这种情况再三发生，又没有其他合理解释的情况下，才考虑是不是对治疗的抗拒。

有效的认知行为疗法可能意味着要选择"特定"的时间家访。比如，对于一个有强迫性习惯行为以致不能正常开始日常生活的来访者，可能需要在一大清早就去拜访。但不要轻易这么做，应该考虑一下是否需要安排适当的防护措施以减少你的行为被来访者误解的可能性，例如，家访的时候可以带上一位助手或安排会谈的家属。

为了开展行为实验，你可能需要陪伴来访者面对一系列的日常情境。如果这适合正在进行的任务，你甚至可以披露个人感受。

一个社交焦虑的人害怕大量出汗，尤其是在灯光明亮的咖啡馆和酒吧。治疗师安排在一间明亮的咖啡馆进行几次治疗。治疗师把脸、背部和腋窝都弄湿了，看起来好像出汗了，这个来访者坐在旁边，观察着女服务员和其他人对治疗师的反应。然后来访者问治疗师脑子里有什么想法，以及他在这种情况下的感受。

通过在检验哪些预测、如何进行实验等问题上达成一致（见第九章），从而使会谈目标具体化是很有帮助的。这很有技术含量，同时也为会谈设置了界限，使其成为一场有特定目标的治疗性会谈，而不是社交活动。有些来访者对此很难理解，特别是这些来访者一周中唯一的社交活动就是与治疗师接触。

一位患有强迫症的女性对把别人从人行道挤到机动车道上有恐惧，现在她发现很难检测暴露法和反应预防法对这种恐惧的疗效。因此她与治疗师花了两次很长的治疗时间在拥挤且车来车往的街道上行走。尽管他们计划了在行走中有哪些特别"任务"需要完成，也讨论了当她经过走在人行道边缘的人们身旁时恐惧水平的变化，但他们却有相当长一段时间没有明确地解决问题。治疗师谈论了一些无关痛痒的大众话题，如每年的假日，但继续留心任何暴露的性质和可能对来访者造成的影响。

最后，如果治疗师被强制要求遵守某种制度，认知行为疗法开放的、合作的风格有时候就会打折扣。如果你开诚布公地与来访者讨论这对于他的意义以及任何可能的误解，无论是之前的还是危机解决后的，那么其影响会减少到最小。

界限违反的种类

尽管存在连续不断的边界违反行为，但任何偏离边界的行为都应该在意识到本章早些时候概述的原则的情况下进行。有些特殊类型的"违反"值得特别关注，即双重关系、自我暴露、非性行为身体接触和性关系，下文将详细讨论。

双重关系是除了治疗性关系外治疗者与来访者的第二种关系。比如，两人都是校董事会成员。尽管常常建议治疗师要避免这样的双重关系，但有时候很难避免。如果治疗师生活在一个小型社区中，比如同一个农村或一个学术群体中，那么禁止她治疗那些与她有现存关系的人，可能意味着他们根本没有治疗的机会。

同样地，如果你身处一个与你的政治、宗教、民族或性别身份相似的群体之中，那么双重关系也许不可避免。因为人们倾向于寻找一位与他们有着相似价值观的治疗师。此外，尽管道德准则禁止治疗师的双重关系，但治疗师接受邀请（例如，来访者的特殊活动）并不罕见。

我们可以区分那些对病人或治疗有害的双重关系和无害的双重关系。戈特利布（Gottleib，1993）建议治疗师从三个维度考虑这种（非治疗性的）关系——强度、韧度和这种关系是否存在一个既定的终结期，对于来访者的危险性将会随着这三个维度中任一维度值的增加而增加。在进入一段双重关系前你要对这些因素留心。

一位治疗师决定加入当地小镇唯一的合唱团，尽管她知道目前的来访者就在合唱团中。这意味着来访者会看到治疗师和她的朋友在一起，还可能看到治疗师被她的丈夫接走，并且在合唱团计划排练的 10 周内有机会进行随意的互动。这被认为是可以接受的，因为当时没有其他合唱团，而且治疗师是一位音乐爱好者。如果来访者是合唱团的指挥，这可能是不可接受的，因为角色互换可能会成为一个问题。

自我暴露几乎一直不被心理动力学治疗或咨询认可，但在认知行为疗法里却没有太严格的规定。如果做到一切从来访者的利益出发，自我暴露是有用的。比如，为了增强来访者对好转的希望和对建议使用的方法的信心，治疗师可以透露一些她以前克服过的问题的信息。贝克等人（Beck et al., 1979）建议自我暴露法更适合运用于更严重的抑郁症来访者，因为这会提高他们参与的积极性。向来访者描述当前的问题可能永远不会有帮助，无论是心理上的还是经济上的，社会上的还是性方面的，他会理所当然地认为他的问题才是焦点。

有时，如果治疗师的情况对治疗会产生影响，那么向来访者透露个人细节信息就变得必不可少，例如，治疗师或家人所患的疾病，或者怀孕。不过这类判断也许比看上去要难以辨别，如果你对分享此类信息有顾虑的话，你应该求助督导师。

　　一个二十几岁的年轻女性讨论她是否该试着原谅她那患有情感虐待的母亲。她的治疗师最近刚失去了母亲，且一直很怀念与她母亲亲密无间的支持关系。在治疗期间，来访者对治疗师说："我感觉你很想让我亲近妈妈。"然后治疗师开始意识到自己融入了太多情感因素，想要让来访者代替她完成那种亲密。

　　非性行为身体接触对某些治疗师来说可能感觉很自然，他们会轻轻拍打哀伤或惊恐的来访者为他们带去抚慰，这也仅局限于同性别的来访者。然而，绝不能低估来访者误解这类行为的可能性。不能随心所欲地偏离正常做法——应该随时留心来访者的程式。例如：轻触手臂可能使某个有一段被虐史的人惊恐，因为对方有与人保持距离的习惯；轻拍大腿可能被一个渴望与他人身体亲近的来访者误会成性暗示，尤其是表现出无限温存和共情的治疗师。处理此类情况的一个有用办法是，当你的来访者平静下来后找个时间问他，当他非常痛苦时希望你如何反应。例如，你可以这样问：

　　"很明显之前我们谈话时你非常痛苦。我想知道当你痛苦时我应该怎样做才能帮上忙。一些人仅仅喜欢诉说感受，然后自己解决；其他人可能会觉得拍拍手或胳膊能够安慰他们。有些人要求拥抱，尽管这是我作为治疗师不会做的事情。我们可以谈谈你希望我如何回应你？你希望我用什么特殊方式回应你呢？"

　　显然，这样的谈论必定会受制于你心中关于治疗界限的观念。

　　波普等（Pope et al., 1987）论述了治疗师和来访者之间的三种身体接触，并发现极少数治疗师三种都体验过。根据一份对治疗师的调查，最能被接受的是同来访者握手，有76%的治疗师实践过，这通常从伦理上可以接受。44%的治疗师认为拥抱在某些场合可以接受，但只有12%的治疗师实践过。85%的治疗师认为亲吻不能接受或很难接受，并且只有24%的治疗师偶尔实践过，而71%的治疗师从未实践过。

　　引起和不引起欲望的身体接触之间的区别是一个连续体，不是"全或无"。同样，文化的影响也是不容忽视的。在许多欧洲和南美文化里，亲吻两颊是一种表达问候的习俗，并且几乎不会被理解为与性有关，即便是在治疗的情境下。拒绝亲吻可能会被一些来访者认为不友好和冷漠。换言之，治疗师要灵活地控制界限，不能用简单的规则应对禁忌行为。

治疗师和来访者间的性关系是界限侵犯里最有害的一种，可能给脆弱的个体带来消极影响，也会给治疗关系带来损害。有关此类行为的数据很难收集，至少与一个来访者发生性关系的治疗师人数为 1% 到 12%，但这也许被低估了，一个令人信服的理由是治疗师会隐瞒这些行为。大量的文献资料描述了这类违界行为对来访者的不利影响（Pope & Bouhoutsos, 1986），一些文献作者建议在这种情况下治疗师应以强奸罪被起诉，因为来访者在那种关系下无法获得知情同意。

与来访者发生性行为的治疗师一般会逐步背离界限，而不会突然做出不恰当的行为和自我暴露，也不会做出其他导致性犯罪的界限侵犯（Simon, 1991）。性界限侵犯可能在中年男性治疗师中更常见，他们有职业孤独，并可能正经受个人问题的困扰，通常是婚姻问题。他们通常会通过与年轻的女性来访者讨论自己的问题而跨越雷池（Gabbard, 1991）。

因此，作为治疗师，你应义不容辞地警惕与来访者之间任何界限的渐变，当关系似乎将发生变化时，要及时向督导师提出。有时来访者的需求似乎只能在异于普通临床关系的关系中才能得到满足，如果是这样，就应开诚布公地告诉你的督导师，如此才能让你免受一个可能误解了你动机的来访者的指控，也让来访者免受侮辱。另一个明智而简单有效的经验之法是接触到灰色地带时，尽量以双方利益为重，宁求稳妥，不要涉险。

总　结

一言以蔽之，咨询师与来访者之间建立一个良好的合作关系是成功进行认知行为治疗的必要条件，没有它，认知行为疗法模型再精致也毫无作用。以下原则很有用：

● 在治疗初期建立良好的关系，然后在整个治疗过程中注意关系的质量，并注意你和来访者之间出现的任何问题。

● 治疗关系可以看作一个可以解决问题的实验室。

● 认知行为疗法的许多基本特征，例如合作、积极参与、使用引导发现等，都有助于建立良好的工作关系。

● 治疗师在认知行为疗法中的角色是引导者，真诚地对来访者的观点充满好奇和尊重，旨在扩大对他开放的可能性。

● 在其他方法中代表良好治疗的罗杰斯式特征在认知行为疗法中同样重要。

● 如果治疗关系出现中断，基本上都可以用认知行为的术语进行解释，并且根据当前的情况进行处理；只有当这种方法不成功时，才会将"中断"作为更持久的特征来处理。

● 考虑你自己可能导致与来访者关系破裂的原因。

与来自不同文化背景的来访者合作时：

● 请记住，你对事件的看法可能基于主流文化，并且与其他群体的看法不同。

● 了解与你一起工作的不同群体。

● 注意你信念中的盲点。

● 专注于参与和发展良好的治疗联盟，重点是：尊重来访者的文化；承认他可能因歧视而面临的困难；对与种族/少数族裔身份有关的问题持开放态度。

为了在认知行为上与不同的群体合作：

● 请记住，认知行为疗法可以很好地转化为不同的信念系统。

● 尽早展示你的可信度。

● 承认对来访者问题性质的看法存在差异。

● 请注意，关于治疗关系以及认知过程的信念可能存在差异。

可能存在实际困难，例如，在语言和识字方面，这可能需要创造性地去解决。

在认知行为疗法中需要仔细考虑边界问题，尤其是会谈可能发生在不寻常的地方、不寻常的时间。主要原则是来访者的需求是最重要的。

● 考虑三个具体的边界问题。这些包括：

双重关系；

自我暴露；

身体接触。

如果你担心边界问题，请寻求督导。

学习和练习

这些学习和练习资料可从配套网站下载。

回顾和反思

你在阅读认知行为疗法的治疗关系时有什么反应？你对所读的内容感到惊讶还是觉得不足为奇？

如果你以其他方式工作过，相比较而言，你在认知行为疗法的治疗中的表现有哪些不同？在哪些方面有相似之处？在哪些方面改变会有帮助？

如果你注意到你与来访者的关系出现中断，你自己的哪些生理或认知线索会提醒你注意？

你是否觉得你对来访者的多元化和差异性有足够的反应？如果没有，你可以采取哪些措施来补救？

进一步探讨

找一个不太积极参与会谈的来访者，例如，经常回答"我不知道"的来访者。思考直接对此发表评论的利弊，而不是试图鼓励他更加积极，不明确地解决这个问题。尝试明确地跟进不作为的问题，以测试你列出的利弊是否相关。

找一个你觉得界限有问题的来访者。反思它们被拉伸的方式，以及导致难以维持更典型边界的原因。在你的监督下讨论这个问题。

　　当你和不同文化背景的人一起工作时，请确保你的表述真正反映了来访者的内心世界，而不是被你可能存在的偏见所影响。

　　如果本章让你发现了问题，请与你的督导师讨论。

第四章
评估和程式

引　言

成功使用 CBT 的关键是构建一个程式（有时也称为个案概念化），即一个个性化的描绘，以便帮助我们理解和解释一个人的问题。本章介绍了程式的作用、程式的制定过程、程式的评估过程以及治疗过程中的一些常见误区。

CBT 中的程式

方法与定义不同，制定程式并没有所谓"唯一正确的"方法（参见 Persons, 1989; Bruch & Bond, 1998; Butler, 1998; Kuyken, Padesky & Dudley, 2009）。然而，大多数方法的核心特征都是相同的（Bieling & Kuyken, 2003）。

我们对 CBT 程式的操作性定义是，CBT 程式是使用 CBT 模型来构建的：

- 对当前问题的描述；
- 对这些问题可能产生的原因和方式的解释；
- 对假设问题持续存在的过程进行的分析。

建构这样的程式有许多好处，包括：

● 可以帮助来访者和治疗师更好地理解问题，使那些看似令人困惑的混乱症状变得可以解释得通。这一过程最初可用于处理来访者在治疗初期常见的情绪低落（有时治疗师自己也需要使用，尤其是在面临复杂棘手的问题时）。

● 在有关问题发展和延续的 CBT 理论与来访者的个体经验之间，程式发挥了桥梁的作用。它是"将理论联系实际的关键"（Butler，1998）。CBT 理论必须定位于一般水平，它描述了典型的患有恐慌症、抑郁症或其他疾病来访者的特征；也概括地描述了每种疾病的过程——类似于科学理论。但是要将这些理论应用于临床中的个案，就需要将这些一般性原理转化为来访者的具体经历。程式的一个重要作用就是减少这二者之间的差距。

● 程式为随后的治疗提供了基本原理和指导。如果我们能正确地理解问题发生的原因和维持问题的过程，那么我们就能更容易地意识到哪些干预是有助于解决问题的。因此，从广义上来说，一个好的程式有助于治疗师更容易确定使用什么样的干预手段，并帮助来访者理解为什么一些特定策略是有效的。

● 程式允许来访者使用另一种不同的方式来理解他们的症状，从而开辟了全新的思维方式——这是 CBT 的一个关键部分。许多人带着他们的问题进入初始评估，这些问题要么是威胁性的，要么是自我批评的，或者兼而有之。例如：患有强迫症的来访者通常认为他们拥有不健康的想法就必定意味着他们是罪恶或不道德的；患有健康焦虑症的来访者可能通过躯体症状推断出他们得了重病。构建程式的过程可以作为对抗绝望想法以及换个视角看待病症的第一步，也能让来访者看到解决问题的不同方法。

● 程式可以帮助治疗师理解甚至预测治疗或治疗关系中的困难。例如，如果来访者的低自尊和自我批评的想法是程式中的重要元素，我们可以预测这个来访者在做家庭作业时可能会有困难，因为他会担心自己做得不够好，或者担心治疗师会不赞成他的想法。有了程式的预测，我们也许就能够避免一些困难或更好地应对困难。

程式：是艺术还是科学？

尽管 CBT 程式的优势是显而易见的，但其科学地位实际上并不高。例如，还没有充分的研究证据证明程式的可靠性，即不同的治疗师是否能为同一来访者构建相同的程式（Bieling & Kuyken, 2003）；也几乎没有证据能说明基于程式的治疗比纯粹的方案导向疗法（以标准化的方式给予治疗，以便所有存在某种特定问题的来访者都能获得基本相同的治疗）更有效。事实上，一项有趣的研究表明，基于个体程式的行为治疗有时可能会比完全标准化的治疗结果更差（Schulte, Kuenzel, Pepping & Schulte, 1992）。然而，后来的一项研究表明，对于神经性贪食症的来访者，CBT 程式更加有效（Ghaderi, 2006）。

我们无意深入探讨这些争议，但我们认为有必要说明我们对其中一些争议的立场。

第一，如上所述，程式的作用之一是作为 CBT 理论和个人经验之间的桥梁。在我们看来，发挥这一作用时，程式化的过程不可避免地存在于既不是科学，又不是艺术（或者至少算是工艺）的真空地带。一方面，我们试图使用经过经验验证和基于证据的 CBT 模型来帮助来访者（这些模型是根据科学原理推导出来的）；另一方面，我们必须将这些理论应用于我们的工作对象，因而也就需要探索他们独特的思维和感受。这个过程无法完全用客观的、概括的术语来描述，理想的程式不仅要在科学意义上是"真实的"，它还必须对来访者"有主观意义"——这是一项既涉及科学又涉及艺术的工作。

第二，即使是最严格的治疗方案也需要一些个性化色彩。没有治疗手册能够或应该规定治疗师的每一句话。因此就有必要将一般性的指导方针转化为当下最适合该来访者的语言，这也是程式的作用之一。

第三，在临床实践中，我们无法避免地会遇到不"符合"模型的来访者，对他们来说，依赖治疗方案的干预不起作用，或者根本不存在可直接使用的治疗方案（无论是 CBT 还是其他任何形式的治疗）。在这种情况下，我们唯一能做的事情——除了放弃——就是建立个性化的程式，并根据该程式确定治疗方案。

因此，我们的观点是，CBT 治疗师应当以对来访者问题的评估作为切入点，然后寻找成熟的"适合"来访者情况的治疗模型，或其他已被证实可对该特定问题进行有效干预的方案。接着，这个模型或方案就应该作为建构程式或治疗方案的基础。然而，治疗方案应始终在程式的框架内使用，并且将程式作为指导来帮助特定的来访者。治疗师也需要知道何时应放弃这个方案并灵活地针对来访者的具体情况建立个性化的治疗计划。一个个性化的程式是我们实现上述两个目标的最佳工具。

关注问题的延续过程

CBT 程式和治疗计划的主要关注点通常是问题的延续过程。几个相互关联的信念促成了这一关注点：

● 引发问题的过程不一定等同于让问题延续的过程。问题一旦产生，维持过程就有了自己的生命力并让问题得以延续，即使最初的原因早已消失。

● 一般来说，找到问题延续过程的证据比找到起始原因的证据更容易，因为问题的起始原因可能发生在许多年前。

● 干预当前正在发生的延续过程比改变引发过程更有效，毕竟引发过程已经成为过去式了。在任何情况下，如果过去发生的事件迄今为止仍存在影响，那么他们就一定是通过当前的某些心理过程来发挥作用的，因此干预问题的延续过程可以解决问题。

在大多数情况下，认知行为治疗主要关注的是此时此地，而评估和程式也是如此。一位来访者向治疗师形容了相对于起始原因，问题的延续过程发挥的关键作用。

想象你正站在一个摇摇欲坠的悬崖上。当你走到悬崖边上时，一只海鸥飞下来，落在你脚边，海鸥的重量使悬崖濒临崩塌。在即将掉下悬崖之际，你设法抓住了一根 20 英尺长的树枝，挂在了悬崖边。现在，你想摆脱悬在那里的现状，安全地回到悬崖顶上 …… 那么此时寻找海鸥一点儿用也没有！

一个更老生常谈的类比也说明了这一点，如果你想灭火，那么你最好首先解决让火继续燃烧的东西（热量、燃料、氧气等），而不是寻找诱发火灾的那根火柴。

这并不是说过去的经历或诱因无关紧要。我们描述的是通常情况下 CBT 的主要关注点，而非唯一的关注点。发展历史之所以重要，是因为以下几点：

● 如果要回答"我是如何来到这里的"这个问题，那么有关过去的信息就是必不可少的，这对来访者来说通常也很重要。他们希望了解是什么导致了他们的问题，我们应该帮助他们实现这一目标（尽管在实践中并不总是能实现——有时尽管我们尽了最大的努力，却仍然无法确定引发问题的原因）。

● 确定引发问题的最初原因有助于防止它们在将来再次引发问题。在上面的类比中，在火熄灭之后，我们就应该找出那根火柴的来源，这样我们就可以避免将来因为同样的原因再次引发火灾。

● 当一个问题的重要部分与过去有密切联系时，干预过程就会存在一些困难。创伤后应激障碍（PTSD）或童年心灵创伤的后遗症都是典型的例子，此时过去的经历可能需要成为治疗的焦点。当使用"以图式为中心"的疗法时（例如，针对有人格障碍或其他复杂问题的来访者），治疗师通常会仔细探索过去。但是，如果使用 CBT 治疗，主要的焦点通常是过去如何对现在产生影响。

因此，CBT 的评估和治疗不能也不应该忽略对过去事件及其影响的探索，但通常来说，CBT 的主要焦点更偏向于现在而非过去，更偏向于具体的案例而非一般的规则。

评估过程

CBT 评估的首要目标是完成一个令来访者和治疗师都满意的程式，并且这个程式应该符合上述目的。在这个架构内的评估并非简单地列出一个症状清单或记录一段标准的生活史。相反，这是一个积极而灵活的重复构建和检验假设的过程。

治疗师不断地尝试理解来自来访者的信息，并建立起一些初步的观点（假设），主要是哪些过程在程式中具有重要性。治疗师会询问更多的问题来检验这些假设。如果来访者的反应看起来像支持某个假设，它就可能是程式的一部分；如果不支持，那么就需要进一步修改和探索这个假设。这个评估过程将一直持续到治疗师觉得足以建立起一个程式——治疗师对问题有足够的理解——再开始与来访者谈话。这种假设刚开始可能只是一种粗略且保守的理解，但后来会逐渐发展成为更复杂的程式。例如，最初的讨论可能从简单概括的维持模式开始。

"所以当你焦虑时，你会头晕，而这又会让你更加焦虑？"

"听起来，当你情绪低落时，你会做得更少，而这又会让你感到更加痛苦。"

最终，更多的细节（假设）将会完善程式，一个更全面的工作草案也将得到双方的认可。同时，我们可以发现问题的根源和诱发因素，以及导致问题延续的一个或多个认知和行为因素。在后续治疗过程中新获得的信息也可以使我们对程式进行修改或补充。虽然在大多数情况下，这种修改只是微小的"调整"，但有时新出现的信息会要求我们重新定义问题。

图 4-1 举例说明了这个循环，你可以看到治疗师如何从数据收集到生成假设，再到检验假设（这也是数据收集的一个要点）——这是一个贯穿于治疗中的积极过程。一个好的程式从来都不是一成不变的。

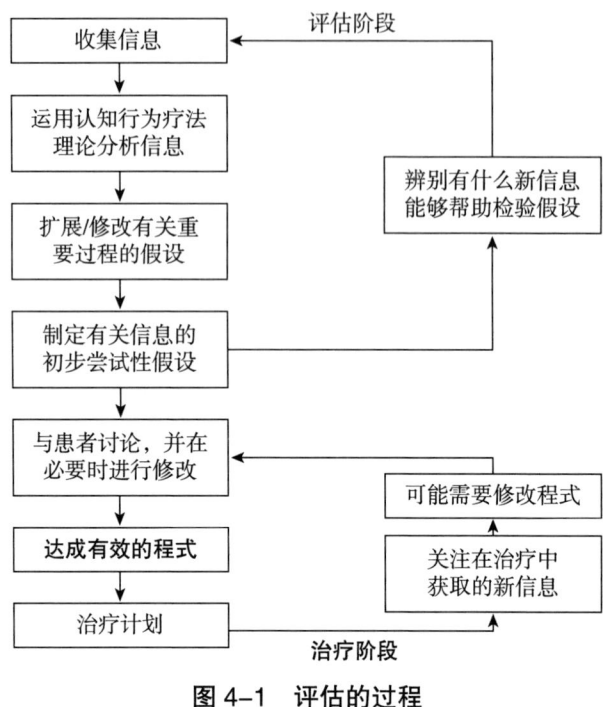

图 4-1　评估的过程

对当前问题的评估

相对于其他治疗方法，为了保持 CBT 中问题延续过程的中心地位，我们需要花更多时间去探索当前经验的细节。这是 CBT 的一个要素，但 CBT 的初学者可能会感到不适应，这也许是因为它涉及陌生的结构化提问。有关过去经验和问题发展的信息可以从一个相对普通的叙述中获得。然而，如果在会谈中没有仔细的甚至是探究性的和重复性的提问，我们将无法获得 CBT 程式所需的有关当前问题的信息和细节（可能有其他的信息来源，如下一章所讨论的）。当然，建立融洽的、建设性的治疗关系也是至关重要的（见下文）。

问题描述

第一步是对当前问题的各个方面进行描述。你的目标是在认知、行为和情绪等具体层面上对问题性质有确切的了解。注意，这里所说的"问题"不是诊断标签。像"抑郁"或"社交焦虑"这样的术语可能是更实用的诊断标签，但这不足以达到我们的目的。我们需要做得更加细致，要将当前问题或诊断标签划分成四个"内部系统"，包括：

● 认知：当来访者出现问题时，他脑海中浮现出的言语或画面。想弄清楚这些可以这样提问："当……时，你在脑海中想的是什么？"例如，"当你感到焦虑时"或"当你感到情绪低落时"。在谈话过程中观察来访者情绪的变化并问他"你刚才在想什么"往往也很有用。这种"热思维"（产生强烈情绪时的想法）通常比在几天或几周后平静时刻的报告的信息量大得多。将记录想法作为家庭作业的一部分，也是有用的。请记住，并非所有的认知都是言语性的，去检查来访者是否有令他不安的心理表象是有必要的。

● 情绪或情感：当事人的情绪体验。来访者很难区分想法与情绪，这并不罕见。事实上，在英语中我们经常说"我感觉……"，而我们真正想表达的意思是"我认为……"。一般来说，一种情绪往往至少可以用一个词来粗略描述："抑郁""焦虑""愤怒"等。如果他想表达的明显不止一个词（例如，"我觉得我可能会心脏病发作"），那么这可能是一种想法，而不是一种情绪。

● 行为：也就是来访者所做的事情，尤其是其外在可见的行为。此时可问的问题包括："因为有这个问题，你现在做了哪些以前没有做过的事情？"例如，安全寻求行为——见下文，以及"因为有这个问题，你不愿再做什么？"例如，避免引起恐惧的情况。

● 生理变化或躯体症状：焦虑中的自主觉醒症状，例如：心率加快、出汗、疼痛、恶心等；抑郁症患者丧失性兴趣和食欲；成瘾行为中的本能渴望和冲动。

一个好的策略是让你的来访者回忆一下他最近一次经历问题时的情景。确定了问题出现的时间后，就去引导他回顾发生过的事情，从他第一次注意到的任何变化开始，也许是情绪低落，也许是令人担忧的生理症状，也许是令人恐惧的想法。引出来访者在上述四个系统的每个系统中都发生了什么："当这些发生时，你脑海中想的是什么？""你感觉如何？""你注意到身体有什么变化吗？""你做了什么？""接下来发生了什么……"等等。

　　正如我们之前所认识到的，确实存在"第五系统"，即环境。在评估问题时，他人的反应、特定家庭环境的压力、工作或机构环境的压力对问题的影响也不容忽视。

诱发物和修正因素

　　通过一些提问可确定目前影响问题的两个方面的因素：

- 诱发物：或多或少促使问题发生的因素。
- 修正因素：问题发生时，影响问题的严重程度的情境因素。

　　举个简单的例子，根据定义，蜘蛛恐惧症会因看到蜘蛛而引发，但也可能因看到蜘蛛的图片或者环境中任何看起来和蜘蛛相似的东西而引发，甚至是看到或听到"蜘蛛"这个词也会导致恐惧（一些来访者会使用别的词汇来代指蜘蛛，因为光是对"蜘蛛"这个词本身的表述就让他们感到困难）。当恐惧症被上述情况诱发时，恐惧的严重程度很可能会受到其他因素的影响，例如，蜘蛛的大小、腿的长度、移动速度、与人的距离、逃跑是否容易等。

　　值得注意的是，许多因素都可能成为诱发物或修正因素。需要考虑的因素包括：

- 环境变量：是否与特定的情境、物体或地点有关？
- 社会／人际变量：是否与特定的人有关？周围有多少人？有特殊人群吗？
- 认知变量：是否与特定的思维方式或主题有关？
- 行为变量：当来访者或其他人开展特定的活动时，问题会发生吗？
- 生理变量：问题是否受到饮酒或药物的影响？当一个人紧张、疲劳或饥饿时，问题更容易出现吗？女性的月经周期对此有影响吗？

● 情感变量：当一个人抑郁、无聊或不安时，问题会恶化吗？一些来访者可能对任何一种强烈的情绪，甚至是积极的情绪都有不良反应，因为这让他们感到失控。

一些来访者在回应这一系列的提问时，说他们总是焦虑或抑郁，似乎每天都没什么区别。尽管他们有此感觉，但事实上这几乎是不可能的。这种感觉之所以经常出现，是因为来访者已经被这个问题弄得痛苦不堪和不知所措，以致他已经失去了"跳脱出来"并客观地思考这个问题的能力。治疗师谨慎、温和的提问可以引导出治疗的一些重要因素。在会谈中，你可以提醒你的来访者回忆和考虑各种情况，并详细阐述这些情况，以试图唤起他们对问题的感觉和想法。此后，你可能会发现不同的环境会诱发不同的反应。你可以问来访者一个引发深思的问题："哪种情况是你最害怕的？"不言而喻，这个问题必须敏感地把握时机，尤其是许多来访者会回避思考这个问题，但通过关注来访者使用了哪些维度来描述最糟糕的情况，你可能会得到一些重要变量的线索。

另一个有用的方法是运用自我监控式的家庭作业来发现来访者在会谈中可能无法回忆出来的变化。

有关诱发物和修正因素的信息在两个方面发挥了作用。首先，思考已经发现的变量背后隐藏的内容，能为治疗师提供有关信念和问题延续过程的有用线索。如果一个人在自身行为能被他人观察到的情境中特别焦虑，那么可能是因为他害怕得到他人的负面评价；如果一个人在意识到他被拒绝后特别沮丧，那么可能是因为他存在一些认为自己不可爱或无价值的信念。这些线索可以启发更多的问题，有助于证实或反驳最初的假设。后面的章节将会介绍在不同的疾病中经常出现的各种信念。

这些信息的第二个好处是它对治疗是有益的。它有助于确定治疗目标（例如，如果来访者在餐厅或超市感到焦虑，这可能是他想努力改变的问题），或者有助于为干预计划制定措施（例如，当我们计划进行一项行为实验以探究来访者在恐慌时的具体情况时，知道他在人潮拥挤的商店里更容易感到恐慌，但如果有一个信任的人陪伴则不太可能感到恐慌）。

后　果

当前问题的最后一个重要研究领域是问题的后果。主要考虑以下四个方面：

- 这个问题对来访者的生活有什么影响？因为这个问题，他的生活发生了怎样的变化？
- 来访者的重要他人（朋友、家人、医生、同事等）对此问题有何反应？
- 来访者尝试过哪些应对策略？其效果如何？
- 来访者是否使用了处方药或其他药物来帮助自己处理这个问题？

第一个问题很重要，它可以帮助我们了解来访者因此失去了什么（或者偶尔得到了什么）。接下来的这些问题可能会提供关于问题延续过程的重要线索。许多延续过程是来访者或其他人处理问题时采取的"常识性"尝试导致的，而这些"常识性"尝试又显得那么合理。不幸的是，这种尝试有时可能会适得其反，反而使问题得以延续。例如，避免或摆脱感觉到的威胁是人类的天性——事实上，在许多情况下这种行为完全是一种功能性反应（如当受到身体攻击的威胁时）。然而，回避和逃跑也可能助长不必要的恐惧，剥夺了我们在一些情况下学习如何应对问题和处理恐惧的机会。

另一个很自然的反应是在焦虑时寻求（并给予）安慰。同样不幸的是，如果这种反应阻止我们学会自我保护，或者使我们依赖他人，那么它最好的结果是不产生影响，最坏的结果是使问题恶化。还有许多其他的例子可以证明，从长远来看，这种对问题的自然反应是无益的。在我们的评估过程中，我们必须提出具体的问题，以发现某些行为的长期影响——其后果可能是使问题得以延续。

话虽如此，我们并不是说人们有意识（甚至是无意识地）抓住他们的问题不放，只是有时候"应对"方式出了差错（见后文对可能存在的问题的注释）。

探索应对策略的另一个原因是，有时人们已经发展出了很好的可供使用的策略。稍加调整——也许是更加连贯或更加深入——这些应对策略便可以提供有效的治疗。一般而言，有必要询问来访者自己觉得有用的策略，因为他们往往有很好的想法！

延续过程

评估和程式的一个关键点是识别延续模式，即问题延续的心理过程。

它们通常以恶性循环或反响回路的形式出现。在这种循环中，最初的认知、行为、情感或生理反应都会产生影响，这些影响又最终反馈到最初的症状，使症状延续甚至恶化。在后面的章节中，我们将着眼于一些具体的过程。在 CBT 理论中，这些过程在不同的疾病中可能发挥着重要作用。在这一节中，我们简单总结了一些在许多不同疾病中最常见的恶性循环，可将其作为评估过程中发现问题的指南。

自从萨尔科夫斯基（Salkovskis, 1991）提出安全寻求行为（通常简称为安全行为）的概念以来，它已经在许多现有的焦虑障碍理论中占据了中心位置。焦虑的来访者经常会做一些他们认为可以保护自己免受恐惧威胁的事情。例如：害怕在超市摔倒的人可能会紧紧抓住购物车以免摔倒；害怕被评价为无趣和不讨人喜欢的人可能会小心翼翼地不透露自己的任何事情。人们总是有无穷的创造力，不管你见过多少来访者，你仍然会遇到前所未见的安全行为。尽管这种行为反应很容易理解，但它可能会产生不为人知和意想不到的副作用，它阻止了来访者否定自己的威胁认知，因为当什么都没发生时，来访者会将"幸运逃脱"归因于安全寻求行为的成功，而非威胁感的降低（见图 4-2）。

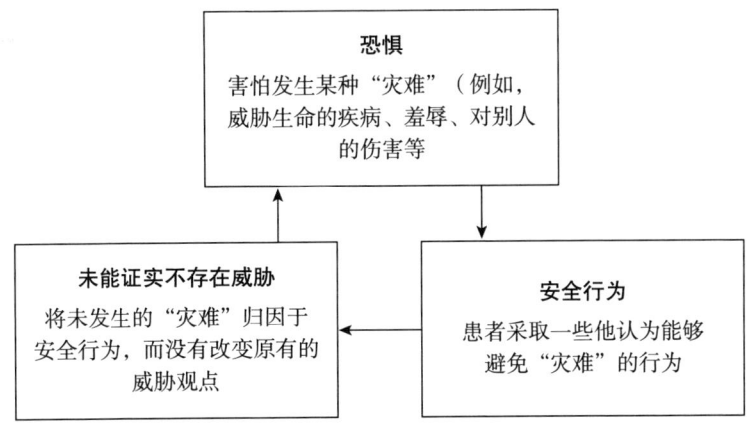

图 4-2 安全行为

有几个通俗的故事能向来访者解释这个概念。其中一个例子是，一个人遇到了一个正站在大街上上下挥舞手臂的朋友。当他问这位朋友在做什么时，朋友回答道："把龙赶走。""但是附近没有龙啊！"他说。对此，他的朋友说："看，我做的事情多么重要！"

像这样的故事可以帮助来访者思考，害怕龙的人如何得知实际上并没有龙，从而自然地引出治疗策略。大多数人会很容易得出这样的答案：他需要停止挥动手臂，这样他才能看到不挥手仍然没有龙。然后，可以要求来访者思考这是否对他们自己的问题有所启发，从而建立程式（亦见第十三章和第十四章的焦虑障碍）。

逃避 / 回避

回避 / 逃避常被认为是一种特别常见的安全寻求行为。单独识别回避行为是有必要的，一部分原因是它在焦虑问题中普遍存在；另一部分原因是对来访者来说，它的无益性相比其他安全行为更加直接明了。这可能是因为这个概念是"大众心理学"的一部分，正如建议中所示，如果你从马背上掉下来了，最好的方法是径直再回到马背上去（见图4-3）。

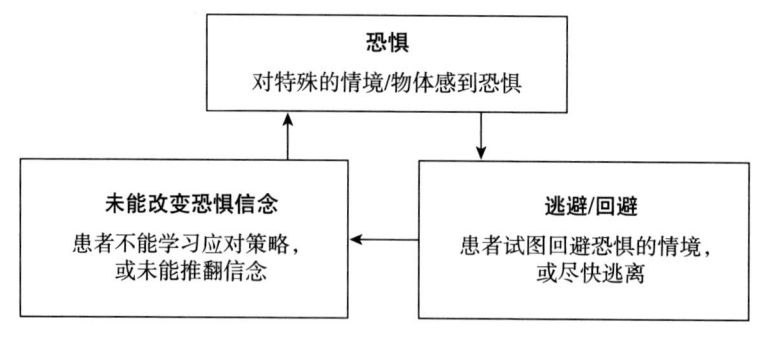

图 4-3　逃避 / 回避

当一个人遇到令人焦虑的情况时，回避不一定像逃避那样明显，它可能是不易察觉的。例如，在社交场合感到焦虑的人可能会明确地报告说他并没有回避当时的情境。然而，仔细探究后可能会发现，虽然他会与人交谈，但他从不看别人的眼睛，或者从不谈及自己，或者他忙于确认其他客人是否有饮料。换言之，他在不易察觉地回避而不是明显地逃避。

活动减少

如图 4-4 所示，这种延续过程在抑郁中非常常见，就像逃避在焦虑中非常常见一样。受心理和神经方面的影响，情绪低落会导致活动减少（如成就感降低、有目的的活动或社会认可的活动减少），进而使得大部分曾带来积极感觉的事物不复从前。缺乏积极的反馈反过来又助长了低落的情绪，这就形成了闭环。

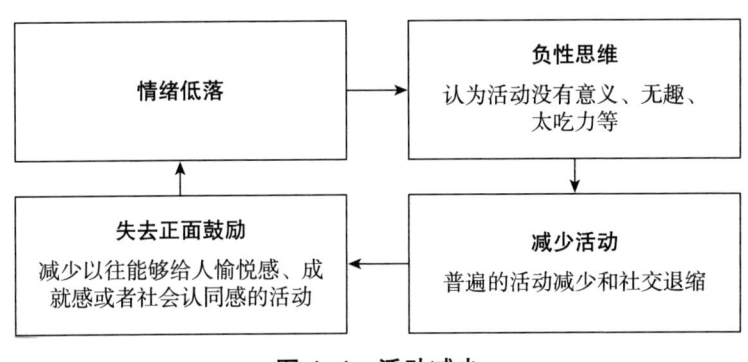

图 4-4　活动减少

灾难性的误解

克拉克（Clark，1986）首先将这个循环（见图 4-5）设想为惊恐障碍中的中心认知过程，它在诸如健康焦虑或强迫症等其他疾病中也很重要。惊恐障碍的中心思想是，身体或认知的变化——最常见的是由焦虑引发的症状，如心率加快、呼吸困难或其他自主兴奋症状——被当事人解释成一些严重威胁的预兆（例如，我即将心脏病发作或中风，或者我要"疯了"）。可想而知，这样的想法会导致更多的焦虑，从而引发更多的症状，而这似乎又证实了迫在眉睫的威胁……这样循环往复，一个由误解导致的循环就进一步强化了为误解提供素材的反应。

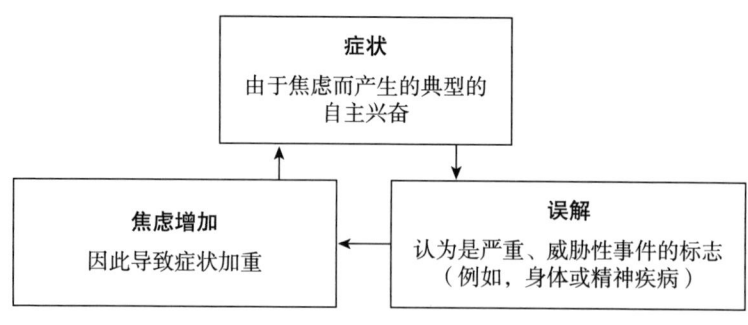

图 4-5　灾难性的误解

仔细观察或过度警觉

　　这一过程在恐惧症和健康焦虑症中尤为常见，但也见于其他问题，如创伤后应激障碍。图 4-6 说明了对自己可能患有严重疾病的担忧如何引发当事人仔细观察那些"疑似症状"。这种仔细观察，以及愈加凸显的症状（鉴于它们对健康的重要性），使得人们注意到通常会被忽略的正常感觉，并对完全正常的身体症状做出最坏的反应。这些症状随后证实了当事人对问题的担心。在某些情况下，检查行为甚至会产生令人担忧的症状。例如，一个女人害怕她的喉咙会堵塞并导致窒息，因此她会经常通过努力地大声咳嗽来清嗓子。结果，她产生了不愉快的感觉和喉咙发炎，然后她把这作为喉咙确实有问题的证据。

　　可用于解释这种过程的一个比喻是，请来访者回忆他们曾考虑购买某一款汽车时的经历。他们可能会注意到，在那段时间，似乎满大街都是这种车。他们能从中获得什么启发呢？大多数来访者会坦然承认，那款车的车友俱乐部不太可能跟踪他们。这些车实际上一直都在那里，但是直到它们变得重要或有价值时才被人们注意到。在它们被赋予意义之后，这些车似乎就变得无处不在了。

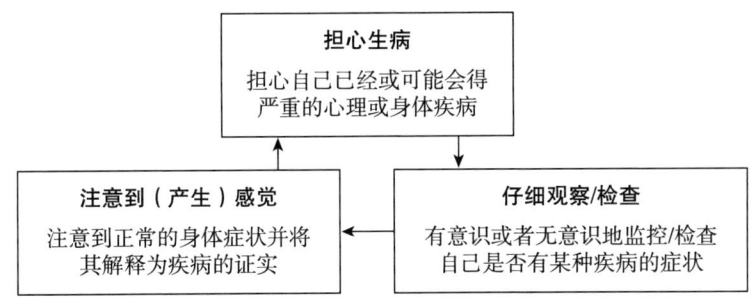

图4-6　仔细观察或过度警觉

自我实现的预言

自我实现的预言是指一种心理过程，即有消极信念的人会发现他们的行为将证实那些信念。图4-7用社交焦虑和敌对行为这两个例子来说明这个过程。预期自己被他人拒绝将导致社交退缩，例如，拒绝社交活动的邀请，或不参与会谈。随着时间的推移，这种行为可能导致其他人不再发出这些活动邀请——这会向当事人证明其他人不喜欢自己。

在某些敌对或攻击行为中也可以看到类似的模式。预想他人对自己有敌意会引发人们的攻击行为，例如，为了表明自己不会被吓倒而主动采取攻击行为，但这种攻击反过来激起了他人的敌对行为，从而证实了他人对自己有敌意的预期。

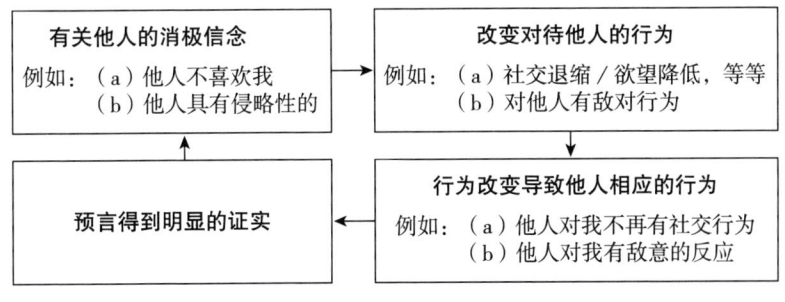

图4-7　自我实现的预言

行为表现焦虑

当人们在行动中遇到困难时，对行为表现感到焦虑的模式（见图 4-8）。在某些方面类似于自我实现预言，常见于社交焦虑中。例如，在公众演讲、吞咽、男性勃起功能障碍和"害羞膀胱综合征"中，都可以看到这种现象。担心自己无法"充分"完成任务（连贯地说话、吞咽、保持勃起或排尿）会导致焦虑，这可能会扰乱行为表现，导致说话犹豫、无法吞咽、勃起困难、抑制排尿等。当然，这加强了对行为表现的消极信念，并且建立了无效的模式。

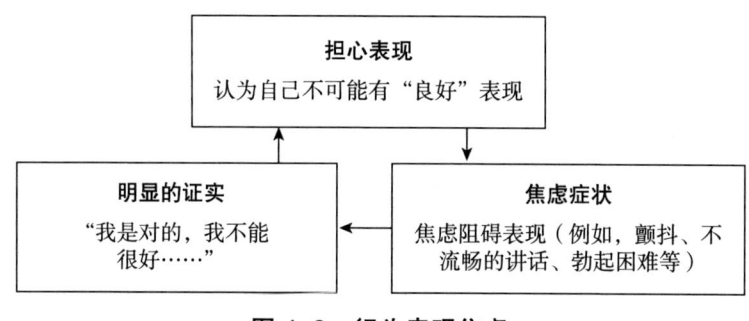

图 4-8　行为表现焦虑

对恐惧的恐惧

对恐惧的恐惧，虽然在概念上看似简单，但其可能很难治疗。当人们发现对焦虑的体验令人如此痛苦，以致他们会提前担心自己再次焦虑，对恐惧的恐惧这一过程（见图 4-9）就发生了。而后，这些恐惧激发了他们害怕的焦虑。治疗上的困难源于这样一个事实，即这种循环可以与外部影响相分离，以致没有明确的焦点。一些来访者除了说他们觉得焦虑难以忍受之外，无法提供其他信息。然而，有时你能够发现恐惧的外部后果——也许焦虑会导致发疯或生理问题。这种外部后果可以给你提供一个切入点，例如，利用行为实验来测试这些令人恐惧的后果的真实性（见第九章）。

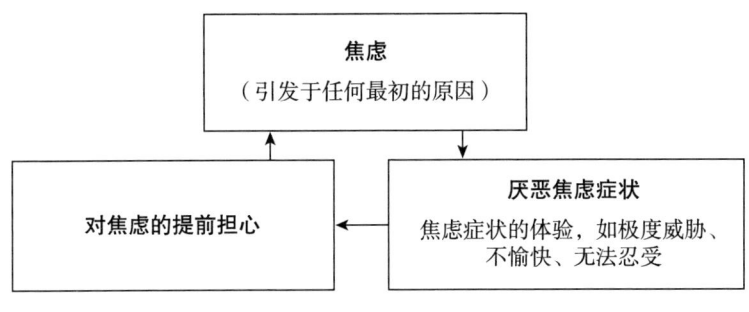

图 4-9 对恐惧的恐惧

完美主义

有严格要求和高标准的来访者或对自己的能力或价值有消极信念的人，其通常的心理模式是如图 4-10 所示的完美主义的循环。满足高标准（例如，实现低体重）或证明自己并非完全没有价值或没有能力的欲望会导致来访者对自己有非常高且很死板的要求，这些要求可能永远无法实现。因此，失望感、失败感和无价值感得以延续而非削弱。为了弥补这一点，标准有时还会进一步提高，目标就变得更加难以实现。

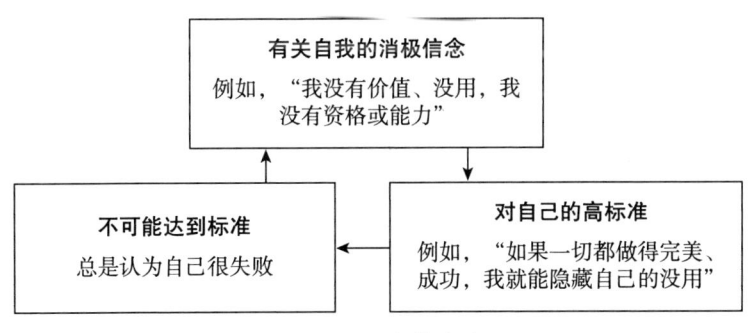

图 4-10 完美主义

短期回报

最后，我们将讲述一个最基本的延续过程，这可直接追溯到学习理论和操作性条件反射的时代。图 4-11 显示了尽管长期后果是消极的，短期强化依然使问题行为得以延续的过程。这一过程之所以会发生，是因为在进化过程中，相对于长期后果来说，短期强化对人类——事实上是所有动物——行为的影响更大。

这个过程的重要性在你遇到的许多问题中都会凸显出来，例如，药物滥用、饮食紊乱、攻击行为、逃避和回避行为、寻求安慰等。这些行为显然不会长期帮助我们的来访者，而认识到短期强化的效力可以帮助我们更好地理解行为背后的驱动力，帮助我们保持有同理心的、不做评判的立场，这一立场对 CBT 而言也是至关重要的。

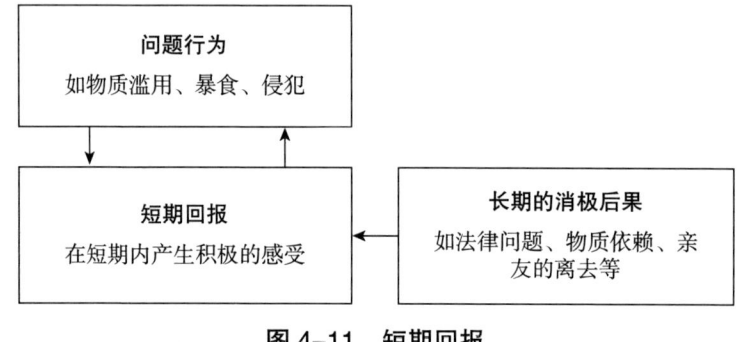

图 4-11　短期回报

请注意，上述所有的循环都只是对可能存在的认知过程的一般概述，而不是普遍规律。可以把它们作为启发思维的方法，或用于程式生成假设，并在必要时进行调整。

在继续阐述评估过程之前，我们将先展开对微程式概念的解释。微程式是对某个问题的极其简化的理解，它的形式通常是维持特定问题的关键恶性循环。这就是为什么我们在"延续过程"这一节的末尾提到它。

莱亚（Lea）因惊恐发作寻求帮助。在听了她的叙述后，她的治疗师通过分享一个简单的循环，帮助她理解了为什么她的问题如此强大。眩晕引发了"我会昏过去并伤害自己"的想法，这加剧了焦虑，焦虑进一步加剧了眩晕。即使在治疗的早期阶段，这种微程式也给了莱亚很大的帮助。她立即意识到，她并没有失去对自己生活的控制，她的问题有一个模式——一个她可以看到并可能被打破的模式。

恩佐（Enzo）不记得他曾有过自信的时候，现在他的情绪和自尊水平都处于历史最低点。在他看来，他有性格缺陷，因此事情才会变得更糟。他的治疗师帮助他看到了一种简单且重复的对绝望的认知模式，这种模式导致他出现放弃行为（职业上和社交上），进而导致他情绪低落，引发更多绝望的想法。这个简单的恶性循环帮助恩佐意识到，他感觉自己好像被自己的想法和痛苦"困住"是有原因的，他的治疗师能向他输入一个观点，即他们是可以使用 CBT 来打破图圈的。

在这里，你可以看到一个简单的延续循环帮助了近期遇到问题的莱亚，同时，这个循环也帮助了有长期困扰的恩佐。在这两种情况下，来访者都感到不知所措和绝望，但对他们而言，梳理出问题背后的基本模式给了他们答案与希望。当你们分享延续循环时，关键是要迅速向来访者输入这些循环模式是可以被打破的观点，否则一个人可能会因为觉得自己只是被问题困住了而变得更加绝望。同样重要的是，对来访者问题的复杂性要保持敏感。尽管恩佐认为治疗师对他长期存在的情绪问题进行简要概括是很有帮助的、很清晰的，但另一个人可能会觉得这过于简化了问题，担心治疗师没有真正理解他。

评估过去和问题发展

在考虑了当前常见的延续模式后，我们继续审视过去：问题的历史和发展。这部分评估旨在确定易感因素、诱发因素和调节因素。

易感因素

我们寻找这个人过去的任何可能使他容易产生问题的地方，但这并不意味着易感性本身必然会引发问题。例如，我们从布朗和哈里斯（Brown and Harris，1978）的经典著作中知道，童年失去父母等因素会使一个人容易患抑郁症，但这并不意味着每个失去父母的人都不可避免地变得抑郁。对于抑郁症的形成，其他因素也在发挥作用（在 Brown 和 Harris 的模型中，其他因素指"严重生活事件"或在下文中提到的"诱发因素"）。

CBT 理论认为，导致这种易感性的主要因素是特定信念的发展，无论其是以假设的形式还是核心信念的形式存在（见第一章）。这些信念大多是相关的，对于特定的来访者，它们的具体形式也是特定的，但常见的例子是"我必须在我做的每件事上都成功"；如果你对别人好，那么他们也应该对你好。"除非有同伴帮助我，我才能应付生活""我一文不值"。这种无处不在的无价值感显然是无益的，但许多这样的信念可能会使一个人在很长一段时间内表现良好，因为它们促进了一些有用的品质，比如动力和友善。只有当现状与信念一致时，问题才可能产生。上面例子中的来访者可能在遭受挫折前（例如，没有得到他们渴望的尊重或者没有同伴的时候）都表现得很好。在挫折发生时，他可能会感到沮丧、自责、恐慌和绝望，并出现问题。

后面的章节将更具体地探讨一些通常被认为与特定问题相关的信念。

诱发因素

真正引发问题的事件或情境被称为诱发因素，在标准认知疗法模型中，它们也被称为"关键事件"。诱发因素似乎与问题的实际情况或长期问题的严重恶化密切相关。虽然问题可能是由一个单一的重大事件（可能是 PTSD 中的创伤或抑郁症中的丧失事件）造成的，但通常情况下，并不只是单一的事件，而是一系列更小的压力，人们也许能单独应对其中任何一个压力，但当它们在短时间内一起出现时，就会把人压垮。当发生单一事件时，我们经常会发现该事件在某种意义上"匹配"了一个预先存在的信念。例如，一个很看重人际关系的人失去了一段重要的关系，或者一个认为自己必须始终成功处理事件的人遇到了一些无法控制的事情。

人们有时会混淆诱发因素（引发问题的发生，如上所述）和触发因素（导致当前的问题，如上所述）。两者都和引发问题的因素有关，但区别在于：

- 诱发因素发生在过去，而触发因素在现在依然发挥着作用；
- 诱发因素通常发生一次，或者是有限的次数，而触发因素甚至可以在一天内发生多次。

例如，想象一下有人对开车产生了恐惧。那么这种恐惧的诱发因素可能是五年前的一场车祸，或者是一次侥幸脱险，诱发因素只发生过一次，而且是在过去发生的。另外，现在他们的恐惧可能会在任何不得不开车的时候被触发，也可能在他们看到有关"危险"驾驶的电视节目或其他新闻媒体时被触发，触发因素现在正在发生，并且它们可能相对频繁地发生。

调节因素

正如我们会在当前的问题中寻找调节因素一样，观察不同时期的调节因素可能也会很有帮助。我们经常听到来访者报告说，问题只是在慢慢恶化，但有时仔细研究就会发现，其中存在数次的改善或迅速恶化。常见的调节因素包括：关系的变化；重要角色的转变，如离开家庭、结婚或子女离开家庭；责任的变化，如职位晋升或生孩子。这种对调节因素的回顾可以帮助我们更好地理解一个人的强项和弱项。

评估的顺序

在你的评估中，你应该以什么样的顺序来探究这些问题的不同方面呢？我们不相信有任何一种"正确"的方法可以做到这一点。原因很简单，来访者和治疗师并非千篇一律。一些来访者对心理评估的要求一无所知，对如何进行评估也没有强烈的偏好，并乐于遵循治疗师制定的治疗结构。一些来访者可能会按时间顺序讲述他们从出生至今的故事。然而，其他来访者们可能一开始只是需要找到一个空间来表达他们的痛苦。治疗师需要对这些差异做出不同的反应。

　　即便如此，在相同条件下，我们更倾向于通过探索当前存在的问题开始评估。对大多数人来说，以此开始相对容易，它有助于在评估的后期阶段指导治疗师。因为在对问题有所了解之后，研究来访者问题的发展和个人经历，你才会就哪些领域可能需重点关注提出一些假设。

　　起初，你可能更喜欢采用结构化的评估方式，一次只会高度关注一个领域。但随着经验的增加，结构不再是首要关注的内容，你会发现你可以给自己"松绑"，让会谈的思绪更为广阔的同时，又能将会谈结构与问题的不同方面相结合。

"非特异性"因素与治疗关系

　　我们在第三章中提到，有关认知行为疗法的一个常见错误观念是，它几乎不关注治疗关系，事实并非如此。虽然在 CBT 中，治疗关系通常没有起到中心作用，但它仍是促成改变的重要途径。尤其是在治疗关系刚建立时，对其进行评估很重要。虽然我们已经讨论了一些评估的技巧，但我们想明确的是，关注来访者和治疗师之间的人际关系同样重要——事实上，甚至更重要。如果你忘了问某个特定的问题，你随时可以回头再问，但是如果你没有以热情和人性化的方式回应你的来访者，他们可能就不会回来了！因此，重要的是，不要太专注于收集信息，以至于停止真正的倾听，或者没有注意到来访者的痛苦或没有做出反应。

　　CBT 的初学者有时会担心，询问评估中要求的诸多问题是否会使来访者感到被骚扰和侵犯。我们的经验是，通常情况下并非如此。如果询问中满怀温暖和共情，带着真正的好奇心和理解的愿望，大多数来访者会将评估视为一段快乐的体验，意识到治疗师对自己看待世界的方式感兴趣且渴望理解自己的世界观。但是不要只相信我们的话，多去问问你的来访者。当你评估一个人的问题时，要确认他们对这个过程的感受，询问他们是否舒服，确认你的询问是否有意义，他们是否认为你遗漏了什么，等等。这是一个建立治疗同盟的好机会。

在整个治疗过程中，尤其是在评估过程中，一个很好的技巧是经常停下来总结你对来访者所述内容的理解，并邀请他们就你的理解是否正确提供反馈。这样做有几个好处：它给你时间反省和思考下一步该做什么；给来访者机会去纠正你的总结和他们想要表达的意思之间的差异，从而有助于减少误解。而且，请求反馈传达了这样的信息，即来访者是一个主动的合作者，而治疗师并不是无所不知、无所不能的。

制定程式

不快不慢

评估和制定程式的过程是值得花费时间的，因为制定一个好的程式将有助于提供更有效、有重点的治疗。但是需要多长时间呢？你可能会感受到两种对抗的力量。有时候，治疗师会认为来访者"陷入困境"并希望尽快给予来访者治疗。有时候，治疗师会觉得他们只有在完全了解来访者从出生到现在的所有故事以后，才能制定出一个令人满意的程式。对这个问题最恰当的回答可能是，在这两者之间寻找一个平衡点。

一般而言，我们建议在你非常熟悉 CBT 的方法之前，至少用两次会谈来进行评估。第一次会谈要尽可能多地获取一些必要的信息。然后，你才有机会在下一次会谈开始前尝试理解这些信息，并制定一个初步的程式。尝试建立程式能够让你很快发现评估中关键信息的缺失，这样在第二次会谈时你就能清楚地知道你还需要询问哪些信息。大多数情况下，在第二次会谈结束前就能通过与来访者讨论而完成程式的制定。这不是一个硬性规定。某些情况下，评估过程可能需要更长的时间，例如，问题非常复杂，或者是你发现很难与来访者建立良好的治疗关系。但当你对认知行为治疗有更多经验时，你可能会发现，对那些对问题表现很直接的来访者，你至少可以在一次治疗中形成一个粗略的程式。"两次会谈"的方法适用于大多数初学者。

图　解

一些人发现解释程式的最佳方式是使用图表，而非文字。有两种常见的绘制程式的方法：白板和稿纸。许多 CBT 治疗师的办公室里都有一张可用于绘制程式的白板，还有些治疗师直接在纸上画出来。白板程式的优点是更大，因此更容易看到，在更改时也更容易擦掉，可以拍摄照片作为治疗的参考。纸质程式的优点是可以复印给来访者带走。

无论在什么案例中，尽可能在合作的情况下制定程式，这将有利于治疗。不要像从帽子里变出兔子一样，随便拿出一个漂亮的程式。而是要让来访者参与到这个过程中来，询问他到底发生了什么："从我们迄今为止讨论的内容来看，你认为是什么导致了问题的产生？""你认为你这样做有什么影响吗？"等等。邓肯、帕德斯基和达德利（Kuyken，Padesky and Dudley，2009）在书中详细叙述了"合作个案概念化"非常有用的一个思想来源。

图 4-12 呈现了一种可能的程式模板。这并非一成不变的。程式有许多不同的呈现方式，你也许会形成自己的风格。这只是一种可行的方法，它清楚地描述了每个程式中最重要的元素。

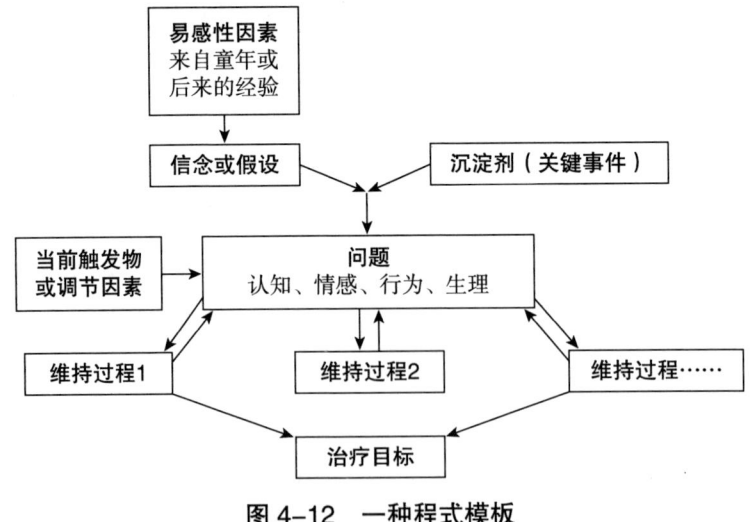

图 4-12　一种程式模板

程式样本

图 4-13 呈现了一个害怕在开车时大便失禁的患者的程式样本。这种恐惧导致他无法从家里开车到一两公里以外的地方。这段距离只够他到工作的地方，为了保证能轻松找到公共厕所，他需要测绘出一条复杂的路线。程式中总结的相关信息如图 4-13 所示。

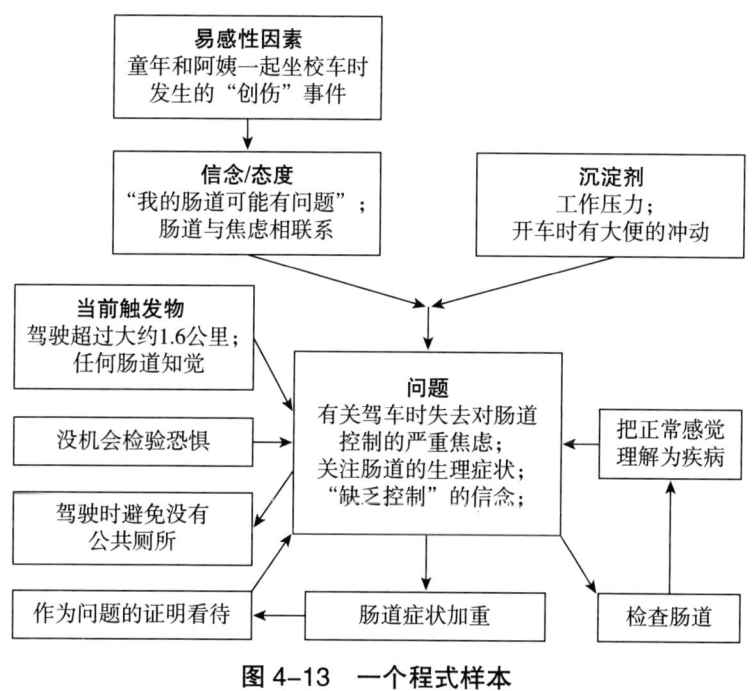

图 4-13 一个程式样本

易感性

有两个因素非常关键。首先，他是在一个比一般人更关心肠道功能的家庭中长大的，用他的话说，他的家人"被肠道困扰"。他回忆在孩童时期，他每天都会被问及是否排便，如果没有，家里就会给他服用通便药。

其次，可能更重要的是，他痛苦地回忆起十一二岁时的一次意外，当时他有胃病，有一次他在回家的校车上大便失禁了。毫无疑问，他认为这是一段极其可耻和丢脸的经历。

信 念

根据假设，这些早期的经历导致他形成了可能会大便失禁的信念，如果真的大便失禁，那么后果将是灾难性的。

或许就因为如此，他报告说，他总觉得自己的肠道功能和焦虑之间有着些许联系。当他感到焦虑时，他往往会想去洗手间，当他感到想排便时，又会有一定程度上的焦虑。

诱发因素

这个人的经历例证了一种早期观点，即相关的诱发因素和已有信念之间是相"契合"的。在诱发他当前问题的事件发生的前几年，他经历了一个看起来更有"创伤性"的事件，他在一次道路交通事故中撞死了人。这起事故不是他的错——是对方突然跑到了马路上——不过这依然令人感到痛苦。然而，这产生了明显的短暂的痛苦，并未导致持续存在的问题。

导致当前问题发生的原因似乎是一个微不足道的事件，但因为它与已有信念联系在一起，所以就成了一个力量强大的诱因。该事件发生时，他正因公司内部冲突而承受着巨大的工作压力。在此期间，他开车去上班，有一次感觉有点儿不舒服，并突然有想要排便的冲动，他变得非常焦虑，担心自己会失禁。其实什么灾难都没有发生。他找了个地方靠边停车，走到树篱后面方便后继续开车去上班了。然而，这依然直接导致了他更严重的焦虑，并且这种焦虑在接下来的几个月里逐渐加重。

问　题

一想到要开车去离家稍远的地方，他就变得焦虑不安（情绪）。他已经有了典型的焦虑症状，包括心率加快、肌肉紧张、感觉很热等，尤其是胃部不适（生理）。他认为，如果他没有在几分钟内去厕所，他就会大便失禁（认知）。除了去上班，他几乎完全避免开车，解决这个问题的唯一方式就是安全行为——待在公共厕所周围。同时他还非常关注自己的肠道（认知），在出发前和行程中检查自己是否需要上厕所，并且他总在出发前尝试排便（行为）。

维　持

已经确认来访者存在三种延续问题过程。第一，避免开车到"安全"区域以外的地方是一种安全行为，这阻碍了他控制自己易失禁的信念；第二，他的焦虑造成了肠道症状，这些症状被他解释为失控的前兆；第三，他对肠道感觉的持续检查形成了"仔细观察"，实际上他的肠道感觉完全是正常的。

简单程式

图 4–13 说明了一个相对简单的程式。这个程式非常好，因为我们的目标是使通用程式简单明了，从而使它们尽可能易于理解。还有两个更简单的替代模板可供使用和选择。一个被亲切地称为"斑点式"程式，另一个被更优雅地称为"邪恶之花"框架。

"斑点式"程式（Kennerley，2015）这个名称显示了概念模型构成的简单性，即两到三个"斑点"信息，这足以使人们理解当事人为什么会产生这个问题以及这个问题为什么不会消失（见图 4–14）。

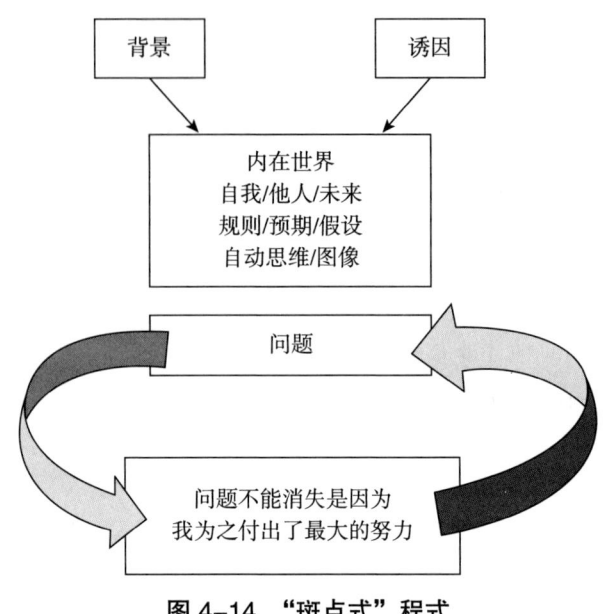

图 4-14　"斑点式"程式

　　爱丽丝在快30岁时被推荐去接受治疗。经历了一段时间的霸凌后，她很难重返工作岗位，即使霸凌这一问题已经得到了解决。她总是自我批评，不明白为什么自己仍然焦虑不安，尽管霸凌的事已经得到了令她满意的专业处理，但她仍焦虑不安，她不断重复自己是"蠢的"和"傻的"，仍然拒绝重返工作岗位。她的治疗师想尽快给出一个富有同理心的解释，这样爱丽丝就可以减少那些只会让她更有压力的自我批评。她的治疗师了解到，爱丽丝有长期被忽视和欺凌的经历，她已经形成了一种强烈的信念，即她认为这个世界是一个危险的地方，她应该不惜代价来保证自己的安全。利用这些信息，她和她的治疗师能够共建一个初步的程式，使爱丽丝意识到，在最近的欺凌事件后，她"难怪"如此敏感，她可以看到她的应对策略是如何适得其反的（此场景如图4-15所示）。

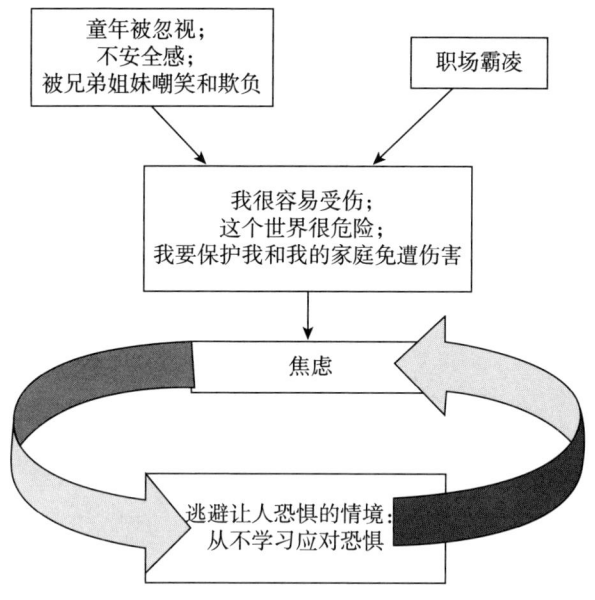

图 4-15 "斑点式"程式：爱丽丝

　　另一个简单的框架是"邪恶之花"。它因形状看起来有点儿像花瓣而得名，主要阐明了各种延续过程的核心问题（Salkovskis，Warwick & Deale，2003；Butler，Fennell & Hackmann，2008）。当有一个明显的核心认知驱动几个不同的延续过程时，这个框架特别有用。该框架将一个复杂问题的不同方面组合在一起，从而使治疗师可以在核心问题和呈现问题的具体事例之间来回切换（参见图4-16 的示例）。莫里（Moorey，2010）也开发了一种有效的"邪恶之花"程式来概念化抑郁症的关键过程。

　　随着治疗的进展，每一片花瓣都会被处理，"邪恶之花"通常会变成"良性之花"，负面的循环被积极的、功能性的循环所取代。最终，你的来访者会总结出应对的方法，从长远来看这是非常有利的。这也和下一节内容有关：使用积极程式。

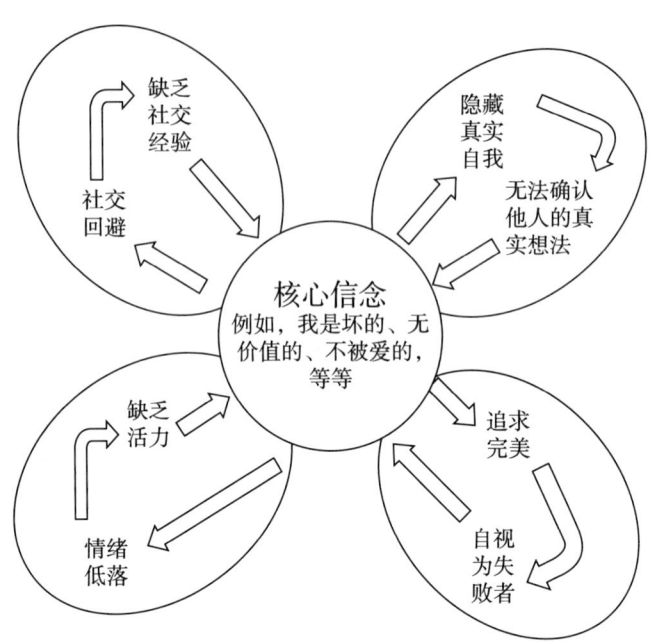

图 4-16　"邪恶之花"程式示例

积极程式

　　程式不一定是纯粹的病理学框架，而是提供某人在其个人背景下问题的"快拍"。这意味着我们经常可以找到有用的属性、资源和良性循环，提醒我们来访者具备的优势（Kuyken et al., 2009）。

　　霍华德童年时受到虐待。他一直在积极生活，直到他的工作压力变得难以承受，他对自己和他人的负面信念才再次被激活。这就解释了为什么他现在认为自己是坏的、不讨人喜欢的，必须讨好他人来保护自己不受伤害；为什么他很难相信别人；为什么他容易抑郁。他的程式囊括了上述所有内容，以及抑郁和社交回避的关键恶性循环。然而，霍华德的问题并不是大问题。他有稳定的人际关系以及不错的社交技巧，虽然他很难信任别人，但人们似乎都喜欢与他相处。他非常独立（有时过于独立），他拥有自己的事业和家庭。因为他表现得很有能力，所以人们常常向他寻求帮助。他回忆说，他有一个慈爱的祖母，她经常照顾他，在这种关系中，他感受到了爱和安全。他还回忆说，就在不久前，他通过保持活跃和关注自己的需求来抑制自己的情绪低落。他的程式描述了这一点（见图4-17），霍华德说，这种全面的概述帮助他在他是谁和他有何能力两个方面保持平衡，仅这一点就减轻了他的悲观和绝望。

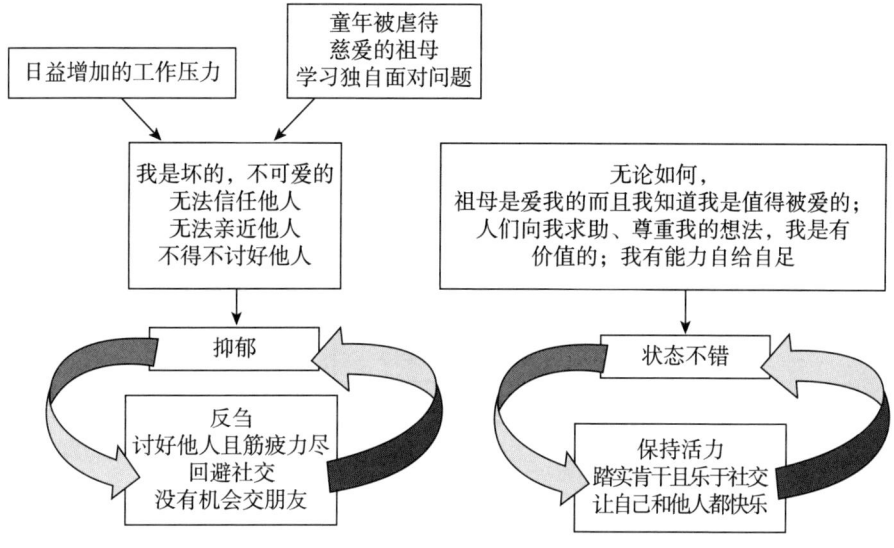

图4-17 霍华德的病理学程式和优势

程式应该反映来访者逐步取得的进展。程式是动态的，会随着人们形成新的观点和行为而发生变化。这意味着，一开始的时候程式会强调问题本身，但后来它们应该逐渐演变成对个体优势和应对措施的总结。

在刚开始用CBT来治疗抑郁症的时候，蔡斯（Chase）不相信她的生活存在积极的部分，她最初的程式确实是病理性的。然而，随着治疗的进展以及程式的回顾和更新，她和她的治疗师建立了一个可以反映她进步的应对框架。最终让她即使在遭遇挫折的时候，也能认识到自己的优点和能力。积极程式提醒了她所拥有的内在资源和那些对她有利的行为，能帮助她在治疗结束后继续长期对抗抑郁（此场景如图4-18所示）。

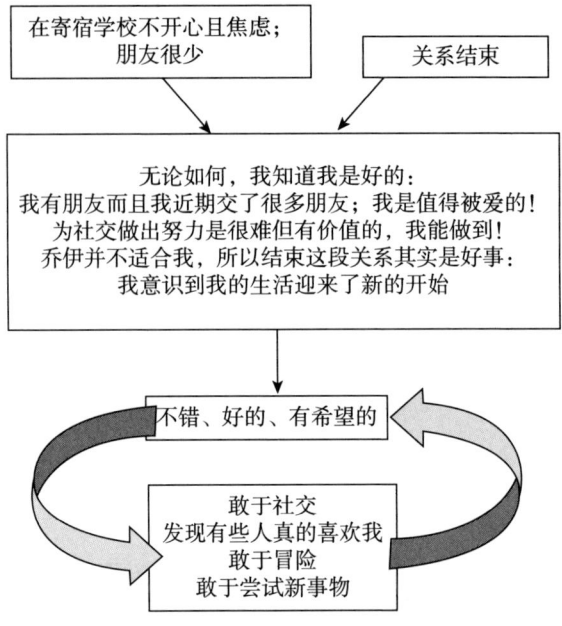

图 4-18　蔡斯在关系结束后的程式

　　帕德斯基和穆尼（Padesky and Mooney，2012）进一步发展了积极程式。在帮助来访者了解自己的优势后，帕德斯基和穆尼希望借助对"可能性"的概念化鼓励来提高来访者的心理弹性。邀请来访者想象他们的愿景，以及当他们能够应对困难，感受和行为也有所不同时，他们将如何实现愿景。因此，接受治疗的人会预测事情将如何发展，并在精神上和情感上演练应对的状态。这是积极程式的复杂变体，如果你对这个想法感兴趣，那么帕德斯基和穆尼的论文（Padesky and Mooney，2012）是一个很好的开始。

　　关于程式中包含的积极信息的最后一句话是，必须谨慎地探索。有些人——比如 Chase——就是不相信有什么积极的事情可以记录下来，强迫她去记录，会表现得没有同理心，而且可能会让治疗关系变得紧张。

认知行为治疗的适用性

　　事实上几乎所有的心理问题都可以程式化，但是能将来访者的问题程式化并不一定意味着来访者可以从 CBT 中受益。所以关键的问题是，哪些人适合用 CBT？事实上，没有太多确切的佐证告诉我们应该如何将来访者和疗法相匹配——无论是 CBT 还是其他治疗方法。萨夫兰（Safran）和他的同事开发了一套被广泛引用的标准，他们的两项研究发现，这些标准对短期 CBT 治疗的结果有更好的预测（Safran，Segal，Vallis，Shaw & Samstag，1993；Myhr，Talbot，Annable & Pinard，2007）。

一般而言，如果来访者能够做到以下几点，他会在认知行为治疗中做得更好：

- 能在会谈中发挥认知功能；
- 能够感知并区分不同的情绪；
- 良好的认知模式；
- 愿意为改变承担责任；
- 能形成良好的、合作的治疗同盟（从以前的人际关系中寻找证据）；
- 有相对急性的发病史；
- 没有做出无益的"安全行为"（试图将焦虑控制到治疗难以达到的水平）；
- 显示出在一段时间内相对集中地处理某个问题的能力；
- 对治疗持合理的乐观态度。

然而，这些因素并不完善，并且与结果的关联程度并不高，所以只能将其作为指导而不能作为严格标准来使用。此外，它们仅被设计用来评估短程 CBT 的适用性，来访者可能会在长期治疗中逐渐克服消极因素。

由于缺乏适用性的相关证据，许多治疗师会给来访者安排一个试验期——大概是五到六次会谈——在此期间，来访者和治疗师双方都可以衡量 CBT 与来访者的适合程度。正如我们前面所说的，这是一个试用期，看看 CBT 是否适合来访者，因为有时治疗无效的原因仅仅是方法或时机不对，可以明确地向来访者说明这一点。

如你所知，CBT在处理许多问题时都表现良好，但有时它并非最佳选择，甚至对于某些问题，使用其他的方法可能更好。在最初的几次会谈中，我们需始终牢记这一点，并斟酌CBT是否真的是治疗当前问题的最佳选择。如果我们判断CBT并非最佳选择，那么我们仍然要进行适用性的评估，然后再讨论其他治疗方法。你觉得怎么样？

虽然五六次会谈可能不足以解决目前的问题，但通常足够我们了解CBT是否适用。如果适用，那么治疗可以继续进行。如果不适用，你可能需要有足够好的准备，使治疗双方考虑其他可能的治疗计划。

为评估设置场景

为评估创造合适的环境是至关重要的。创造好它，你就很有可能让你的来访者参与进来，他会敞开心扉配合你完成初始程式，你也可以为接下来的合作和治疗做好准备。

"创造好"包括从一开始就让你们的工作有安全感，所以这是你工作的出发点。你需要让来访者感到舒适，保持开放的心态和对治疗的兴趣：

在本次会谈中，我将试图更好地了解你的困难，以便我们能够决定CBT是否适合你。这意味着我将问很多问题。如果你接受不了，就告诉我，我们可以休息一下。重要的是你能感觉到尽可能的舒服，所以在我们开始之前了解一些事情对我是有帮助的。第一件事是，我怎样才能意识到你不开心？人们的表达方式不同，有时我不确定发生了什么，所以我真的很感激你告诉我应该注意什么。第二件事是，如果你不开心，你希望我做什么？例如：一些人要求我接纳他们流泪，而另一些人则希望我不要将注意力放在这上面；有些人会让我暂时转移话题，直至他们感觉好些，有些人会问他们是否可以离开房间几分钟。我可以灵活变通，所以如果你向我说明什么让你觉得最舒服，我们可以制订一个计划，我也可以试着去适应它。

通过这种方式，你最大限度地提高了来访者敞开心扉分享必要信息的可能性，同时你也传达了这样一个信息：这是一个需要合作的工作，来访者的经验和观点至关重要。

另一种确保你能收集相关信息的方法是公开你的策略。我们经常会勾勒出一个简单的程式，一般是在白板上画出一个简单的程式，同时说出以下内容：

当我问你各种各样的问题时，你就会知道认知行为治疗师是如何理解问题的。我通常会先询问让你来到这里的问题是什么（开始在白板上画出一个中心问题），然后我可能会问一些问题来帮助我理解为什么这个问题没有自行解决（从中心问题画出一个"循环"箭头）——是什么在延续问题。当我们知道是什么让问题持续存在时，我们就可以开始想办法改变事情。听起来怎么样？这是你所期望的结果吗？这是一种你能认同的方法吗？

或者：

作为一名认知行为治疗师，我感兴趣的是，你做了什么和想了什么才导致了你的困难。所以我会问你哪些行为有助于或阻碍这种情况，我们会探索你脑海中闪现的想法、图像、规则、预测等。所有这些都将帮助我们了解是什么引发了这个问题，当我们处理好这个问题时，我们就会知道如何最好地向前推进。你觉得这听起来怎么样？这意味着我将按照你的方式提出很多问题——你对此有什么感觉？

这种简单的交流为评估工作奠定了合作的且充满希望的基础。来访者知道治疗师要做什么，以及为什么要做，他/她对 CBT 的这个特殊的提问环节有了基本的了解，他/她的意见也得到了采纳，治疗师也明确向他/她表示一切都是可以改变的。

评估期间可能出现的问题

如前所述，对于 CBT 初学者来说，一个普遍的难题是如何获得关于来访者问题的详细且充分的信息。这涉及治疗师和来访者两方面。

治疗师的问题

对治疗师来说，部分困难可能在于还不知道哪些是重要信息。随着有关心理问题的经验不断丰富，你会逐渐培养出一种感觉，让你知道在特定的问题中哪些方面比较重要。你也应该阅读一些认知行为疗法的治疗模型，从而知道理论家认为哪些是重要的（我们希望本书的其余部分会对你有所帮助）。经验丰富的治疗师所展示的一项技能是，他们的提问不一定总是对的，但他们能及时发现错误并迅速尝试寻找不同的角度。

在轻易的放弃和固执的坚持之间掌握好尺度也很重要。在大多数情况下，如果来访者没有就你抛出的问题提供更多的信息，那么至少坚持一段时间后再尝试不同的方法。来访者经常发现一个问题比另一个问题更容易回答，一个最初一无所获的问题换个方式提问可能突然就能得到更有效的回应。然而，提问时不能太执着，否则会让来访者觉得这是一种审问而不是评估！总的来说，我们的经验是，当你一开始发现自己超过了感觉完全舒适的临界点时，再稍微坚持一会儿。通常来访者也是可以接受的。

来访者的问题

对来访者来说，可能存在一些困难让他们很难回答你的问题。在任何个案中，理解是什么导致了这种困难是很重要的，有两种常见的情况：一是来访者真的不知道你问题的答案；二是他知道答案，却不愿回答。

来访者不知道答案的常见原因包括：

● 来访者已经对此问题习以为常了（或者对解决问题丧失了信心），以至于他不再关注你评估的因素。通常，进一步温和的提问可以引发变化，从而揭示更多的信息。另一个有用的技巧是自我监控（见第五章），它可以在来访者出现情绪困扰的时候使用，也可以每隔一小时就记录下来访者情绪的变化，以便收集更多来访者的想法。

● 回避或其他安全寻求行为已经被来访者广泛使用，它们如此有效，以至于来访者不再经历负面想法或参与某些行为，所以来访者无法报告这些内容。

● 一种特定的认知在某些情况下被过度使用，以至于我们会不自觉地忽略它。为了理解这一点，有一个恰当的比喻：一个有经验的司机看到红灯时的反应。他不会有意识地想"红灯意味着我最好停车，因为如果我不停车，对面来的车可能会撞上我，那可能是非常糟糕的……"。他只会在看到红灯时刹车。这是一件好事，因为这使他的行动更加迅速，从而使他成为一名更安全的司机。然而，认知仍然存在：如果他把脚放在刹车上，什么也没有发生，那么他关于道路危险的想法（和情绪）在这个新的情境中就很容易被理解。因此，一个有用的策略是尝试一个小的行为实验（见第九章）作为评估策略。如果来访者愿意观察，当他创造了一个新的情境，以及他不再回避或者不执行惯常的安全行为时，他的情绪和想法就会变得更加明显。

● 只有少数来访者发现很难接触或报告他们的想法和情感。有些人更擅长图像和"感觉"，所以要问他们"你脑子里在想什么，是什么文字或图片？"以及"它在你身体的什么部位——身体感觉如何？"。如上所述，有些人仅仅通过练习就能变得更好，有些人很难意识到自己的想法和情绪。在这种情况下，更传统的行为方法可能会更有成效。

知道答案但不愿意报告的常见原因包括：

● 害怕治疗师的反应。例如，一个来访者可能认为你不赞成他的想法或行为，或者觉得他的症状很"愚蠢"，或者嘲笑他。我们在尝试做任何事情之前，都应该试图找到来访者产生顾虑的原因。大多数来访者即使无法说出自己最初的想法，也会逐渐愿意谈论阻碍回答的想法。将有相似问题的其他来访者的忧虑告知来访者，这样他就会意识到治疗师对这些症状并不陌生（当然，不是把自己的观点强加给来访者）。

● 公开报告症状可能也是一件可怕的事情。例如，一位来访者可能害怕她会被诊断为"疯子"并被关起来，或者害怕治疗师会联系警察或社会服务机构逮捕她或把她的孩子从她身边带走。一个有强烈罪恶感的人可能害怕他会玷污治疗师的道德。PTSD 患者可能会认为谈及创伤时会引发难以忍受的回忆。一些患有强迫症的人报告说，他们担心如果他们向别人透露了全部细节，他们的防护性行为，特别是那些涉及"神奇思维"的行为会失去作用，而且这样会将自己或他人置于严重的危机之中。同样，向来访者提供一些常见问题的先例，将有助于区分不同的心理健康问题之间的差异（例如，强迫症和精神分裂症之间的区别）。

制定程式时可能出现的问题

结果不是目的

避免这样的假设很重要：来访者或他们的亲属必须（甚至是无意识）要承担他们的行为后果。一个患有广场恐惧症的女性，其行为的影响之一是她的丈夫必须一直陪在她身边，但只凭这个事实并不能证明她的行为是为了让她的丈夫总是陪着她。类似地，一个强迫症患者的丈夫以一种看似使问题延续的方式安慰患者，但这并不表示他这样做是为了让她的强迫症继续下去。这样的动机并非（有时称为再次获益）不存在，只是它并不普遍。除了单纯的效果外，还需要一些独立的证据来证明它在任何个案中都非常重要。关于弗洛伊德式的象征主义，弗洛伊德本人曾说过，"有时候雪茄就是雪茄"。我们或许可以把这扩展为："大多数时候，雪茄就是雪茄。"大多数来访者和他们的家人都想摆脱他们的问题，他们只是陷入了不能帮助他们实现目标的思维和行为模式中。

修改程式

治疗师有时会问自己，程式中是否有一些内容不应该与来访者分享。一般来说，答案是否定的。作为合作式认知行为疗法的一部分，程式应该是开放的。有一种可能，但是很罕见，那就是在整个程式中可能包含一些威胁治疗关系的因素。关于程式的探讨在建立治疗关系初期会经常发生，那时双方可能还没有形成充分的信任和信心来包容冲突。一个明显的例子是，你有足够的证据证明再次获益是程式的一部分（见上文）。即使有确切的证据，但在治疗的早期就向来访者透露这样的信息也可能会让他们感觉到被冒犯。一个明智的做法就是，不把它纳入程式，直到双方的关系已经巩固到可以公开讨论这些问题。

杂乱无章

一个有效的程式没有必要包含关于当事人的所有信息。在一个程式中包含太多的信息会导致线条和方框纵横交错，而使程式混乱不清。请记住，程式的目标是整理清楚从来访者那里收集的信息并解释使问题延续所涉及的关键过程。为了使来访者和治疗师都能轻易理解程式，一定程度的过滤和简化是必要且合理的。爱因斯坦的一句名言可以作为很好的座右铭："任何事情都应该尽可能做到简单，简单到不能再简单。"

目光短浅

有时，我们可能过早地确定一个假设并"卡"在这一假设上，只关注那些支持假设的信息，而对其他信息视而不见（Kuyken，2006）。要充分检验一个假设，不仅要找到支持该假设的证据，同时也必须寻找能够反驳该假设的证据，这一点值得我们牢记。

有时我们也会试图强迫来访者去适应程式，而不是让程式去适应来访者。重要的是，你既要对来访者所谈论的内容做出回应，也要针对你的来访者来设计程式。

程式无意义

一个常见的问题是，由方框和双向箭头连接起来的程式看起来很漂亮，但仔细一看，却没有逻辑。这可能是由于不小心使用了概念启发法。例如，简单雅观的五部分模型（Padesky & Mooney，1990，见图 4-19）经常被这样误用。

虽然这一模型很受欢迎，而且作为这四个系统之间多重相关关系的简单图式非常有用，但如果要将它作为一个实用程式的基础，则需要将其具体化。没有经过充分考虑就使用这种图式可能会导致：把各种各样的想法堆砌在同一个方框里；把大量不相干的行为、情绪和身体变化放到另外的方框里；在方框之间画箭头，然后便不再采取任何行动，自以为所有问题已经得到解释。其实并非如此，因为箭头并不能代表任何可理解的过程。我们只是用一个大箭头将所有思维与所有行为、所有情绪等联系起来，而不是具体说明什么行为与什么思想或情绪相关。虽然每一个联系单独出现时都是有意义的，但当它们混淆在一起时就毫无意义。结果就是，治疗师（更不用说来访者）可能很难解释这些假设的关联是如何发挥作用的。

要经常以批判性的眼光去思考你的程式，不时问问自己箭头和方框代表了怎样的心理过程。确保你能解释一个方框里的某种想法如何导致另一个方框里的某种行为，或者该行为如何对特定的信念产生影响。简而言之，确保你的程式有意义。

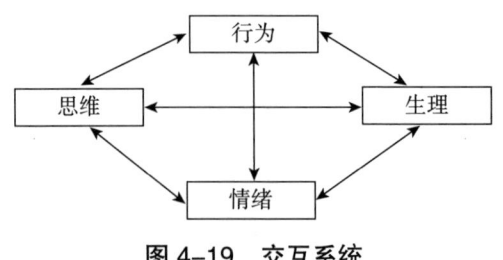

图 4-19　交互系统

资料来源：基于帕德斯基和穆尼的五部分模型，1990

程式未被使用

显然如果一个程式不被使用就将被遗忘。有时，当程式完成后，治疗师就会把它作为一项已完成的任务归档，不会再次推敲。请记住，程式的作用是在整个治疗过程中对治疗师和来访者给予指导。试着养成经常对程式进行反思的习惯："这个经验是如何适用于程式的？""给程式提什么样的建议可以使它更完善？""这项工作（会谈或家庭作业）会对这个问题的延续过程产生什么样的影响？"

程式未更新

如果治疗有效，来访者的问题会随着他们认知和行为的改变而得到解决。这需要在程式中有所体现。如果程式没有变化，那么治疗就不起作用。如果治疗有帮助，那么我们将看到优势、资源和良性循环变得更加突出。在一个成功的CBT课程结束时，程式应该是对来访者有效的总结和未来的指南。

核心信念和图式

最后，注意将程式过渡为治疗计划。有一个观点是，如果你的程式包含核心信念或图式，那么（1）这些信念或图式必须首先得到处理，因为它们比自动思维或行为"更基本"或"更深入"；（2）你应该开始着手修改它们。这种观点并不正确。核心信念和图式肯定比典型的自动思维具有更广泛的适用性，但这并不一定意味着它们更重要或更基本，也并不意味着处理自动思维和行为是"肤浅的"。相反，目前几乎所有关于CBT有效性的证据都是基于自动思维及其相关行为的。还有证据表明，在这一水平上的治疗实际上会引发更广泛的信念水平的变化［例如，参见雅各布森等人1996年（Jacobson et al., 1996）的有趣的"分解"研究］。我们的目标是让事情尽可能简单，只有在必要的时候才使用更一般的信念和假设，因为那时我们已经处理了我们能处理的一切具体的思想和行为。

总　结

CBT 程式旨在提供一个问题的关键特征的简要描述：它是如何开始的，是什么使问题得以延续。

CBT 评估用于为 CBT 程式收集信息，并检验其关键假设，因此我们最终得到一个基于证据的并对来访者和治疗师都有意义的框架。

在可能的情况下，程式应参考已建立的治疗模型，且该模型需被证明是有效的；当来访者不太符合一个已建立的模型时，你需要将基本的 CBT 理论应用到你的个案中，为你的来访者开发一个程式。

CBT 程式主要（但不限于）关注当前问题的延续过程。除了帮助来访者和治疗师理解重要的延续过程，它们还为治疗计划提供基础（治疗计划通常旨在破坏既有的延续过程）。

程式可以采用不同的表达形式，但通常是图表的形式，以便明确"恶性循环"的延续过程。

学习和练习

这些学习和练习资料可从配套网站下载。

回顾和反思

缺乏研究证据证明，基于程式的治疗比完全标准化的治疗有优势，你如何看待这一现状？这是否意味着我们应该放弃程式，还是表明迄今为止的研究太有限了？我们如何才能更多地了解程式的科学性？

在你看来，基于诊断的模型有哪些优点和缺点？

什么样的证据能证明"再次获益"在特定案例中发挥了作用？如果有这样的

证据，你会如何与来访者进行讨论？

你对简化程式的地位和意义有什么看法？你对积极程式的地位和意义有什么看法？

进一步探讨

试着为你的几个来访者画一个程式图，看看你能做到什么程度。试着接受其优缺点。你遇到了什么问题？你如何解决这些问题？

试着简化来访者的表述，看看你是否能做出一个有意义的最简表述。

将这些程式交给督导师，与你的督导师讨论它们的效果，以及你可以做些什么来检验它们是否准确。

与你的来访者合作构建程式，并引发他们的反应。你的来访者中有没有人觉得这个程式没有帮助？如果有，用什么程式会更好？

定期检查来访者的程式，并进行更新！

第五章
认知行为疗法中的测量

引　言

我们已经讨论过 CBT 为评估个体和团体治疗效果而采用的部分实证方法，这些方法在第十八章中会进一步讨论。本章将讲述如何将这种实证方法应用到个体治疗中。我们将探讨，如何使用测量来加深我们在评估阶段和治疗期间对问题的理解。我们还要讨论为什么要这样进行测量，以及如何设计这一类的测量，并给出一些有价值的测量实例。

认知行为疗法的实证性

从一开始，我们就会鼓励来访者将治疗视为一次实验，在评估和治疗过程中观察自己的认知、情感和行为，以及三者之间的关系。我们希望来访者是好奇的、大胆的和实证主义的。

评估和程式

在评估中，要求来访者收集有关问题性质的数据，以补充和调整他们在初始评估访谈中报告的内容。这类数据有助于实现两个主要目标：

● 详细阐述程式。例如，有助于发现特定认知、情感或行为的触发因素，以及三者之间的联系，这样可以探索出有关程式的初步想法。
● 确定一个基线，便于日后进行比较。例如，测量问题的发生频率和严重程度。

一位抑郁症患者认为自己毁掉了孩子们的生活，因为她经常"责骂"他们，冲他们大吼大叫，并且一旦"失控"就无法重新控制自己。她认为记日记可以帮助她了解行为发生的频率以及发生的时间（见表5-1）。眼下她意识到情况并不是那么坏，一周仅两次而已。这是非常有用的信息，因为她错误地认为自己总是时刻生气和唠叨，这可能是因为她选择性地注意并记住了与自己信念一致的情况。

治疗期间和治疗结束

一旦你的来访者能很好地描述其问题触发和维持的原因，他 / 她就可以开始尝试新的行为方式、思维方式和互动方式，并评估其对问题的影响。常规测量需要来访者和治疗师都对干预的效果进行评估。特别重要的是要在治疗结束时收集数据，这样可以评估整个治疗过程。

表 5-1　一位女士对她孩子"失控"的频率和引发事件的评定量表

日期	引发事件
5 月 2 日	—
5 月 3 日	—
5 月 4 日	丹尼说由于我的错而导致了他忘记拿足球鞋，于是不得不回去取。
5 月 5 日	—
5 月 6 日	艾玛做头发用了太长时间以致耽误了巴士。
5 月 7 日	—
5 月 8 日	—

注："失控"是指大吼大叫超过 1 分钟。

一位患有强迫症的来访者记录了从她计划出门到真正离开自己房间所需要的时间，以及上班结束后离开办公室所需要的时间。当她将反应预防法引入一些任务中后（见第十四章），她可以清楚地看见这种干预对她在离开家和工作地点所花的时间上产生的影响（见表 5-2）。

表 5-2　打破强迫症仪式时离开地点花费的时间

日期	地点	所需时间（分钟）
引入反应预防之前		
1 月 5 日	家	23
1 月 5 日	办公室	37
1 月 7 日	家	25
1 月 7 日	家	18
引入反应预防之后		
2 月 6 日	家	8
2 月 7 日	家	7
2 月 7 日	办公室	11
2 月 9 日	家	9

另一个评估治疗变化的例子如下：

一位离开家会产生焦虑的男子，意识到提早到达车站是一种寻求安全的行为，这种行为强化了他关于"只有100%控制，我才能安全，并且不会被拒绝"的想法。为了弄清楚是否会有灾难性的结果，他尝试着准时到达，甚至迟到，结果发现没人在意或发出评论。令他惊讶的是，他发现，在不准时到达的日子里，他的焦虑稍微减轻了，不再像自己预测的那样（见表5-3）。

表5-3　及时（或推迟）完成事件、对他人的影响以及焦虑水平

事件	多早或多晚	他人的评论	之前的焦虑程度（0—10）
伦敦火车站	提前45分钟	无	7
董事会议	准时	无	2
吉尔福德火车站	提前10分钟	无	3

注：0 = 一点儿也不焦虑；10 = 最大强度的焦虑。

尽管在每个案例中都采用了非常简单的干预策略，但这些策略提供了有关问题的性质，以及当事人对直接干预措施的反应的有用数据。

为何要为测量费心？

你可能需要创造性地设计出许多有用的监测方法，以便评估问题和评估不同干预方法的效果。然而，这却完全回避了正题，即为什么使用测量。收集数据来补充访谈中获得的信息是有帮助的，原因如下：

● 定期测量会让你获得问题重要方面的基线，然后根据这个基线来评估后面干预的效果。

● 对当时的行为、思想或感觉进行观察，比回溯时进行估计的结果更可靠（Barlow et al.，1984）。

● 来访者在现实生活中的直接观测本身就有治疗意义，例如，它们可以提供关于问题范围及其进展的精确信息（它们也可能妨碍治疗，需要了解和仔细管理）。

一位来访者每周勤恳地做思维记录，并用心地从中挑选出最让她痛苦的事件，在治疗过程中对其进行探讨。当她将注意力集中于痛苦的时光时（一种反治疗作用），就会明显影响她对过去一周的评估。为了消除这种影响，她开始每天给自己做三次全面的情绪评估（当她的情绪比较稳定时，最终减少到每天一次），并且惊讶地发现，在很多天里，她的心情比她记录的要愉快得多，即使只是简单地收集这些数据就让她心情舒畅。她很受鼓舞，因为这个练习很好地说明了，如果她专注于负性自动思维（NATs），她会感觉更糟，但是她依然可以控制她的注意力并改善她的情绪。最初，她怀疑 CBT 是否适合她，但她的治疗师的好奇心和创造力帮助她设计了对她来说富有吸引力的评估方法。

● 一旦情况开始好转，许多来访者便意识不到问题最初是多么严重。对问题的基线测量可以帮助来访者更准确地评估他们的进步。

当一个来访者的广场恐惧症症状得到缓解时，他把注意力集中在驱车前往附近城镇时出现的问题上，认为去当地的城镇从来都不是真正的问题。他觉得很沮丧，好像没有取得什么进步。然而，回顾早期的日记，他发现自己曾经也在前往当地的城镇时遭遇过困难，这足以让他确信自己确实取得了莫大的进步。他发现，现在认为理所当然的任务最初却是他真正的问题所在。

● 如果干预没有达到程式预期的效果，那么测量也可以帮助你和来访者弄清原因。例如，没有恰当地实施治疗。

一位来访者由于对每天的家务活感到疲惫不堪而失控。为了打破感觉被"淹没""放弃"，然后"失控"和"不知所措"的恶性循环，她决定每周抽出三天，花 20 分钟清理散落在厨房中的废纸，并评估自己的疲倦程度。这种干预似乎不起什么作用，她保留了每天的工作日志，表明她每周只能完成一次任务，她将此作为进一步证明她不堪重负的证据。然而，日常日志还揭示了其他信息帮助治疗师和来访者解决问题，这些资料让治疗师和来访者弄清了如何提高她完成任务的可能性——很明显，当她早上独自一人时，她的工作效率最高，所以他们安排她在这段时间整理文件。然后她每周至少能够完成 3 次任务，这样她打破了循环，不仅知道自己可以控制生活的某些方面，而且知道了做这件事的最佳时间（无论是什么任务）是在早晨。通过观察从任务本身收集到的信息，治疗师和来访者能够将可能"失败"的事情转变为对这位女性的优势和需求的深刻理解。

因此，有充分的理由将这些测量作为常规临床实践的一部分。现在我们来思考一下，如何做才能为你和来访者提供真正有助于治疗的信息——首先应该关注心理测量的一些质量标准。

监控的心理测量属性

测量的反作用

一方面，监控过程可以对所测量的任何东西产生积极或消极的影响。在诸如吸烟等习惯中，如果来访者认识到诱发事件，并在潜在的循环开始时做出抑制反应，则有可能减少吸烟量。但在另一方面，变化也可能是相反的。例如，一些来访者在刚开始对负性自动思维进行监控时，其反应是增加对这种思维的关注，使其发生频率的增长，这可能产生在短期内焦虑或抑郁加重的结果。所以有必要向你的来访者解释一下问题的加剧只是暂时的，并鼓励他坚持下去，以便发现监控的长远优势。

效度和信度

当标准化的测量工具，如问卷被制作出来时，人们往往会非常关注心理测量的质量，尤其是效度和信度。

一次有效的测量是指测出了想要测量的特质，而不是其他无关特质。例如，一份关于社交焦虑的问卷调查就应该测量社交焦虑，不是用过于复杂的语言来表述，以至于对问卷的反应会受一个人语言能力或他所处社会群体规范的影响。

一次可信的测量是指在相同条件下不同时间或者不同施测者可以得到同样的结果或分数，它是可重复的。可靠性低的测量方法会受到无关特征的影响，因此会产生不一致的结果。

标准化的测量，比如一份完善的情绪问卷，通常会不断地检验信度和效度。然而，在许多情况下，你需要设计出其他更特殊的测量工具，因此，重要的是要让它们在这种情况下尽可能地可靠和有效。下一节将会介绍如何做到这一点。

获得有用且精确的测量工具

接下来所提及的许多原则都易于遵循，但是测量的效果往往有很大差别。

简易性

不要让来访者有过重的负担。尽量抵制这样的诱惑：从互联网站点下载详细的时间一览表（或从书本上复印），直接让来访者自己完成。并非所有的时间表看起来都是相关的，有些时间表的要求过于苛刻——无论哪种方式，你都可能破坏与来访者的合作，应该从一项没有太多要求、易完成的任务开始。当来访者越来越相信通过监控获得的信息且越来越熟练时，你可以提高对他的要求，但仍然要记住观察和记录难度。

　　一位抑郁症患者开始治疗的方法是每天出去走一小段路，他记录了自己的行走时间（以分钟为单位），以及自己享受散步的程度（10分制）。考虑到他的抑郁状态，这基本上是可控的，但随着治疗的进展以及他的情绪和动机得到改善，他也开始记录负性自动思维，评估他妻子的挑剔程度（10分制），并记录他每天做的最好的三件事情（一个简单的列表）。此外，他很快就能够针对特定目的，监控特定的活动/任务。这对他来说是相当繁重的，但他觉得这一切都很有意义，因为任务是逐步引入的，所以他觉得它们是可行的。

　　重要的是只有在这些测量持续有效时才能继续监测。另外，请记住，在整个治疗过程中有一些持续的测量（如情绪评级或问卷调查）是有帮助的，这样你就可以看到治疗过程中的变化。

考虑在更多的系统中使用测量

　　尽管减少对来访者的要求很重要，但你要记住问题的各个方面会以不同的方式发生变化，并且可能需要在初始数据收集之后，跟踪变化的细节。

　　一位患有疑病症的女性，努力减少与她丈夫和她母亲谈论她的忧虑或寻求安慰（如行为方面）的时间。她记录下存在问题的行为，以及认知和情绪方面的信息（见图5-1）。在前两周，她成功地改变了自己的行为，但这对她的焦虑或认为自己的健康可能有严重问题的信念几乎没有影响。尽管如此，她还是坚持改变行为和自我监控，不久之后她的监控记录显示其焦虑程度正在下降，信念也在发生变化。

意义性

　　只询问一些你需要用到的信息，会对治疗产生影响。除非他/她体会到了意义，否则任何人都不大可能费尽心思地进行监控，而且如果你只是"出于兴趣"询问某种信息，也可能会危及治疗关系。

行为：每一次你寻找安慰，或与你的丈夫或母亲讨论病情时，请记录下来。

日期	记录	共计
14日	/////////////	11
15日	/////	5
16日	//	2
17日	///	3
18日	///////	7
19日	//	2

认知：（每天）评估一下你对这一说法的相信程度（0—100）："我的眼睛是正常的，和大多数人一样。"

日期	评估
14日	55
15日	45
16日	43
17日	50
18日	43
19日	45

注：0=一点儿也不相信；100=完全相信。

情绪：（每天）评估一下你最焦虑的情况和你焦虑的平均值（1—10）：0=一点儿也不焦虑；10=能感觉到的焦虑的最大值。

日期	焦虑巅峰值	焦虑平均值
14日	8	4
15日	7	5
16日	8	4
17日	9	6
18日	7	5
19日	8	5

图 5-1　健康焦虑不同方面的记录

具体、明确地定义目标

为了提高测量的信度，要确保同一任务中的两名观测者对观测结果的解释一致。这意味着必须详细地表述你想要记录的内容。

例如，如果你让来访者记录"发脾气"的频率，那么你可以说："让我们试着弄明白'发脾气'的具体含义。为了达到此次练习的目的，你觉得'发脾气'

应该包括哪些方面？当你做了什么意味着你在发脾气？"然后你会发现"发脾气"可能包括大声喊叫、说些不友好和不合适的话、摔门，但也许不包括议论别人、生气但不喊叫。

用此方式操作的优点是，从双方商定的标准中可以知道，来访者不必在事情发生的当时判断事情是否符合定义。

内部状态是测量的焦点，这是很常见的，在这些测量中要使用由两位观测者得出的一致标准不太可能。不管怎样，你应该注意在记录中尽量减少歧义。

一位来访者在许多种情况下会处于解离状态，她要记录这些情况是如何发生的。事先约定，她需要寻找的是她在何种情况下意识不到周围的事物，不包括发生模糊和眩晕时却仍然能意识到自己在哪里的情况。

使用清晰且简单的指导语

不要指望来访者能记得任务的要求，因为他也许会完全忘记，又或许他们会记错，最好让来访者将它写在笔记本或智能手机上。

使用灵敏且有意义的测量工具

有的测量工具对变化非常敏感，因此有助于明确治疗的进度，但是它们却可能无法捕捉到对来访者最为重要的问题特征。测量的灵敏性和意义性都很重要，前者能帮助你快速确定相关干预措施的效果，后者能帮助你将治疗聚焦于来访者所认为的问题中心和有意义的方面。

一位患有抑郁症的女性非常关心她的情绪是否在治疗中得到改善。治疗的其中一个步骤是，她试图参与更多令人感到快乐和满足的活动，并且每天记录活动的时间、社交的次数，并计算一周的总次数；此外，她还记录她每天的情绪评分。尽管她的活动评分与程式的一个方面（减少的活动）直接有关，但她更感兴趣的是她每日的情绪评分和每周的贝克抑郁量表（Beck Depression Inventory）的得分，因为她觉得这是最能反映她进展情况的数据。

为记录提供帮助

至少在治疗初期，应该为来访者的监控实践任务提供尽可能多的支持，从而降低对来访者的要求。要和来访者一起草拟好评估记录表或日记，并准备尽可能多的副本。记录表要尽可能简单和谨慎，请记住，许多来访者会羞于让其他人看到自己记录的个人信息。例如：可以使用小索引卡有效地记录日常信息，可以在日记中插入专用页面，也可以使用手机中的备忘录来进行记录。

训练来访者使用测量工具

即使任务看上去很简单，也要让来访者回顾一件最近发生的事，然后和你一起完成记录过程。这确保他既能明晰任务，也能讨论突然出现的困难。例如，如果你想让一位女性完成一个三栏表，而该表格主要用于记录事件发生时的情况、她的情绪感受和她的想法，那么你可以像这样引导她完成这个任务。

治疗师：我们能回想一下你最近一次感到惊慌失措的时候，并记录下来吗？你在"情境"这一栏里打算填什么？

来访者：我出去购物了。

治疗师：这很有趣，你当时在哪里呢？什么时候发生的呢？回想具体的时间和地点对你来说可能有些困难，但它们确实很重要。

来访者：好吧，那是在村子里。我实际上并没有在商店里，但我正打算去"咖啡豆"店里买点咖啡。当时是正午时分，外面人山人海。光是想想就心烦。我站在外面，害怕进去。我很紧张，对自己也有意见。

治疗师：这真的很有帮助，因为我现在对发生的事情有了更清晰的认识。所以，何不在"情境"一栏中写下你刚才说的"中午在村里，站在忙碌的'咖啡豆'店的外面"？

（来访者这样做）

治疗师：太好了。现在，实际上你已经开始走在我前面了，给了我关于"感受"和"想法"栏目的信息，所以我们为何不梳理一下当你说"这令人心烦意乱"时，你的感受和想法呢？

在这个例子中，你会看到治疗师如何鼓励并带头详细说明和组织信息。随着治疗的进展，来访者将能够自己做到这一点。此外，你还应该花时间来阐明评估的流程，因为你的来访者也许对此并不熟悉。比如，你会说：

"这很有趣；人们经常会体验到几种情绪，所以栏目中设有'情绪感受'一栏。你可以记下你感到害怕、紧张和生气这三种情绪。你可能已经注意到，你可以使用0—10的等级来评估情绪的强度。这样我们就可以看到不同的情况是如何影响你的情绪水平的，这有助于我们更好地了解你的某些特殊经历。评估情绪的强度会很有帮助，所以我们要大致了解一下。现在让我们讨论一下。

（一起看记录和量表）

这个量表上，0分表示你一点儿也感觉不到焦虑，10分表示你能想象到的最焦虑的感觉。你觉得何时有那种感觉？比如10分……5分如何？你能回想一段感到中度焦虑的时刻吗，在0分和10分的中间？……7分呢？能回想一段感到比'中度'焦虑更严重一点儿，但不是10分那么强烈的时刻吗？"

以这种对话方式，指导来访者区分情绪的强度，这是至关重要的。因为当我们感到痛苦时，我们的判断会变得"全有或全无"，并且很难区分感觉的程度。在指导和辅导你的来访者时，请记住：你期待着来访者学会自我监控的技能，并能在未来使用这些技能处理问题，因此请确保你准备好为此承担责任。

在事件发生后尽快收集数据

如果事件发生一段时间后才完成记录，那么回忆很可能就不怎么生动，或者会受来访者在完成记录时的情绪影响。对来访者而言，在事情发生时立即记录下来不太可能，尤其是与其他人在一起时，但应该鼓励他把要记录的内容记在心里，并在可行的时候尽快记下来。或者，也可以让他在当时做一个简短的记录然后在方便的时候完成整个监控记录过程。

关注监控

我们永远不能忽视收集到的信息。如果信息确实很有价值，那么在某种程度上，下一个疗程应该以此为依据。无论如何，应该让来访者的努力得到真诚的关注，有回报之后，他才会愿意继续进行监控。所以，请保证共同日程中有一部分时间用来反馈家庭作业。

收集哪类信息

有许多不同的方法可以记录有用信息，接下来的例子就体现了这种多样性。在后面的章节中还会提到其他的例子。此外，许多学术论文和书籍也会就特定问题提出解决策略以供临床使用。

频率计算

一个实用的经验之谈是，尽量计算所有相关事件发生的频率。频率计算可能是最可靠的测量方法，尽管它可能看起来非常简单。可以计算的特质不计其数，值得考虑一下问题的哪些方面能够通过这种方式进行测量。比如：

- 自我批评的想法的次数；

- 检查的次数（检查门是否锁好、是否有蜘蛛网等）；

- 拔眼睫毛的次数（针对拔毛癖的人）；

- 每周使用卫生纸的次数（评估有强迫症问题或对膀胱/肠胃有担忧的人）；

- 骂人的次数；

- 接电话的次数；

- 换衣服的次数；

- 想暴饮暴食的次数。

治疗师和来访者的创造力仅仅受限于可以进行频率计算的项目种类的多寡。

重要的是，在监测之前要知道频率可能是多少。如果每天有几百个干扰性的想法，让别人记录这些想法是没有帮助的！如果频率很高，那么可以要求来访者在一天中的重要时间段（例如，在想法最困扰的那半个小时）进行取样，如果没有特定时间的话，就任意选个时间（例如，在5—6点）进行取样。

事件/体验的持续时间

事件或体验的持续时间也很重要，而且也是一个可靠的测量项目。例如：

- 强迫症来访者在洗衣服上耗费的时间；
- 健康焦虑症来访者在检查身体上耗费的时间；
- 广场恐惧症来访者在独自旅行上耗费的时间；
- 抑郁症来访者能够集中精力阅读的时间；
- 请再次发挥你的想象力。

自我评估

自评量表是使用最普遍的测量方法，因为它们能捕捉到诸如情绪和认知等内部事件的特质。这类测量的信度比频率计算或测量持续时间要低，但遵循上面提到的简单准则可以帮助提高信度。尽管相较于对经验的简单描述，自我评估显得更可靠，但它们仍然受到"基点"变化的影响，也就是说，"中等"的评估等级或 10 分计分中的 5 分，在治疗初期和治疗结束时对当事人来说可能具有不同的含义，因为个体极度痛苦的体验逐渐地减少了。

如果监测的是离散事件，那么可以让来访者在每次发生时对其进行评估。例如，一位担忧排尿有问题的来访者在去卫生间前评估了自己的焦虑程度，并对尿液量进行了评估（见图 5-2）。

离开家后的任何时候，请评估：
- 在你去卫生间前感受到的焦虑程度：
  0=不焦虑；10=最大程度的焦虑
- 上厕所的欲望有多强烈：
  0=不强烈；10=最强烈
- 排了多少尿：
  0=没有；1=少许；2=适量；3=一些；4=许多

日期和时间	焦虑值 （0—10）	欲望值 （0—10）	尿液量 （0—4）
7月23日，9点15分	6	5	2
7月23日，11点	7	4	1
7月23日，12点15分	6	6	1
7月23日，15点20分	5	5	2

图 5-2 一位有排尿焦虑的男性的日记

然而，如果测量的现象是连续的（比如焦虑可能是持续性的）或很频繁地发生，那么有必要让当事人选择一个时间来评估（正如上文"频率计算"中所述）。另一种方法是对一段时间进行平均评分（例如，评估早上、下午和晚上的平均焦虑程度），然后可以获得更详细的信息（例如，将焦虑程度作为线索，从而帮助寻找诱发因素，详见图 5-3）。

評估你每天早上、下午和晚上焦虑的平均值。如果大于5分，那么记录下你当时在做什么。

	焦虑值（0—10）	焦虑值大于5分的情况
星期一上午	4	
星期一下午	7	与专家们开会
星期一晚上	2	
星期二上午	6	计划演讲
星期二下午	7	演讲
星期二晚上	2	
星期三上午	4	
星期三下午	4	

图 5-3　针对工作焦虑的日记

日　记

你会注意到我们一直将频率、持续时间的统计以自我评估的方式与日记结合起来。日记可以将上述提及的各种测量综合起来，并让你看到问题不同方面之间的联系，诸如问题和特殊的触发事件、安全寻求行为和调节因素之间的关系。日记具有多层面性，所以要注意记录表的制定并训练他们如何使用。如果有所疏漏，来访者可能带回不一致且很难分析的信息。需从来访者那里得到进一步反馈：什么问题比较重要，记录表是否合理，是否有模棱两可的内容以致记录表难以使用。此外，一定要努力调整数据收集的速度，这样你的来访者才不会感到不堪重负。

表 5-4 是一个患有呕吐恐惧症以致无法参加一系列社会和家庭活动的女性的日记。日记包括她认为重要的问题的各个方面，尤其是她的成就感，可以弥补她在短期内经历的焦虑。

表5-4　记录成功放弃安全行为的日记

日期	情境	减少的安全行为	焦虑程度 （0—10）	成就感 （0—10）
6月23日	为生病的朋友端了杯咖啡并与她一起喝	没有给茶杯消毒 端着茶杯并喝了下去 从"她喝的"那边喝的 没有打扫工作台面 去遛狗所以没有坐下来想	8	10
6月26日	走过曾有人生病的走廊	没有走到远侧 按原路返回，尽管知道它就在那里 没有屏住呼吸 晚上就穿着那些衣服	9	10
6月27日	喝过期的酸奶	晚上让自己忙起来，没有坐下来 反复考虑自己是否病了 没有熬夜以免在床上觉得病了	6	9

后文将介绍两种常用的日记形式：第八章的功能性失调的思维记录或日常思维记录（DTR）以及第十二章的活动一览表。

问　卷

有许多种调查问卷可供临床使用，其中许多调查问卷最初是为了研究试验而开发的（参见第十八章，了解临床实践中普遍使用的一些问卷）。大部分调查问卷的主要优点是能为你提供相关群体（例如，正常人群或一组抑郁门诊病人）的数据，这样你可以将来访者的分数与其他人进行比较。然而，调查问卷可能没有简单记录来访者自身问题那么灵便。换言之，调查问卷不同于评分表或频率计算，但也不见得更好：它取决于你需要什么样的信息。在任何情况下，使用标准化和有效度的问卷都是很重要的，否则，问卷的结果可能是不可靠的或没有意义的。

其他信息来源

尽管治疗中大部分信息都是由来访者提供的，但其他不同的信息来源也可能对治疗有帮助，这些来源可能包括其他资料提供者、行为的现场观察和生理数据等。

其他资料提供者

采访其他人也许有帮助，因为：

他们那里可能有一些来访者无法获取的信息。例如：一个来访者可能觉得自己在社会情境中行为古怪，但其他人的观点能提供有用信息来加以证实或反驳；一个亲戚可能会说他们的配偶非常安静，无论在家里还是在社交场合都很少说话，但来访者并没有明显的感觉。

● 问题可能会对另一个人产生影响，同时可能会加剧困难。例如，一个强迫症来访者可能会让亲人或其他重要人物参与他的仪式行为，从而给他们带来压力。反过来也会造成环境紧张，使强迫症问题进一步恶化。又如，另一个来访者，她在认真打扫厨房后，一整天都不允许任何人进入厨房——这制造了一个紧张的家庭气氛，家庭中的其他成员向她施压，然后她感到焦虑，被迫对这种情况施加更多的控制。

● 他人对来访者问题的回应方式可能与来访者的维持行为有关。例如，一位年迈的丈夫在妻子遭遇车祸后，非常不愿意让她哪怕进行短暂的散步来逐步恢复自信，因为他担心她可能会失去平衡或迷路。当然，给予安慰是人际关系中维持问题的一个经典例子。

● 他人对这个问题的看法可能很重要，因为它们可能会影响来访者的信念。例如，"吃药可能是唯一有效的解决办法""来访者是个坏人""逃避永远是最好的解决办法"等信念。

应以类似于来访者的方式接触其他信息提供者，认识到他们需要参与，给予他们希望，可能的话还要学习认知行为疗法。使用苏格拉底式方法的原因同样也适用于他们，如同适用于来访者一样（见第七章）。

尽管访谈是从其他资料提供者那里获取信息最普遍的方法，但也可用跟对待来访者相同的方式要求他们提供更多直接的观察材料。频率计算、评估、日记和问卷在某些情况下都可能有用。

应该同来访者和其他信息提供者共同讨论保密问题，以确定是否有任何一方不希望被披露的事情。应该确认一下他们希望保密的理由是否充分，还是基于某种错误的信念。例如，家属担心谈论自杀可能会将这种想法灌输给来访者，其实这是多虑的。

现场观察和角色扮演

在问题发生时对来访者进行观察可以提供许多意义重大的信息，这些信息是来访者已经忘记或者意识不到的信息。例如，一个有着复杂的洗手仪式的来访者把仪式行为中涉及的一些细节认为是理所当然的——包括她在完成仪式行为的每一步后都要把肥皂清洗干净，再放回水槽中。一个有社交恐惧症的人没有意识到他在非正式的社会交往中非常爱逃避他人目光。现场观察意味着，身为治疗师，你可以自己判断来访者问题的严重程度，你可以发现来访者意识不到的重要细节。

有时，你可以在自然环境下观察来访者的行为。比如，治疗师陪同一名患有社交焦虑症的来访者去商店，在他询问货物或者付钱时观察他与别人的互动。有些时候，你还可以设计情境。例如，治疗师让一位患有强迫症的青少年在一次治疗中徒手触摸门把手（通常她会避免）来暂时"弄脏"她的手，然后执行她通常的仪式来确保安全。

有时，你可以利用角色扮演在会谈中重现一个相关的情景。一个年轻人对工作中坚持自己的主张感到紧张，他非常确信自己说话含混不清，当他试图为自己索要东西时看起来很"奇怪"。通过角色扮演，他的治疗师能够观察到他的人际交往能力，并正确地理解他有多么困难。治疗师也能给他一些有用的反馈——也就是说，他实际上口齿流利，在治疗师看来一点儿也不奇怪。

当然，你在观察来访者时可以采用以上所有的测量方法，包括频率计算和评估等级表。

生理测量

许多研究报告，特别是那些涉及焦虑的研究报告，都包含了对生理状况的测量，而且，最让来访者感到不安的确实可能是生理症状（如恐慌症）。尽管有些测量工具简便且易携带（比如心率仪或皮肤电反应仪），然而它们很少被运用于临床实践之中。通常，来访者对生理变化及其意义的感知，足以作为反应系统变化的指标。

一个来访者害怕焦虑时昏倒，为了给他看血压（BP）状况的信息，要求他把注意力集中在心率（HR）上。当心率加快时，治疗师问他血压和心率之间的联系，然后向他解释晕倒是因为血压降低了。

因此，重点是间接进行生理值的测量，而不是直接地进行生理记录。

充分利用数据

既然我们花费了时间和精力收集信息，就要确保信息得到了很好的利用。首先，仔细查看这些信息是否支持需要进行检验的假设。这可能涉及以某种方式对数据进行整理。例如，如果来访者在几周内接受了一系列问卷调查，可以将问卷结果绘制成图表并寻找变化。这是可以鼓励人们自己去做的事情。图5-4就是一位正在接受治疗的抑郁症来访者的一系列贝克抑郁量表分数。

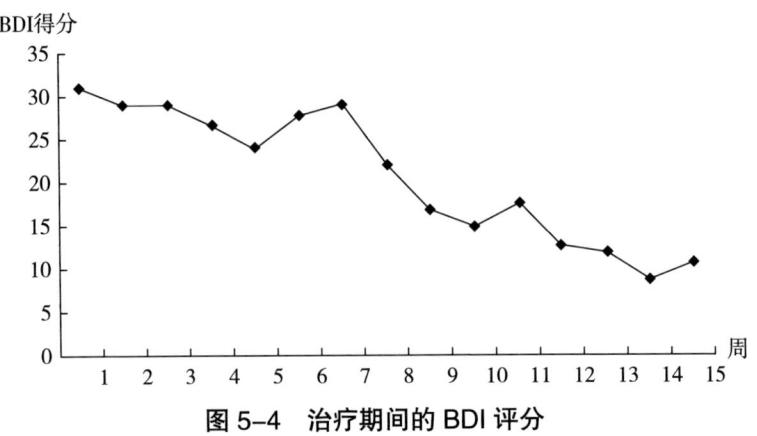

图 5-4　治疗期间的 BDI 评分

　　然而，一系列的日记可能因信息不容易分类而很难总结。你可能会发现，让你的来访者回顾"这告诉了我们什么"是一个有用的方法，尤其当这个目标是涉及认知的转变时。这项练习还可以帮助你的来访者发展"阅读"日记的技能，并从数据收集中获得最大收益。

　　治疗师：回顾你过去一周的日记，你学到了什么呢？你能看到哪些变化？

　　来访者：我可以看到有一个主题是"积极起来——感觉不那么沮丧"，而且有一个模式是，事情经常在早上变得更糟。早晨给我一种回到了起点的感觉。我能看出，和希瑟出去约会比任何事情都更让我开心——这就是我经常这样做的原因。

　　治疗师：按照 1—10 分的标准评分，你早上感觉如何？

　　来访者：在 2—3 分。如果你看了日记，就知道每天早上都差不多（虽然我第一次来治疗时都是 1—2 分）。事实上，有一个等级是 4 分——在我和希瑟出去约会一整天之后。

　　治疗师：嗯。你对此有什么看法？

　　来访者：情况有一些好转，所以我应该和希瑟保持联系吗？

　　治疗师：非常有可能。当你一直很活跃，尤其是如果你遇到了希瑟，是什么感觉？

　　来访者：如果我只是去散步，那么我会达到 5 分（但持续时间不长）；如果我做一些运动，我会达到 6 分，并且持续时间更长；如果和希瑟会面，我会达到

8分，并持续几个小时。

治疗师：那么，你对此有什么看法？

来访者：我越活跃，感觉越好，最好的活动是社交活动——和希瑟接触。

治疗师：的确——现在，如果我们回顾你今天从日记中收集到的一切，可以发现有很多有用的信息。我想知道总结一下是否有帮助。看着自己的日记，你会如何总结自己的进步？

来访者：这仍然很难——每天都是一个挑战，但我现在知道我可以做一些事情来改变自己的心情，并且早上会因为我所做的事情而变得更轻松。

治疗师：当我们开始治疗时，你说"尝试没有意义，我永远不会感觉更好"，而你当时对此的确信程度是90%。你刚刚说的和之前那个信念比较，符合程度如何呢？

来访者：我正在慢慢改变自己的想法。我在进步，但是很慢。

治疗师：把这句话写下来作为你一周的总结，并给它打分怎么样？

来访者：好的——我现在会给它打6分（但早上可能就不那么好了）。

在这里，治疗师使用了一系列温和的询问来帮助来访者探索日记中的信息，并得出一个关于进展的可信的新结论——这是一种苏格拉底式方法，我们将在第七章中再次讨论。

在评估焦虑水平时，一个常见的绊脚石是静态的或恶化的焦虑分数，它实际上代表了改善！它之所以代表着改善，是因为来访者实际上做得更多，承担了更多的风险，尽管焦虑但他们仍持续鞭策自己。焦虑评分缺乏改善可能会令人丧失信心，因此需要对其进行回顾和讨论。正如我们已经注意到的，回避是对焦虑的普遍反应，这通常会使焦虑评分维持在较低水平。一旦有人开始解决他们的恐惧，他们的焦虑分数可能不会下降（甚至有可能上升），因为他们尝试了越来越多的困难的任务。表5-5罗列了一位患有严重幽闭恐惧症的来访者的数据。也许在疗程中要求他将任务按困难等级进行分组会有帮助，因为他可以看到同一难度等级上的行为活动在焦虑评分上的变化。

表 5-5　随着任务难度的增加而增加的焦虑值记录

日期	情境	焦虑值（0—10*）	困难值（1—5**）
11 月 12 日	小房间，门开着	5	1
11 月 14 日	电梯中，上升了 1 层	7	2
11 月 15 日	礼堂后面，最后一排	4	2
11 月 16 日	小房间，门关着	7	3
11 月 17 日	小房间，门关着，充满烟雾	8	4
11 月 19 日	小房间，门开着	3	1
11 月 21 日	礼堂后面，中间一排	4	3
11 月 23 日	小房间，门关着	5	3

注：* 0 = 一点儿也没有；10 = 我可能出现的焦虑最大值。
　　** 1= 想象着可以这么做；5= 觉得永远不会去做。

随着治疗的进行，数据收集任务将会从治疗会谈中发展出来，而且整理与解释信息的责任也应该慢慢地移交给来访者。你可以要求他们回顾自己的日记，并确定讨论的主题或最重要的事件。这有助于来访者培养反思和统筹能力，而这些能力对有效解决问题来说是必要的。

使用测量时遇到的问题

来访者不重视测量的潜在价值

引出并与来访者讨论他的疑虑很重要，如有必要，最好在得到当事人同意的情况下尝试做一些具备实验性的测量。

来访者不具备阅读或书写的能力

如果一个人不能阅读或书写，那么你得发挥聪明才智去寻找其他替代性的记录方式（如使用手机进行记录）。获得来访者关于如何规避问题的建议是有帮助的，因为他可能已经处理过类似的其他情况。

量表的信度或效度很低

经常检查量表的信度和效度，并确定量表的常模群体是否与来访者相契合。成人版的抑郁量表可能不是青少年的最佳问卷；西方版的焦虑量表可能不适用于亚洲人群。好的调查问卷常被检验且不断更新，以便在不同年龄范围和不同文化中得到更广泛的使用，所以对此一定要多加留意。

此外，请注意，来访者可能使调查问卷的结果无效或降低信度，这有时是无意的。来访者只是误解了要做什么，这也再次向我们展示了在会谈中练习完成问卷的优势。有时结果是无效的，因为自我报告的测量可以被来访者操纵，以给出来访者所想要给出的回应。例如：

乔希认为没有人真正理解他的感受有多糟糕，所以他夸大了自己的焦虑分数，试图让他的治疗师相信他真的需要帮助。

凯特已经决定自杀，并获得了一定程度上的平静，她当然不想让她的治疗师破坏她的计划。因此，她努力确保自己没有在 BDI 测验中表现出明显的"自杀"问题。

罗恩的应对方式是保持勇敢，他告诉自己"我很坚强，能够处理事情"。他当然不会深究那些询问他焦虑和痛苦的问卷题目——他实际上并不敢直面焦虑和痛苦，也不想让他的治疗师注意到这些。

泽娜发现这位治疗师是迄今为止最好的一位，所以想要讨好他，她会对自认为咨询师希望看到改善的方面进行"有意"的评估。然而，她很小心，一直不认为自己感觉很好，因为她不想出院。

这些例子强调了仔细检查问卷和其他自我报告方法的重要性。与来访者讨论这些问题时，注意他们在会谈中的情感反应是否与他们自我报告的一致，如果你觉得事情并不像看上去的那样，要敢于使用苏格拉底式探索。你可以看到这对像凯特这样的人来说有多重要。而对像罗恩这样难以表达问题和需求的来访者，你可以首先引入标准化的衡量标准或介绍简单自我评估具备的优势。这可能会使他更加自信，以便能进一步使用病理和需求报告。

信度低可能源于过度使用自评测验，因为这可能导致对题目过于熟悉，从而降低结果的准确性。例如：

迪诺在每次会谈之前都完成了 PHQ-9（抑郁症筛查自测量表）。他对这些题目太熟悉了，以至于不再认真阅读每个问题，并且在完成整套问卷时变得漫不经心。如果他觉得事情相对还好，他会简单地勾选左边这一列的回答，如果事情对他来说很困难，他会转过来勾选右边这一列。这对他来说没那么费力，但这意味着他的治疗师看不到他情绪状态的微妙波动。

一些标准化的量表有平行测验，你可以使用这些平行测验来规避重复测量所导致的熟悉性。但我们在认知行为疗法中经常使用的大多数测量都没有平行测验或复本。所以你会发现自己一遍又一遍地重复相同的表格。同样，你需要和来访者一起回顾这些回答，以确定它们的真实性，但是你也可以问问自己，你是否真的需要如此频繁地收集这么详细的信息。例如，在迪诺的案例中，只在治疗开始时、复查时和出院时进行问卷调查，可能会更有效。如果你想密切关注每次会谈的变化，那么你可以在每次会谈开始时完成一个简单的 3 分、4 分或 5 分的幸福感量表（这就是迪诺开始使用 PHQ-9 的方式）。

总　结

对问题的特质进行测量，并随着治疗的进行去评估变化，是认知行为疗法中至关重要的部分。当你用自己的聪明才智去设计各种测量方法时，它会成为治疗中有趣、富含创造性和合作性的部分。尽管从临床访谈中可以收集到很多有用的信息，但在评估和治疗期间以及治疗结束时获得的补充信息也是有益的。这有许多原因，包括：

- 有助于你评估干预的效果；
- 能够利用对问题更可靠的当时当地的观察；
- 受益于来自测量的任何可能的治疗效果；
- 允许来访者将基线与后续措施进行比较，以便更准确地绘制进度图；
- 进行强化治疗可以被视为一种经验性练习。

重要的是要记住测验的心理测量属性，如反应性、可靠性和有效性。后两个可以通过遵循一些简单的规则以得到效果最大化，这些规则在正文中有描述。

你收集的数据应该是后续会谈中不可或缺的一部分，并且始终对来访者提供的数据表现出真正的兴趣，这是非常重要的。

测量标准的复杂程度各不相同，从简单的计数，到评级和日记，再到问卷调查。仔细考虑你想要获得哪些信息，并和你的来访者一起创造性地设计相关的测量方法。

请记住，除了你的来访者提供的信息之外，还有其他信息来源——亲戚、朋友、其他同事、心理生理测量。

尽可能利用你的来访者带来的所有数据——如果有帮助的话，用图表表示出来，试着将不同方面联系起来，并与程式中提出的任何假设联系起来。

学习和练习

这些学习和练习资料可以从配套网站下载。

回顾和反思

本章中有一些关于如何最大限度地提高你设计的测量方法信度和效度的建议。想想这些建议，是否还有其他可能会遇到的问题？如果有，你将如何解决它们？

有人声称，人们所面临的问题的重要方面是无法被测量的。考虑三个来访者的问题，并思考他们的问题的哪些方面似乎难以测量。如果你试图测量它们，你会放弃或忽略什么？如果让你设计一个测量方案并收集一些数据，你会得到什么？

回顾你的个案报告，看看你用过的方法，考虑你的来访者反应的有效性和可靠性。

进一步探讨

对自己进行一些监控，了解它多么具有启发性和繁重性是有益的。例如，你可以做一天的思想记录（见第八章）；或者你可以记录下让你担心的行为发生的频率——冲人发脾气、抓头发——以及每次发生的原因。请注意这种监控带来的挑战，并考虑如何帮你的来访者将这些挑战降至最低。

查看你的来访者笔记，并尝试找出数据收集和评估中错过的的机会。考虑一下你现在可以做些什么。计划好你将如何收集更多相关信息，以及你将如何分享这样做的理由。

第六章
帮助来访者成为自己的治疗师

引　言

心理治疗的学习模式中最强大的一个部分是来访者开始学习治疗师的许多治疗技术（Beck et al., 1979: 4）。

在认知行为疗法中我们教来访者成为自己的治疗师，掌握应对旧病复发的技能。本质上，认知行为治疗师的目标就是使自己不再被需要，这意味着要彻底地教会来访者认知行为疗法的模式和方法。治疗师不仅要分享认知模式和策略，还要教授能让治疗技术更易学易记的方法，让来访者为长期独立处理自己的问题做好准备。在第三章中我们探讨了治疗关系在帮助来访者探索和学习中发挥的重要作用，以及合作对学习认知行为疗法技术的必要性，这都与帮助来访者成为自己的治疗师有关。本章将以此为基础并着重谈论如何帮助来访者进一步提高独立性、学习能力，以及应对旧病复发的能力。

帮助来访者学习和记忆

人类是善于遗忘的，只有当来访者记住了认知行为疗法的模式和方法，才能承担治疗师的角色。早在 19 世纪 80 年代，心理学家艾宾浩斯就已经证明，我们会快速遗忘我们注意到的大部分信息，因此治疗师需要努力让实用技能在来访者脑海中留下深刻记忆。

首先是询问来访者有没有特殊的学习问题。这样可以帮助你思考如何更好地呈现和构建关键信息。接下来是简单地鼓励来访者做以下事情：

- 做好学习重点的笔记；
- 复习笔记；
- 制订练习的计划，以防显性知识和程序性知识（"是什么"和"做什么"）的遗忘。

为了给来访者创造良好的学习环境，治疗师可以通过减少干扰、使用视觉辅助工具、给予处理信息的时间以及保持最佳压力水平等方式。这些都是很容易实施的方法，并且能够显著改善记忆力。

诠释学习的理论模型有很多，但与治疗师关系最密切的（也是最简单）也许是勒温（Lewin, 1946）和科尔布（Kolb, 1984）提出的成人学习理论。

成人学习理论

这一模型强调经验学习的重要性和反思的价值，在体会、反思和实操中学习。这一模型认为有效学习包含了四个必要步骤：

- 体会；
- 观察；
- 反思；
- 计划。

这些步骤形成了一个如图 6-1 描述的周期。真正有效的学习需要完成周期中的所有步骤。

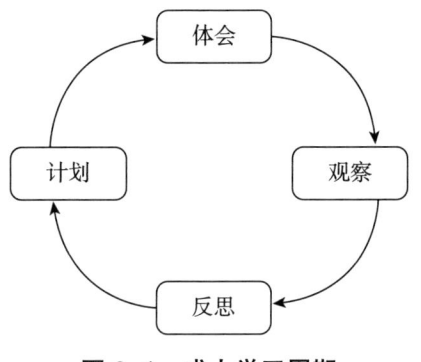

图 6-1　成人学习周期

对有效学习元素的理解可以在许多方面帮助治疗师。例如，何时提供信息，何时使用苏格拉底式方法，以及怎样安排任务让学习变得更不易忘记。第七章将着重研究苏格拉底式方法，值得注意的是，苏格拉底式方法包含了学习周期的元素。使用这种方法时，我们会提示来访者分享他们的经历（观察），以此来建立对他们的问题的新理解（反思），然后整合出新的可能性和努力方向（计划下一次经历）。第八章和第九章将分别着重研究认知和行为技术，你同样会看到这些重要的认知行为疗法元素是如何通过学习周期联结起来的，认知技术帮助来访者形成新的观点和可能性（观察—反思—计划），并"实地"测试（体会）。

作为学习周期的一个例子，你可以展示 CBT 模型，或者让来访者围绕四个元素说说自己的想法、感受和行为。

体会、观察

治疗师：你感觉如何？

来访者：非常焦虑，也很害怕。

治疗师：你想到了什么？

来访者：我让自己很难堪——看起来很傻。

治疗师：你做了些什么？

来访者：我告诉我的老板我要休年假，所以我不能参加演讲，然后我就预订了休假时间。

治疗师：所以你没有去演讲。那时你感觉如何，你想到了什么？

来访者：最开始我觉得解脱了，但之后我感觉更糟了。我仍然无法面对做公共演讲的焦虑，而且我害怕老板会发现我骗了她。

治疗师：似乎你很害怕演讲并且认为自己会很尴尬，但你在逃避演讲之后又后悔了。

来访者：嗯，是的。

反　思

治疗师：那么，你从中学到了什么？

来访者：我应该勇敢地面对恐惧。逃避只会让我感觉更糟并且让我更焦虑。

计　划

治疗师：面对自己的恐惧……关于怎么做，你有什么想法吗？

接着你可以计划一个行为实验，该实验可以给来访者提供一种可回顾的体验。经验与认知的结合比纯粹的言语干预更能引起认知、情感和行为大的改变（Bennett-Levy, 2003），而且更有助于弥补来访者常见的"思维—信念的缺口"（"我脑子里知道但就是感觉不到"）（Rachman & Hodgson, 1974）。

有研究者认为我们每个人在使用信息和在信息中学习时都有自己偏好的方式。霍尼和孟福德（Honey and Munford, 1992）把这些偏好映射到学习周期中，并区分了四种偏好类型：行动者、思考者、理论者和实用主义者。你可以看到他们使用的描述性标签与勒温和科尔布的不同，但是标签没有概念重要。当你读到周期里每一阶段的描述时，思考一下你自己的偏好。

体　会

行动、参与、"实操"的阶段。这是行动者最爱的一个，他们喜欢从事某些有形的活动。在治疗中它可能包括角色扮演、设定一个行为任务或者在一个行为任务中陪伴来访者。

观　察

这是学习周期对发生的事情进行反思的部分，是思考者最爱的部分，他们花时间去领会事件并且反复琢磨。治疗中它可能包括回顾来访者的思维或收集会谈结束时的反馈。

反　思

在过去的经验和知识的基础上，搞清楚现在发生的事情。这一阶段是理论者最爱的，他们喜爱寻找事物的真理和联系。在治疗中，这可能是对问题程式的反思过程，是概括经验和抽象原则的过程。

计　划

这一阶段主要考虑新观点产生的实际影响，受到实用主义者的喜爱。这标志着制订计划，为进一步的体验打下基础。在治疗中这是在新的理解基础上设定目标和任务的阶段。

来访者或者治疗师的个人偏好会导致周期元素强调不足或过分强调。例如：

● 行动者有时只停留在任务中"做"的那部分，比如参与行为任务但不对其进行彻底的回顾。这意味着很难领会经历的含义且进行下一步，甚至会白白浪费了这些经历。

● 思考者可能会非常详细地回顾任务但不能将之与先前的体会联系起来。在这种情况下，计划因为缺少理论基础而受影响，并且不大可能与来访者问题的程式联系起来。

● 理论者会制造联系，但如果观察很少，就几乎没有可联系的东西。如果计划阶段也很少，将会失去重要的学习机会。

● 最后，实用主义者着重制订具体计划，但如果没有适当地参与到行动、观察和理论化中来，计划将鲜有成效。除非四个步骤兼顾，否则即便制订了最好的计划，也不能学习或记住新技能。

请注意你的个人偏好和来访者的偏好之间可能会产生无益的交互影响。例如，一对"思考者—理论者"可能会愉快和积极地进行探讨但行动不够，以致不能进行经验学习。一个对抗性的组合也会出现问题，例如，一个思考型或实用主义的来访者可能会给行动型的治疗师带来挫败感，来访者可能出现令人泄气的迟钝和强迫行为。因此，在某些情况下，偏好的不同会导致治疗联盟出现问题（见第三章）。另外，不同的偏好和风格可以彼此互补。一个拥有各种偏好的治疗师会鼓励一个行动型来访者思考和计划，例如，行动—实用主义型的治疗师可以以有关"只说不做型"来访者的理论为基础来帮助他／她更好地参与行为实验。

很明显，学习风格与沟通、认知疗法以及治疗联盟的发展相关。它很值得我们花时间思考。作为一个治疗师，试着后退一步，从旁观者的角度观察你的风格和偏好如何与来访者的偏好相辅相成。

记　忆

学习不只是获取知识，获取信息不仅要长期保持也要可检索。来访者需要记住治疗的要点，因此我们工作中一个极具价值的部分是了解记忆以及强化记忆。有很多有用的资源能帮助我们理解有关记忆和信息加工过程的知识，但其中最有教育性和可读性的书籍依然是艾伦·巴德利的《你的记忆：用户指南》（*Your Memory: a user's guide*, Alan Baddeley, 2004）。本章观点大多来自此书。

与记忆有关的主要系统有：

● 短时记忆（STM）。这是信息的"暂时储存场所"（20—30秒）。如果信息是无关的或没有足够重复到能被转换为长时记忆，它将会被遗忘。

● 长时记忆（LTM）。这是"保管处"，信息在这里会被无限期保存。与某些观点相反，记忆并不像录像机那样保存信息，能在我们回忆某事时重放。它更像一个拼图玩具，散片被存储在大脑的不同部位，在我们回忆的时候重组。这是很重要的一点，因为它让记忆很容易混乱。

它与临床实践相关吗？答案是肯定的，接下来的例子解释了为什么对学习和记忆的了解能帮助一个人最大限度地得到治疗。

一个来访者在治疗师办公室的椅子上躺着学习放松技巧。他的感觉记忆处理着言语指令、治疗师说话的语调以及他放松身体或呼吸缓慢时的身体感觉。当他执行指令并反馈放松的效果时，这个过程将被储存在短时记忆中。如果认为练习很重要，它们则更可能被储存于长时记忆之中。

如果认为练习是无关的，或者不怎么去留意，它们将会被遗忘。

让我们假设一下，一开始来访者便相信放松练习是有用的，他参与了学习，在家继续练习，并在下一次治疗会谈中对练习给予了反馈。但是，治疗师却发现他的练习并未达到期望的那样。尽管来访者记住了一些放松方法的内容，但有些被遗忘，还有一些与其他学习内容混淆了。总体而言，练习并没有帮助。通过讨论，揭示了可能的原因：

1.他没有记住练习的基本原理，因此难以理解其中的关联。

2.练习只在会谈中做过一次，没有让他报告情况，也没有做记录，因此他对练习的记忆便很差。

3.在回忆练习时，来访者无意识地记起了多年前学过的瑜伽技术，干扰了记忆。

4.治疗师和来访者都偏好"行动者"的学习类型，并且不重视计划。

来访者的记忆力如何提高？

● 关联。重要或有意义的材料可能更容易被记住。这是告知基本原理——并且确定来访者理解和同意该基本原理——在治疗中非常重要的原因。

● 集中。分心使记忆力变弱，集中注意力有益于记忆。治疗师应尽量减少干扰物并引导来访者对任务保持注意。

● 重复。重复使我们更加容易记住信息或者经历。例如，治疗师可以进行多次有效的放松练习。

● 积极参与。获得反馈同样有帮助。这将促进对信息的复述，并促进个人联系的形成：主观上有联系的材料总是比与个人无关的信息更容易被记住。

● 记忆辅助工具。我们都会忘事，因此便条、清单等能给我们带来帮助。为来访者提供一份记录基本原理和技术的资料，或者用磁带记录下练习对他们会很有帮助。

● 熟悉。我们倾向于根据先前的经验与信念"重组"记忆（Bartlett，1932）。因此，治疗师应该核查来访者对一项特定技术的反应和联想。通常，早期经验能够得到有效融合——在上面的例子中，来访者所熟悉的瑜伽技术可以融入练习中，使练习印象深刻。

● 在整个学习周期中进行练习。引导来访者对练习进行思考是有益的，让他们思考学到了什么以及如何运用。学习周期的概念化阶段及计划阶段将有助于解决问题和制订具体学习计划。

有效学习原则适用于我们介绍的每一种认知行为技术，从简单的记日记到复杂的行为实验。通过这些原则我们能更好地帮助来访者学习管理症状的技能，但我们也希望来访者能够长期地处理自己的问题，因此他们必须熟练掌握"复发处理"的技能。我们接下来将探讨这一点。

复发处理：一种终身技能

如前所述，来访者必须学会独立，这意味着他们需要记住认知行为疗法的技术并且能够在遇到困难和挫败时使用它们。来访者能够有效地处理挫折，从中汲取经验并在此基础上进一步发展，这对长期成功很重要。你可能想知道为什么这一章叫作复发处理而不是预防。尽管一些治疗方法致力于消除旧病复发，但对于某些来访者的某些病状，要在某种程度上预防几乎是不可能的。那些期望疾病能完全康复的来访者或者治疗师可能会感到失望。然而，学习处理同类事件并获得进步是有可能的。

我们建议在治疗早期就应该引入复发处理，以便将其作为一项技术在治疗过程中不断地完善。复发处理最基本的形式包含遭受挫折后的三个问题：

- 我怎么理解它？
- 我从中学到了什么？
- 事后回想，我可以做哪些不同的事？

在经历了挫折、失误或复发（无论是怎样的一种经历）之后，人们往往非常痛苦而不愿参与到费力的康复流程当中，但这三个简单的问题不会造成精神上的负担，并且能为其恢复迅速地指明方向。在这种方式下，来访者建立起一种分析挫折并从中获益的习惯。

卡罗尔（Carol）一直在与进食障碍抗争，她有暴饮暴食史。一天晚上她买了很多爱吃的食物，独自回家并吃光了它们，即使撑到呕吐，也无法使自己停止进食。夜晚通常标志着堕落的开始。第二天醒来她不仅身体不舒服，心情也很抑郁，她认为自己是个毫无希望的失败者。作为一个"毫无希望的失败者"，她觉得毫无力量去抵制强烈的食欲。然而，这一次她问自己：

- 我怎么理解这次过失？她意识到最近自己总是觉得工作上有压力，却一直强迫自己不要去想工作中糟糕的人际关系。此外，为了减肥她又恢复了整天饿肚子的旧习惯。一旦她对自己的情境进行了反思，便会意识到："难怪我又复发了。因为我压力过大而且我一整天没吃东西，所以才会大吃大喝。"
- 我从中学到了什么？"我意识到，对我而言，把饿肚子作为控制体重的方法是危险的——它会适得其反。同样，我需要随时检查自己的压力水平，当它太高时我便会很脆弱，就需要食物来安慰自己。"

● 事后回想，我可以做哪些不同的事？"虽然很难，但我会试着'理智地'吃东西并避免饿肚子。回顾往事，我以前犯了个错误，我不该假装自己从未遇到人际关系问题然后用工作转移注意力。如果回到当时，我就会正视自己的问题，或许应该与某个人聊聊此事，而不是忽略它们。"

这不仅给了卡罗尔一个应对未来的计划，而且她还了解到自己的特殊需求和脆弱之处。每经历一次挫折她就会继续"微调"对困难的理解，建立更宽广、更个性化的应对方式。

在认知行为疗法中研究复发的先驱是马拉特和戈登（Marlatt & Gordon，1985），他们最先开发了治疗上瘾行为的模型和策略。然而，他们理解的复发风险和处理方式被证明是与心理障碍相关的。他们确定了很容易造成患者复发的几个因素。一个特别有说服力的观点是挫折的二分法观点，即"全或无"解释。他们观察到，那些觉得症状已经得到了完全控制或者控制失败的人一遇到困难，其症状就会复发，他们的感觉在完全控制和完全失败之间轮换。一旦陷入"失败"的思想状况，来访者往往被一种无望的感觉主宰，这促发了诸如借酒浇愁之类的无益行为。取而代之地，应该提倡一种控制的连贯性观点，它可以使来访者适应小的甚至是重大的挫折，而不会自动假设失败（见图6-2）。

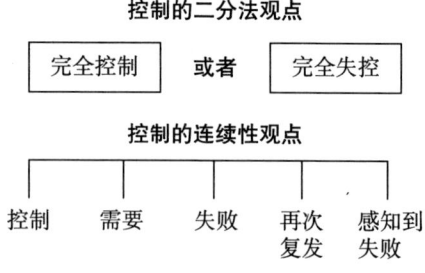

图 6-2　控制的二分观点与连续观点

得到控制和感知到失败之间的这种"连续体"模型，能够让来访者更容易觉得挫折和复发是暂时的，并且能够改变。为了进一步增强来访者的心理弹性，要督促来访者思考连续体的不同阶段并提问。

- 我什么时候会面临这种风险?

- 这种风险有什么征兆?

- 我该怎么避免失控?

- 如果我失控, 那么该怎么办 (使损害降低)?

通过这种方式, 我们能辨认出"早期预警信号"并采取措施避免失误, 同时还要做好一个考虑周全的后备计划。所以一次失误可以被理解为一次为寻求解决办法而生的预期事件。

除了二分观点, 还有哪些因素让来访者容易旧病复发? 马拉特和戈登鉴定了一系列增加复发可能性的事件。

- 处在高风险情境中。例如, 一个抑郁的人被社会孤立, 或有饮食障碍的人很久没吃东西了。

- 缺乏或没有应对策略。例如, 缺乏情绪管理技巧或不懂得用可控的方式处理饥饿时的痛苦。

- 自我效能感缺失。例如, 认为"我毫无希望, 抑郁是我自己的错"或"抵抗没有用, 我就是做不到"。这类想法给了人们一个放弃或妥协的"许可证"。这种想法可能会因药物滥用而加剧。

- 从事无用行为。例如, 更加逃避或大吃大喝。

马拉特和戈登认为最糟糕的是, 许多努力摆脱问题行为的来访者一旦停止努力, 便开始陷入一种无益想法和行为的强大循环中。他们称之为"破堤效应" (abstinence violation effect, AVE), 并将其视为真正的复发——一种由于强迫性负性思维而无法避免问题行为的状态 (见图 6-3)。

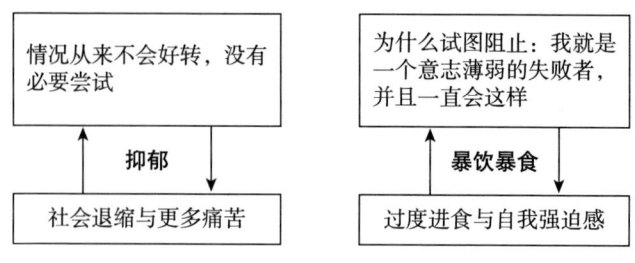

图 6-3　复发循环图

鉴别出破堤效应发展步骤的好处是，它们能为干预提供明确的指向，从而中断复发的过程。由于记忆和表现通常会因痛苦而减弱，所以有必要鼓励你的来访者写下他们的个人计划。接下来我们针对增加复发可能性的事件列出了一些策略。

● 处在高风险情境中。关键是（通过监控）鉴别、预测，尽可能地避免高风险情境。比如：如果一个抑郁者得知当他被社会孤立时会更容易痛苦，他就需要努力维持社会联系；如果一个有饮食障碍的女性压力过大或饥饿时容易处于暴饮暴食的风险中，她就需要避免那些情境。然而，困难情境有时候是不可避免的，因此脆弱的来访者可能会发现他们自己经常处于一个高风险情境中。这并不意味着复发不可避免，但如果来访者应对的策略不佳，或者对这种改变已经存在着矛盾情绪，那么复发的可能性会比较大（在第二种情况下通过动机访谈法再次激励来访者可能会有用：参见 Miller & Rollnick, 2002；Rollnick, Miller & Butler, 2008）。

● 缺乏或没有应对策略。鼓励来访者建立正确的认知和行为应对策略并计划如何将策略付诸行动。尽管这是认知行为疗法中一个例行的环节，但这有助于保留对来访者有用的提醒物。当他们的记忆因情绪状态受损时，他们可以在需要时利用好这些东西。一个有抑郁倾向的人，可以列出所有他可以尝试的社会活动和接触；处于暴饮暴食风险中的女性可以用一个提醒物控制她暴食的欲望。

● 自我效能感缺失。这是复发过程中一个非常具有认知性的元素，因此认知行为疗法完全有条件帮助来访者形成对现实充满希望的、赋能式的自我陈述。比如："我的这种思考方式会带来失败，但尽管如此，我也可以'训练'自己再次摆脱它。此外，我还有很多支持我的朋友。"或者，"我可以抵制它。我过去曾反抗成功过。虽然这不容易但我知道对我而言是可能的。"此外,来访者需要预测他们什么时候可能使用这些陈述,在角色扮演或者想象中演练一下是很有帮助的。它同样也为治疗师提供了机会来检查自我陈述是不是存在无益的伤害或批评。

● 无用行为。例如,更严重的社会活动退缩,或者暴饮暴食。如图 6-3 所示,来访者会陷入强大且无益的认知行为循环中。你可以用认知重组技术(见第八章)来打破这个模式,以支持行为改变(见第九章)。这将为进一步的认知重评提供支持(见图 6-4)。很显然,越是矛盾的来访者,就越难形成这些有用的陈述。

值得注意的是,对改变持有矛盾的心理(在第十一章的治疗过程中有详述),会让病症更易发作或者复发,你需要追踪观察来访者的动机改变。

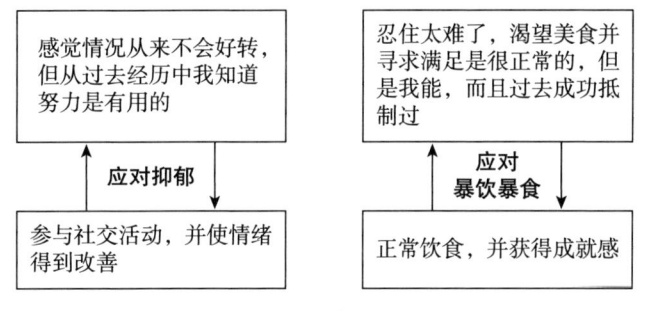

图 6-4 打破复发循环

"自助"阅读(阅读疗法)

来访者的进步与维持可以通过阅读相关文章来巩固。第十六章综述了传授认知行为疗法的多种方法,其中有阅读治疗法。有很多面向大众的认知行为疗法优秀文献。有些是总括性的(Butler & Hope,2007;Greenberger & Padesky,2015),有些是针对特定问题的,例如,巴特勒所著的《克服社交焦虑与羞怯》(*Overcoming social anxiety and shyness*: Butler,2008)、吉尔伯特所著的《克服抑郁》(*Overcoming depression*: Gilbert,2009)、肯纳利所著的《克服焦虑》(*Overcoming anxiety*: Kennerley,2014)、芬纳尔所著的《克服低自尊》

（*Overcoming low self-esteem*: Fennel, 2016）。如果你打算用这些文献来完善 CBT，那么你自己要先阅读这些手册或书籍，这样就可以在推荐它们之前评估文本的质量或要求。

可能存在的问题

一、治疗师总处在专家的角色，而来访者总把自己当病人

首先，找出哪些假设可能与该问题有关，是不是有意义。比如，也许你在想"为了胜任这个工作，我必须比来访者懂得多"，或来访者会认为"我永远不能帮助自己，所以尝试是没用的"。下一步显然是评估和验证这些假设。可以请督导师来帮助解释和纠正这种误区。

二、治疗过程中对学习周期缺乏思考

回顾你和来访者的学习周期与偏好，和你的来访者分享学习周期，并讨论是否有互利之处。有机会的话和督导师讨论一下它们对你的工作产生的影响以及克服问题的方法。

三、来访者希望被"定位"或"管教"

一些来访者不愿意接受合作和自助的观点。有时，在会谈中让来访者习得认知行为疗法，就足以改变他们消极被动的心态或对长期治疗的期望。但有些来访者仍然会觉得自助的目标很乏味，甚至很可怕。我们要试着揭开造成这种态度的假设——这是在来访者参与认知行为疗法之前需要弄明白的。这是需要时间的，所以你需要确认自己是否具备要求的时间和技巧（更多关于处理复杂来访者的情况请见第十七章）。不管怎样，必须坚持定期复查的原则。阐明无益的模式，如果对你而言用 CBT 帮助来访者不可行，就要考虑一个更合适的疗法。

四、复发处理需要持续到治疗结束

从治疗一开始你就要意识到来访者的脆弱性与问题复发是相关的。尝试在治

疗初期问来访者："什么时候你会想象你在与问题抗争？"或者"你何时觉得自己处于挫折的风险中？"如果你的来访者犯了错误，那么借此机会彻底地复盘（给予足够时间去做），鼓励来访者在与你的合作过程中以及从挫折中吸取教训。

五、治疗师觉得有压力并在复发处理上不够用心

复发处理是一项对时间的投资，但这是一项值得的投资，因为它可以帮助来访者摆脱复发的痛苦，也可以降低进一步治疗的成本。如果困难来临时来访者看不到或无法处理，那么他对复发会毫无招架之力——即使他对认知和行为技术很在行。

总　结

认知行为治疗师的首要目标是让来访者成为自己的治疗师。我们的目标是通过交流把保持进步和减少复发所需的知识和技能传递给来访者，最后使自己不再被需要。如果我们遵从成人学习理论和记忆程式，并且投入时间做好复发处理，我们就可以有效地达到目标。

成人学习理论提醒我们要留意我们和来访者在处理新信息时表现出的优势和偏好。它还告诉我们要鼓励来访者对学习周期的四个部分一齐下功夫：

- 观察；
- 反思并与过往知识建立联系，以此发展出新的想法；
- 解决问题并思考如何推进工作；
- 创造积极的体验。

记忆模型告诉我们保持注意力的重要性，鼓励对新材料的重复记忆，加强它与个人之间的联系，使用记忆辅助工具，并利用好对以往经验和知识的熟悉性。

复发处理是持续进步的关键，需要从治疗一开始就引入它的概念，这样可以使来访者发展好在挫折中学习的能力。

学习和练习

这些学习和练习资料可从配套网站下载。

回顾和反思

注意本章中那些让你觉得特别有趣或重要的东西。你要怎样记住它们？

学习理论或记忆过程符合你对 CBT 的理解吗？当你在工作中考虑它们时，它们有意义吗？它们与你必须记住程序和协议的经历或你的来访者从对一个疗程的回忆到进入下一个疗程遇到的困难有什么关系？

复发管理如何与你个人或与来访者处理挫折的经验相适应？这看起来是一个有效的方法吗？

进一步探讨

了解更多关于你的学习风格，试着完成一份学习风格问卷（Honey & Mumford，1992），或者记录你的课程并观察你与不同来访者的互动方式。

通过阅读这方面的书籍（如 Baddeley，2004）或报名参加相关课程或研讨会来了解更多关于记忆的知识。

计划你的临床疗程，以增强记忆力（包括你和你的来访者的！），并从你的学习风格中获得最大的收益。

如果复发管理对你来说是一个特别重视的部分，更新你的阅读材料（见下文）；你可以在会话中引入它，并评估它对来访者进程的影响。与你的督导师一起回顾你对来访者成为他自己的治疗师提供的帮助，以确保你记住这一点。

第七章
苏格拉底式方法

引　言

　　苏格拉底式方法是通过一系列的干预措施来帮助来访者学会如何自助的一种方法，这种方法也被认为是良好的认知行为疗法的基础。贝克本人明确指出，"认知疗法主要使用的是苏格拉底式方法"（Beck, Emery, & Greenberg, 1985: 177）。虽然对此方法的准确定义仍存在一些争议（Carey & Mullan, 2004），但人们普遍接受的观点是，苏格拉底式方法是"认知治疗的基石"（Padesky, 1993）。因此在本章中，我们需要了解为何大家都认为它极其重要，你要如何使用它，以及最重要的一点是什么时候最好不要使用此方法。

　　目前最常用的苏格拉底式方法是使用苏格拉底式问题——本章将由此展开叙述。

　　什么是"苏格拉底式问题"？认知治疗师一般会问各种各样的问题（James, Morse & Howarth, 2009）。例如，他们会询问用于直接收集来访者信息的问题，这些问题的范围可以从简单的"你住在哪里"到极具挑战性的"你制订过自杀计划吗"。有时候，我们会问一些社交问题来让来访者放松（例如，"周末去威尔士的旅行感觉如何？""你儿子考试顺利吗？"等）。或者，我们也会通过询问来澄清困惑，比如"她对你说了什么？"。因此，苏格拉底式问题是与认知行为疗法最相关的一类问题。

　　苏格拉底式提问来源于苏格拉底，他是公元前 400 年左右生活在雅典的一位哲学家，他把时间花在集市上，鼓励雅典的年轻人质疑大众观点的真实性。他的方法的独特之处在于用问题而非直接讲授来引导学生得出结论。通过这种方法，他从一个完全没有受过教育的奴隶男孩那里引出了几何学的基本原理。

　　苏格拉底式问题是学生有能力回答的但可能没有意识到这一点的一类问题，这类问题将通过某种方式启发他们。苏格拉底鼓励学生使用他们自己已有的知识基础，形成自己的观点，进而发现新的可能性并采取相应的行动。在认知行为疗法中，苏格拉底式问题的目的不是证明提问者的观点，而是鼓励其他人质疑自己的观点并提出新的观点。苏格拉底式提问让治疗师和来访者有机会揭示来访者已经知道但还未仔细思考过的或者已经忘记的事情。通过认真、详细的询问，鼓励来访者利用已有知识去发现可供替代的观点和解决办法，而非直接采取治疗师提出的建议。

　　我们之后将详细讲述"苏格拉底式问题"本身，现在让我们扩大视角来看看"苏格拉底式方法"的其他内容，这不仅仅包括询问。回想一下我们的主要目标，专注于来访者以前没有意识到的可能性。除了提问还有其他方法可以实现这一目标。例如，我们可以通过对困境的反思来激发出一个新的视角。

　　治疗师：这听起来好像是如果你做了事件 X 的话，你会责怪自己。而你做了事件 Y 的话，你又会觉得很难受。

　　来访者：这相当于"怎样都是输"。我从来没有这样思考过——难怪我感觉很难过。

　　我们可以简单来做个总结。

　　治疗师：那我试着做个总结。你是修复家庭问题的那个人，而当你陷入困境的时候，好像没有人来帮你。

　　来访者：你这话听起来很刺耳，但说实在的，情况的确如此。我现在懂了，从来没有人来帮我，这可能就是我有这样的感觉的原因。

我们可以提供信息。

治疗师：我昨天接待来访者的时候，他们中有五个人都在童年的时候遭受过虐待。你对此有什么感受吗？

来访者：我并不是唯一的一个人——我没有那么不正常。

我们还可以通过开展行为实验、角色扮演、鼓励做调查以及写日志，帮助来访者产生新的观点和可能性。仅仅通过推行这些活动，我们就可以促进探索。来访者也经常会回到治疗当中，总结他们自己学到的东西。

菲德拉参加了一次积极乘坐公共交通的实验："迈上火车的第一步真的很难，但当我从终点站下车时，我知道我可以再来一次，我知道我会没事的。"

治疗师扮演来访者，而贝基扮演对她很无情的十几岁的儿子。角色扮演结束后，在没有任何提示的情况下，贝基说她开始意识到儿子是多么沮丧和困惑，这帮助她感受到同情而不是受伤。

杰克进行了一项调查："当我向第五个人询问他的睡眠状况的时候，我意识到我已经算是正常的。"

卡里姆完成了每周的活动计划："虽然我确信自己每时每刻都感觉情绪低落，但到了第四天，我发现早上的情况总是更糟，随着时间的推移，我的情绪确实有所改善——虽然不太好，但还是有变化的。"

这种自我驱动的探索能帮助来访者增强独立于咨询师的自信心，这一点尤为重要。

我们用苏格拉底式的言语询问法来补充经验活动，尤其当来访者难以形成新观点的时候。在行为实验之后，我们通常会问："你学到了什么？""所以你会采取什么不同的做法吗？"这样我们就能确定他们有了新的学习，并且会在新的行为中表现出来。在行为回顾日记或其他日志中，我们可能会问"这里面有什么规律吗"，以促进探索和新的学习。但请记住，并非所有苏格拉底式干预都需要用到言语法。

由此可见，可以通过不同的方式来产生新观点，但什么才算"好"的苏格拉底式技术呢？

如果你创造的体验活动（通过提问、行为实验或其他的认知行为疗法干预）是以下情况，那么你的技术可以评价为"好"。

- 来访者能参与其中，他能想出问题的答案或者能执行任务。
- 这种体验能揭示出新的、相关的观点。

一个"好的"干预能够让来访者关注和讨论与话题相关的信息，且这些信息是他当时没有注意到的。这有助于澄清问题的含义，同样可以帮助来访者利用新信息对之前的结论进行重新评估并作出新的计划。

然而，在某个时间对某个人有用的苏格拉底式问题，换个时间或者换个对象则不一定恰当。就拿我们之前的问题来说——"什么是一个好的苏格拉底式问题？"显然，如果我问一个不可能知道答案的人，肯定没有用，但如果我问一个能想到答案的同事会怎样呢？他会很好地回答吗？

如果我问了一个很容易就可以回答这个问题的同事，她只需简单想想就说"那又怎样"，那么，这就不是个好问题，因为她早已知道答案，且无法从此过程中学到任何东西。但是假想一下我的同事对她自己讲授认知行为疗法的能力失去了信心，她告诉我她一无所知，而且对训练项目也毫无贡献。在这种情形下，回答我的疑问也许能帮助她认识到自己具有专业知识并对训练是有贡献的。这样，询问就得到了问题的答案。

为何选择苏格拉底式方法

为何认知治疗师要极力发展一套娴熟的苏格拉底式提问和方法呢？以下是几点极具说服力的理由。

- 苏格拉底式方法能够有效地鼓励来访者审视情境，改变相应的态度、感觉和行为。

- 苏格拉底式方法能够强化学习，这样新的观点就能得到很好的巩固。
- 自己得出的结论通常比咨询师给出的建议更具有信服力。

大卫·伯恩斯（David Burns，1980）在他关于自助的书中写道："通过思考问题的过程，你会找到击败自己的信念。通过不断重复以下问题，你会发掘出问题的源头：'如果那个负性思维是对的，那么对我而言意味着什么？为何会让我感到心烦？'不需要引入一些治疗师的主观偏见或个人信仰或理论倾向，你可以客观地、系统地直接找到问题的根源。"（p. 239）在这里，我们可以看到苏格拉底式方法是如何使治疗师的偏见最小化的（咨询师的假设可能是错的，无论他有多少经验），同时使探索和得出结论的过程变得个性化。还不只这些，你还可以看到伯恩斯推崇一种自助策略，而这一直被作为认知行为疗法的终极目标。我们想让来访者掌握好技巧，从而让咨询师变得多余。苏格拉底式方法的秘诀不在于提供建议或者给予安慰，而是让来访者学会如何独立地审视自己的经历，也就是让他们发展出一种终生技能。

虽然说教式教学在认知行为疗法中确实有价值，但是苏格拉底式方法依然鼓励来访者筛选信息并自己得出结论——这种结论会让人记忆更深刻并且更具有说服力。

很早以前教育界就提出，持久的学习不仅需要通过事实、经验、指导或建模来实现，它还需要更深入的认知加工。一个典型的观点来自维特罗克（Wittrock，1978），他认为：

在指导中理解学习是一个生成过程。有效的指导并不是通常意义上的讲授。相反，它提升了学习者从经验中构建意义的能力。（p.1）

指导通过引导出精细化的话语或意象，从而激起刺激物和存储记忆之间的联系。（p.25）

早在 1977 年，埃尔德伊等人（Erdelyi, Buschke and Finkelstein）在一项非常精妙的研究中根据经验建立了这一理论。他们通过三种不同认知处理水平的信息输入来研究苏格拉底式刺激的记忆效果。呈现给第一个实验组的是一份 40 个项目的单词表；第二组是相同的项目但以图像的形式呈现，这样就可以在语言和视觉两个层面上进行处理；第三组（被称为"苏格拉底式被试"）需要解决 40 个谜题，由此生成相同的 40 个项目。在测试中，"苏格拉底式"小组成员的记忆力最好（他们自己生成了项目，因此进行了更深入的认知加工），其次是看过图片的小组。

这种现象甚至适用于患有痴呆症的来访者。巴雷特等人（Barrett，Crucian，Schwartz and Heilman，2000）发现患有痴呆症的来访者更容易记住"自我发现"或内部生成的材料，而不是简单呈现给他们的材料。

为什么会这样？神经科学家将记忆与大脑神经网络内的变化联系起来，变化越复杂，记忆就越持久——无论是事实、经验、计划还是程序。大脑的工作量越大，神经网络就越活跃。大脑需要更加努力地运转以做出反应，而不仅仅是接收听或看的信号，所以学习变得更持久了。很简单，使用苏格拉底式方法需要更多的神经活动，而不仅仅是听或看，因此它们促进了更深层的学习。

虽然有这些证据，我们还是要承认在认知行为疗法中，苏格拉底式方法的实证地位仍然不高，这令人相当失望（Clark & Egan，2015）。然而，人们似乎对评估其影响越来越感兴趣，最近的一项研究表明，熟练使用苏格拉底式问题可以预测从抑郁中恢复的情况（Braun，Strunk，Sasso & Cooper，2015）。

最后，我们认为苏格拉底式方法得出的结论可能比治疗师的建议或观点更可信。我们在比尔·米勒（Bill Miller，1983）通过实证确立的动机访谈法中看到了这一点。这是一种目标导向的咨询方法，米勒没有将其称为"苏格拉底式"，但它有很多共同的特点。在米勒和同事罗尔尼克（Rollnick & Miller，1995）的一篇文章中，他们总结了"动机访谈的精神"（p.325）：

- 改变的动机来自来访者，而非来自外部。
- 表达和解决心理矛盾是来访者的任务，而非咨询师的任务。
- 直接说服并不是解决矛盾的有效方法。
- 咨询的风格通常是安静而富有启发性的。
- 咨询师在帮助来访者审视和解决矛盾中发挥着指导作用。

- 愿意改变不是来访者的特质，而是人际交往的产物。
- 与其说治疗关系是对专家和接受者角色的扮演，不如说是一种伙伴关系。

我们很容易看出动机访谈和苏格拉底式方法之间的共同点。来访者用自己产生的观念来解决矛盾，治疗师则作为他们的同伴鼓励着他们。一系列权威的研究表明，动机访谈在形成现实且可执行的解决办法上有效。

总之，我们已经知道了有一系列的苏格拉底式方法供人们使用，并且我们有充足的理由相信可以将其纳入治疗过程中。当然有时候，直接提问或者说教式讲授是一种更好的治疗选择，但在这里我们将说明苏格拉底式方法是如何在多种治疗领域中起作用的。

一、评估和程式

在识别与来访者困难相关的认知、情感、行为和感觉过程中，苏格拉底式对话可以详细阐述"来访者脑海里可能在想的"但之前未被完全承认的东西。简单的问题，诸如"你感觉怎样"或"你在想什么"，可以帮助来访者澄清和表达感受与想法。其他有用的评估的问题有：

- 在脑海中你"看到了"什么吗？
- 它发生时你做了什么？
- 当你这样想/那样做时，它对你意味着什么？
- 这种想法或者画面第一次出现在你脑海中是什么时候？
- 你还有其他的感觉吗？

你也可以问一些问题，帮助你了解更细致的信息并检查之前程式产生的假设，进而形成新的程式，例如：

- 当它发生时，你感觉怎样，你的身体是什么感觉？
- 告诉我——当你有那样的感觉时脑海中在想什么？
- 那时候你会怎么做？你可以详细说一下吗？

● 这些与这个循环有什么关系？

苏格拉底式问题是苏格拉底式探究过程的一部分，你的有些问题不会明显是"苏格拉底式的"，因为它们只用来收集信息、设置场景和完善假设，从而进行更明显的"苏格拉底式提问"。你的一些陈述可能是说教式的，填补知识的空白，以便你继续进行苏格拉底式回顾。因此你要在直接提问和提供信息之间交替使用，这是让苏格拉底式方法干预效果显著的必要基础。

有时候信息收集类问题最适合检验假设，而有时候，苏格拉底式问题则更合适。来看下面这个案例。

治疗师：那你目前的主要困难是什么？（直接收集信息的问题）

来访者：我的情绪很糟糕，我感到很抑郁。我摆脱不了它，我的情绪再也好不了了。

治疗师：你的情绪是从什么时候开始变得棘手的？（直接收集信息的问题）

来访者：这个问题在我十几岁的时候就有了，但我才刚着手解决。自从退休之后，我就一直无法摆脱这种沉重的痛苦。

治疗师：（假设：标记为重度抑郁，因为退休的生活事件而恶化）我能再多问问你情绪上的事吗？（直接提问，为进一步的探索设定场景，并给予来访者有选择的信息，从而鼓励来访者对苏格拉底式提问持更开放的态度）

治疗师现在可以通过提出苏格拉底式问题来验证假设的有效性，这些问题可以让我们更深入地了解来访者抑郁的本质。在这个例子中，治疗师提出了一个问题以完善假设。

治疗师：你的脑海里还有什么别的声音？（这是建立理解来访者内心世界的几大苏格拉底式问题之一）

来访者：坚持下去没有意义……（陷入沉默）

治疗师：（假设：标记为重度抑郁症，有自杀倾向）你能说得详细一些吗？（直接提问，看看来访者能否详细说明，并向他传递信息：他不用被迫去做超出

其承受限度的事情）

　　来访者：好吧，我可能死了也好。

　　治疗师：我开始明白你的心情有多糟糕，听到你这么难受我很难过。你间隔多长时间就会觉得情绪低落，从而让你坚信这个观点？

　　来访者：几乎每时每刻。

　　治疗师：（假设：标记为重度抑郁，有自杀倾向，存在风险）我知道了。你做了计划吗？（由此开始问一系列评估风险的直接问题）你在生活中有没有尝试过？你和别人一起住还是一个人住？（等等）

　　从这个例子中可以看到，我们需要考虑我们的整体互动以及不同话语所起的作用。回到我们的问题"什么是一个好的苏格拉底式问题"，一个答案是，把它嵌入其他类型的询问中，以便建立信任和鼓励探索，并时刻关注其安全性。

二、教授

　　认知行为疗法的重要部分之一是向来访者教授认知行为疗法的模型和技能，有时候最好用教导的方法来实现。我们可以简单地带领他们阅读材料和看视频，或者可以告诉他们哪些东西需要了解。如果你的来访者由于缺乏知识而无法得出新的结论或尝试新的生活方式，那么这种教导就很重要了。我们的同事吉利安·巴特勒（Gillian Butler）博士总是提醒治疗师在训练中"留意缺口"，即我们提出问题直到来访者在知识层面上出现缺口，然后我们用教导的方式填补这个缺口。

　　治疗师：当你有这些逼真的感觉和夜惊时，你认为发生了什么？

　　来访者：我不知道。我想我一定是疯了。

　　治疗师：你听说过"闪回"这个词吗？

　　来访者：是的。但它是军事上的东西，和我的问题无关。

　　治疗师：我给你介绍一下闪回……（治疗师向他解释了闪回现象并给他看了一些纸质资料，然后说）根据我们刚才所说的，当你有这些感觉和夜惊时，你认为发生了什么？

来访者：我想我可能在经历闪回创伤。

治疗师：如果考虑到这种可能，你对现在的情况有什么感觉？

来访者：我感到更有希望了，而不是害怕我会发疯。

此处你可以看到直接的信息收集流动过程，它揭示出知识的缺口，并由教导式的信息填补这一缺口，然后进行苏格拉底式的探索，使得这个新知识与来访者建立个性化的联系。一个"好的"苏格拉底式问题不是孤立的，它是"好的"过程的一部分。

有些心理教育最好通过体验的方式来实现（比如讲授自信技巧或者深呼吸技术），同时结合教导法和苏格拉底式方法。例如，治疗师可能会演示如何表现出自信，让来访者在练习的过程中观察（教导式）。然后治疗师会鼓励他/她从这段体验中得出自己的结论（苏格拉底式），最后由他/她亲自尝试，反思他/她所学到的东西（苏格拉底式）。

认知和感觉之间的精确联系以及它们对动机和行为的影响，在苏格拉底式询问的协助下，能够被更充分地探索出来。检查这些联系的一个标准方法是鼓励来访者想象不同的想法会带来的结果。例如：

- 想象一下你认为狗是危险的并且你看见了一只狗：你会想到什么？
- 你感觉怎样？
- 你会做什么？
- 想象一下你觉得狗很可爱并且不会伤人。
- 你感觉怎样？
- 你会做什么？
- 它显示了思维和感觉或思维和行为之间什么样的联系？

如果有必要的话可以详细说明这项特别的技术。可以加入更深的问题，诸如"……如果你做了会怎样"，从而促使其产生其他观点，以进一步探索其中的联系。

三、审视无用的认知

苏格拉底式方法是一种理想的审视工具，可以促使人们思考现有观点之外的各种可能性，从而构建一种情况或事件的替代观点。有几种类型的问题可以用于实现此目的：

● 问题的"后果"；

● 支持问题的"证据"；

● 反对问题的"证据"；

● 问题的"其他观点"。

你将在下一部分看到各种案例。你可能会注意到，有些问题会要求来访者即时或当场思考变化，从而促使观点发生转变。例如，"如果我们快进到一年后，这不再是工作上的棘手问题了，你会有什么感觉？"或者"其他人会怎么看这件事？"这可以帮助来访者从消极、痛苦的心态转变为更现实、更坚韧的心态，我们将在本章后面对此进行详细的阐述。

我们提出问题来引出支持问题认知的证据，这似乎很奇怪，但这对建立平衡的情境观很重要；它们可以使来访者明白"难怪我会有这种想法"，因此减少自我批评的可能性。比如，"我这样的想法真愚蠢"。这样的问题包括：

● 你有什么经历符合这种信念？有什么经历让它看起来像真的一样？

● 为什么我们有时会有这样的想法呢？

在寻找与问题认知相矛盾的证据时，你需要将来访者的注意力引向挑战原始信念的事件或经验上，由此来逐渐削弱无用认知的作用。你可以问：

● 我想知道，你有没有不是那种情况的经历？

● 有什么事情看起来不符合这个想法吗？

● 其他人会怎么看待这种情况呢？

- 是一直都如此，还是有不同的情况？

- 在你情绪低落前的那一刻你脑海中想到了什么？

- 如果是你在回应你最好的朋友，你会说什么？

一旦来访者审视自己为何持有这个观点（即使可能是一种无用的认知），并发现信念中那经不住细究的部分，他们就会被这样的问题引入其他的可能性。

- 既然你纵观了全局，你如何看待原先的担忧？

- 考虑到你刚才所说的情况，你认为最坏的情况发生的概率有多大？

- 如果你回想一下我们刚才讨论的内容，你现在想到的是什么画面？这给你带来了什么信息？

你以这种方式鼓励来访者后退一步，重新审视目前的情况，反思已经出现的更大的局面。如果来访者决定成为自己的认知行为治疗师，那么这将是至关重要的训练（详见第八章）。

询问持有当前观点（和替代观点）的后果，将引出对当前信念利弊的思考，并为你的来访者提供改变的理由，激励来访者承担改变他们观点和可能性的风险。这通常是让来访者投入的基础。

- 持有这一信念，有用还是没有用？

- 如果它真的有用，那会给你带来哪些好处呢？

- 用这种方式看事情有什么坏处？

- 如果你用这种方式看世界，你会有什么感觉，其他人会有什么反应？

在白板上写下这些好处和坏处是很有启发性的，也可以写出一个持有此信念的结果，这样来访者就可以抽身出来思考，然后用最少的提示得出自己的结论。每当我们构建了促进来访者进行自我审视的情境时，我们其实是在进行十分有效的苏格拉底式干预，因为得出的结论对他们来说是可信的。

四、问题解决与制定解决方案

认知行为疗法很多方面都是关于解决问题的。你可以用苏格拉底式方法提升来访者认识问题的正确性，而后提升创造性，从而将其引入有效的问题解决方式。

- 那么，你到底害怕会发生什么？我们来细聊一下。
- 这听起来像两个问题——你想关注哪一个？
- 你过去有没有处理过这类问题？如果有，你当时是怎么做的？
- 你的朋友会如何处理这类困境？让我们来进行一场头脑风暴吧。
- 假设你认为回避是你获得信心的障碍，你会试着做什么？
- 你会建议朋友如何处理此类障碍？

这种询问的方式可以引导来访者挖掘出尽可能多的应对选择。同样，你还可以用苏格拉底式方法让来访者考虑解决办法可能带来的结果，从而梳理出利与弊，而且可以促使他设计出储备计划。

- 让我们花点时间想想，如果解决办法行不通的话，那么最坏的情况是什么？
- 你会为此做怎样的准备？你会如何预防它发生？如果真的发生了你会做些什么呢？

由此你可以指导来访者掌握这些步骤：定义问题，尽可能多地归纳解决办法，计划将解决方案付诸行动，并设计应急方案。这非常符合复发处理计划（详见第六章）。

五、设计行为测试

一旦来访者有了新观点，他就需要去落实并检查其有效性。所以，苏格拉底式提问引发的深刻见解需要进行行为测试（见第九章）。例如，治疗有恐惧症的病人，我们通常假设直面恐惧是有益的。你可以依照这样的线索使用苏格拉底式方法来引出行为实验的基本原理。

- 你觉得，如果你坚守阵地没有逃跑，那么会发生什么？
- 你头脑中会想到什么？
- 如果你能够继续待在那里，那么你头脑中会想到什么？
- 你感觉如何？这对你来说意味着什么？
- 如果你能够坚守而不是逃跑，那你会如何审视这种情境？
- 由此带来的长期影响可能是什么？

这能引出一些有助于设计行为实验的问题，诸如：

- 我们如何塑造一个可以做出尝试并观察其结果的情景？
- 什么可以使你更容易应对挑战？
- 我们可以做哪些准备？
- 你如何评估自己的成功？

有一点很重要，实验要尽可能从治疗的内容中产生，并且和洞察力的发展密切相关。因此，如果一位来访者得出了一个新结论，比如，"如果我能像以前一样在某种情境下坚持，我就能重拾信心"，那么你可以问，"你怎么检验呢？"同样，通过提问，会谈中的新发现可以跟行为变化联系起来："依据今天我们所谈论的内容，你将如何实施下一步？"

实验之后，苏格拉底式提问可促进对所发生之事的分析，突出问题和疑虑，并鼓励来访者重建新的概念和进行进一步的行为实验。

六、督导

最后我们还需知道，苏格拉底式提问不仅在治疗中有用，在督导中也很有帮助，奥弗霍尔瑟（Overholser, 1991）曾大力提倡这一点。当使用它作为督导工具时，所有使用它作为治疗工具的论点就都能站住脚跟了，它有助于巩固学习，促进合作，检验假设（参见第十九章的督导与认知行为疗法）。你可能还没有给其他人做过督导师，但总会有轮到你的那一天。苏格拉底式方法提供了很有效的训练技巧，这些方法会对你有帮助。

何时使用苏格拉底式提问？

到目前为止，你会意识到，在认知行为疗法中苏格拉底式问题并不是唯一的"好"问题。苏格拉底式方法也并不是唯一的"好"方法，虽然其在很多层面上都是非常有效的。

治疗师有许多任务：建立合作关系，收集信息，得出程式，训练技巧，等等。不同方法会引发不同的结果，它有助于双方在治疗的不同节点上达成一系列目标。例如，直接提问有时是搜集信息最好的方法（如"你现在有工作吗？"），要建立一段温暖共情的关系则需要引导式问题（如"你看上去很痛苦，这是不是让你太难过了？"），而要理解恐惧则最好采用苏格拉底式方法（如"如果你碰了门把手，你认为会发生什么？"）。

不论我们选择哪种类型的问题，贝克等人（Beck et al., 1979）都建议："询问的时间和措辞都要很谨慎，这样才能帮助来访者识别和反思自己的想法，从而可以客观地评价自己的想法。"他们还提醒："如果用问题'诱导'来访者反驳自己的观点，来访者可能会觉得自己被盘问了，或者觉得自己被攻击了。"

这提醒我们，好的苏格拉底式问题还需要在和谐的治疗关系中提出。你的目标是传达温暖、共情和无批判的态度，同时将来访者的焦虑和绝望降至最低，以促进参与、横向思维、创造力和回忆。来访者应该觉得自己的观点是有趣的而非"错误的"，你应该重视和尊重他对新的可能性的探索，而不是消极评判。来访者回答问题不仅需要知识和时间，还需要信心。

我们如何有效使用苏格拉底式方法

有一个很常见的误区就是，人们以为合格的认知治疗师会像一个圆滑的出庭律师那样，除非他知道答案，否则他从不提问，并用两三个精彩的问题揭示"真相"。因此，贝克将电视侦探科伦坡（Columbo）描述为自己的榜样，这很有趣。这位电视英雄温柔的问询风格——从不一意孤行或表现得无所不知——反映出一种尊重和真诚的询问方式。这种态度对"良好"的苏格拉底式方法至关重要。

帕德斯基（Padesky，1993）仔细地评述了认知行为疗法中苏格拉底式提问的风格和目的。她强调，在使用苏格拉底式方法改变想法和用它引导探索改变前后存在的巨大差异。总之，她认为那些旨在"改变想法"的治疗师证明了来访者的想法是不合逻辑的，而那些"引导发现"的治疗师揭示了新的可能性。她认为真正的好奇心是实现后者的关键。蒂斯代尔（Teasdale，1996）评论了帕德斯基的观点，他认为在心理学层面上，"改变想法"是证明来访者某种特别的想法或含义没有意义，而"引导发现"是创造一个替代性的心理构架。比较一下"你错了"和"还有别的可能性"对来访者的不同影响。认知治疗师应该努力地引导探索，不仅要充满好奇还应该保持谦虚。谦虚可以使我们能够预期可能从来访者那里学到东西，而不是假设我们总是知道（或应该知道）答案。这样的话，我们就能避免陷入"改变想法"的困境。

隐喻和类推法有助于苏格拉底式提问。它们都鼓励来访者去想象一个类似的情境，这样焦点就能从他最初的观点中暂时转移开来。这样一来，对个人境况的强烈情绪就会得到缓解，并且来访者可能会进行更有效的思考。来访者可以被鼓励创造自己的隐喻，以便他们探索更多的问题和解决办法。例如：

治疗师：你说感觉脑海中好像有一个储物架，收集并储存着过去所有的伤害和背叛。如果你同样有一个收集良好关系记忆的储物架，这意味着什么？

来访者：我能回忆起美好的时光和积极的人际关系。

治疗师：我们该如何为积极的记忆建立一个储物架？

来访者：我不知道。

治疗师：好的，那让我们来探索一下这个部分。如果你想帮助一个朋友记住美好的时光和积极的人际关系，你会怎么做呢？

来访者：我会鼓励他们保留一些笔记，或者在他们的手机上进行一些记录。

治疗师：这个想法对你有用吗？如果有用的话，你会怎么做？

来访者：嗯，如果我记得一件事，或者我的一个朋友回忆起一些积极的事情，我可以把它写下来，这样我就不容易忘记了。这样我就有一份记录了。

治疗师：是的，你会创造一个记忆储物架。那我们如何才能确保你定期检查这些储物架呢？

来访者：我必须定期回顾我的笔记——我可以在晚上睡觉前复习一下，并尝试将其变成我日常生活的一部分。

检查类比法同样能促使来访者站在自己立场之外考虑类似的情境。例如，"如果你的儿子面临类似的困境，你会给他什么建议"，这样的问题能够让来访者从原有的观念模式转变成更有希望和实际的观念模式，能够开始产生新的想法来应对。诸如"朋友会如何看待这样的情境"或者"侦探会如何着手搜集证据"，这样的问题能让来访者进入另一种观念模式，以不同的方式、更有成效地看待事情。

苏格拉底式提问是一种不需过分尝试便能自然掌握的技巧。你很可能在日常生活中已经使用过它，而你自己都没有意识到。在许多社交场合中，你很有可能会形成假设并提出问题，这些假设和问题会促进沟通但不会主导沟通，而且你很会变通，能从周围的人那里得到真诚的回复。苏格拉底式提问就是这么简单。德鲁·韦斯顿（Drew Westen，1996）在他的心理学导论教材中，给出了一个在聚会上遇到某人的例子——在这种情况下可能会有很多的苏格拉底式行为。想象一下，一名男子来到一个派对，受到一位充满魅力且热心友好的女士的欢迎。他假设："她对我有兴趣。"他不太可能直接接近这位女士并提出约会的请求，更可能通过询问的方式收集信息来支持或反驳自己的假设，并给对方机会来反馈她问候他的意图，他可能从友好的陈述和简单的提问开始。

● 你好，我叫比利，是派对主人的朋友。派对的氛围很好，你觉得呢？

他会认真倾听，根据他所得到的回应来初步判断这位女士的兴趣，并进一步提问，以确定她的兴趣与意图。例如，他可能会问：

- 这里的乐队真棒，很有地方特色，你有没有在外面看过他们的演出？

如果当事人依然保持友好，并回答说她经常去看这个乐队的演出，而且一直都很喜欢这种场合，那么他可能会保持自己的假设，并继续温和地提问。他也会注意这位女士没有提到的东西——如果她没有提到同伴，那他就会注意到这一点。然而如果对方的回应或行为不符合他的假设，那么他会修改假设，而不是过早得出结论（否则有可能造成尴尬）。例如，他最后可能下这样的结论：

她是派对主人的家庭成员之一，是来帮忙让派对顺利进行的。她很礼貌并且爱交际，而非想和我约会（Westen, 1996）。

因此，如果你能在不过早下结论的情况下进行一场社交谈话，并形成对某人的看法，那么你可能已经知道了如何采取正确的做法。

一、下沉式提问

"下沉式提问"是指一种系统性的提问，旨在帮助来访者详细阐述或解析他们的经历或自动想法，并识别出无用反应背后的深层含义。在一些文献中，它被称为"垂直箭头法"。

贝亚说她必须反复回家检查房门有没有锁上。她并不清楚自己为什么要这么做，但治疗师温和且有条理地询问让她渐渐意识到她觉得自己很无能，并且不相信自己能锁好门。她担心自己家会遭遇盗窃，然后会甩锅给家人。这个结论解释了她为什么一次又一次地回家检查房门是不是锁上了。

在使用下沉式提问技术的时候，你的提问应该注意节奏和措辞，这样你的来访者才不会觉得你是在审问他/她，而会认为你是真的对他/她很感兴趣。你可以用这样的问题开始一系列的询问。

- 我想知道你当时感觉是什么样子的？

- 当时你头脑里在想什么?
- 头脑中出现了什么特别的想法或者意象吗?
- 这很有趣,你能再多说一点儿吗?
- 这听起来真的很重要,你能多谈谈你的感受吗?你是怎么想的?

这些问题可以帮助来访者再次激活当时的情感,并将注意力集中在相关的认知上。在上面的案例中,贝亚做了这样的报告:

我感到焦虑,非常担忧和紧张。我确信处理这些感觉的唯一办法就是再次回家检查。我心里一直在想:不能有差错,不能有差错。

最初的询问结束后,为了谨慎地引出想法或表象与个人的联系,可能要进行更深入的提问,这些问题包括:

- 我想知道这对你而言为何如此糟糕?
- 在你看来,这意味着什么?
- 对你本人来说,这意味着什么?
- 这对你的生活 / 将来,意味着什么?
- 你觉得别人会怎么看你?
- 你要给它贴上什么标签?
- 你能描述下可能发生的最坏的事吗?
- 如果这是真的,那又怎样呢?

通过这种方式,你和来访者可以探索出更多与特定问题相关的信念系统。

当第一次被问到遭遇盗窃会有什么不好的后果并且对她意味着什么的时候,贝亚不愿意去思考,并且沉默了一段时间。她的治疗师承认这对她来说很困难,然后建议她慢慢来。

最终，贝亚说道："这太可怕了，因为这都是我的错……这会证明我多么没用，没有人会再相信我。我的家人会不尊重我。我会感到非常惭愧和卑微。"

和许多来访者一样，贝亚觉得下沉式提问是一个充满情感的挑战。因此，只有在我们能够充分证明其合理性的情况下，我们才能谨慎地使用它。然后我们需要注意调整节奏，允许来访者可能会出现的沉默，并寻找让这一探索过程变得更轻松的方法。如果来访者感觉探究太痛苦，那我们必须做好停止探索的准备。一旦确定了相关认知，就可以通过认知测试和行为实验对其进行检验。

值得注意的是，在这种练习中，你也会发现更多的正性信念，诸如"总体而言，人们看上去是喜欢我的"或者"如果我付出努力，事情就能办妥"。有时，正性信念是在询问过程中被揭露出来的。但如果我们问这样的问题，就能增加发现它们的可能性："那有什么好处呢？这对你有什么帮助呢？这意味着什么积极的事情呢？"正性信念可以推动进步，例如，一个认为自己可爱并有能力的来访者，可能会与你相处得很好，可能会承担极具挑战性的社会任务并积极地完成家庭作业。所以识别正性信念非常有用，它们还对程式有积极的促进作用（见第四章）。

通过下沉式提问，来访者的基本信念系统得以揭示（如同贝亚的案例）。这有时被称作"底线"（Fennell，1999），尽管它通常更类似于一个"底部三角形"，即由贝克等（Beck et al., 1979）提出的认知三角：对自我的信念，对他人及世界的信念，以及对未来的信念。这些元素相互联系，如果你发现自己在三角中徘徊时，通常意味着你触到"底线"了。

治疗师：……这让你对自己有什么看法？
来访者：我很糟糕。（自我）
治疗师：……"我很糟糕"对你而言又意味着什么？
来访者：没有人想要了解我。（他人）
治疗师：……如果真是那样，这对你而言意味着什么？
来访者：我会永远感到孤单和不幸。（未来）

在试图确定是否达到底线时，问问自己："如果有人和我的来访者持有相同的信念，那么他的感受是否也和来访者相同？"如果你的答案为"是"，那么你可能发现了核心信念。

揭开核心信念体系需要多次会谈，有时候它不是那么容易获得的。实际上，实施有效的认知行为疗法并不总是必须触及底线（或底部三角形），有效的治疗也可以在与核心信念相联系的规则和假设的基础上展开。这就是贝克和他的同事所设想的认知行为疗法的工作方式（Beck et al., 1979）。当然，揭开核心信念还是有许多好处的。首先，对核心信念的理解可以帮助来访者理解长期存在的脆弱性："难怪我没有社交自信，如果我感觉如此糟糕和不受欢迎，我会感到沮丧。"其次，如果必要的话，鉴别出核心信念可以为以图式为中心的治疗奠定基础，因为核心信念是许多图式的关键部分（见第十七章）。

如果你坚信某一假设，你可能会使用下沉式提问来验证它（直至"改变想法"），这么做通常是危险的。重要的是要记住：无论我们多么博学，我们有时也会犯错。苏格拉底式提问的一大优势就是，只要加上好奇心和谦虚，它就能引领我们得出我们没有预料到的结论。使用这种方法的经验是设计可以反驳你的假设的问题。当你认为已经证实了你的假设时，再提出一两个问题来反驳你的理论。这既可以帮助你反驳不正确的假设，也可以避免你的关注点过于狭隘。

二、苏格拉底式提问的步骤

我们已经多次提到，苏格拉底式方法反映的是一个过程。帕德斯基（Padesky, 1996）把这个过程定义为四个阶段。

1. 具体地询问。结构化的、收集信息的问题，可以在你建立关于来访者困境的假设时提供信息。例如：

- 你感到情绪低落有多久了？
- 你多久暴饮暴食一次？

2. 共情和倾听。仔细、不加评判地关注来访者所陈述的内容和其表达的过程。来访者可以通过声调或面部表情传达许多内容，这将进一步影响你的假设以及随后提出的问题。

3. 总结。反馈概要，以验证假设，澄清信息或重申观点。例如：

● 你说你在过去的三个月里感到抑郁，但是事实是这几年来你一直如此。

● 你刚说你很可能每晚都暴饮暴食了，但有时又不能确定是否真的那样做了。

4.综合或分析问题。鼓励来访者对观点或主题进行解释和生成（综合），或者提炼关键信息（分析）。例如：

● 回顾过去几年，你的人生低谷似乎发生在：与保罗分手时，凯伦出生后，以及觉得婚姻不幸福时。这些事件之间有什么联系吗？（综合）

● 尽管在很多情况下你都会暴饮暴食，但你觉得哪天晚上欲望最强烈？（分析）

苏格拉底式提问可以帮助来访者尽可能广泛地检阅相关证据。保持好奇心，不要太拘泥于自己的预期和信念，不断地问"还有其他的吗"，这样才能纵观"全局"。如果被死板的预期束缚住，你就有可能在没有收集到足够信息时就结束了询问。来思考一下下面这个例子，其中用了好几种方式了解乔恩。乔恩是一个14岁的男孩，学校的心理治疗师认为他由于在某些学科上表现不好而产生了焦虑和痛苦。

方法1：治疗师询问了乔恩的学业状况，得出的结论是这些问题确实与学习有关。她假设乔恩在专业课程方面遇到了困难，提问的焦点也集中于此：

● 请告诉我更多有关你学得不太好的学科的情况。

● 数学和物理，你在这些学科上是否经常感觉很费劲？

● 所以数学和物理对你而言一直都很难，现在要跟上进度就更难了。（总结）

● 如果你的朋友在努力学习某课程，那么你会提什么样的建议来帮助他/她？

这样，治疗师很快确立了制定更高效的学习策略的目标。然而，他们在几周内没有取得多大进展。

方法2：这次治疗师同样假设乔恩在专业课程方面遇到了困难，并在一开始就问了一些相似的问题。不过，她用一种探索式的询问追踪了几个焦点问题：

● 也许我能帮你提高学习技巧，稍后我们会讨论一些策略。但是首先，我想知道，当你发现自己在课堂上遇到困难时，心里是否还有其他想法？

接着治疗师得知乔恩认为数学和物理老师史密斯先生对他有意见。治疗师聚焦于此进行提问，获取了更多他与老师关系的信息。问题的起因逐渐明朗，很明显，乔恩在课程学习中感到痛苦是因为当他与这位老师在一起时，他觉得非常焦虑和不自在。治疗师接着提出一个新的假设，即乔恩与史密斯先生之间有着特定的人际交往困难。接着她又问了许多探索性问题以弄清关系的本质：

● 你觉得史密斯先生如何看待你？你脑海里在想什么？

乔恩接着透露道，他觉得这位极其传统和严格的老师认为他应该对他父母发发可危的婚姻关系承担责任。乔恩为父母的婚姻问题自责，并且感到愧疚，甚至觉得自己有罪。

现在你将意识到修正后的程式与最初的假设截然不同。乔恩因为他的父母即将离婚而感到不安和痛苦。他越来越觉得自己应该为此负责，但他也感到孤独，而且无法与父母讨论此事。羞愧让他无法与朋友分享烦恼，他就这样硬着头皮撑着。然而，在史密斯先生的课上，他觉得受到了批评，并想起了自己的"罪过"。这阻碍了他在这门课上的表现。他在这门课上的问题逐渐波及其他课程。治疗师的好奇心得到了反馈，乔恩也感觉自己长时间以来第一次得到了别人的理解。

治疗焦点过于集中不一定是治疗硬伤，因为干预的界限会变得明显，而且可以重新界定程式。不过，尽早开始着眼全局是有好处的，它不仅能传达共情——治疗师真的"理解"了，还能激发希望，尤其是对于那些愤世嫉俗或悲观的来访者。此外，制定方案时将更了解情况，并采取高度相关的干预措施或更敏感地确定问题的优先次序。

三、谨慎而富有同情心的苏格拉底式提问

一个有经验的治疗师会越来越熟练地"拆解"认知，并识别关键的基本信念。然而，如果你过度专注于寻找问题的根源，而没有进行相应的共情，就可能对治疗起反作用，我们的一位同事将这种做法称为"心理推土机"（Psychobulldozing）。这种现象可能会让来访者觉得你很冷漠，破坏你们的治疗联盟，还会让你错失帮助来访者学习认知角色和认知管理的机会。如果合理地安排探索并及时地总结，就能得出一些有助于揭示"底线"的信息，切记不要错过探索这些信息的机会。毫无疑问，如果这种探索能够敏感地顺着来访者的情绪进行，并时不时得出一些结论，那么它将有助于治疗的推进。

玛丽亚是一位患有抑郁症的 30 岁离异女性。尽管有着令人瞩目的教育背景，但她从未在一个岗位上工作超过几周。她往往满怀希望和热情地开始工作，但从未坚持下去。她在情感上有很强的自我防御并倾向于减少情绪反应，通常表现得非常冷静。然而，除非按照非常仔细的步骤进行，否则下沉式提问技术会让她感到痛苦。治疗师很难理解玛丽亚无法维持工作这一点，因此认为有必要解读她的核心信念。然而，鉴于她的脆弱性，治疗师没有直接探究根源，而是在几次会谈中逐步达成了共识。

鉴于当事人的实际情况，治疗师往往谨慎（而且尊重）地询问：

- 我可以继续问这些问题吗？
- 你需要休息一下吗？如果需要的话请告诉我。

像玛丽亚这样的来访者需要花很长时间来消除由核心信念所引发的痛苦，治疗师不能低估信念的揭示给来访者带来的恐惧和痛苦。总之，以下是她的治疗师的做法（尽管实际上是经过几个疗程的）。

治疗师：你为什么放弃那个项目？
来访者：我不够优秀。
治疗师：这意味着什么？
来访者：没有任何意义。我必须做到最好，否则将一事无成。
治疗师：你能告诉我更多关于做到最好的重要性吗？
来访者：如果我不优秀的话，就是在浪费时间。

治疗师：浪费时间有什么坏处？

来访者：浪费时间就是失败。

治疗师：想象一下你确实浪费了时间，你感觉自己很失败。这对你而言意味着什么？

来访者：如果一个人失败了，那他 / 她就是可悲的。

治疗师：你能告诉我这对你个人而言意味着什么吗？

这时，玛丽亚已经透露了一个痛苦的核心信念。然而，在此之前就揭示了许多有待进一步探索的假设。玛丽亚揭示的这些假设使我们有机会找出她的思维偏见，并考虑持有一个特定假设的利弊，构建维持假设的恶性循环，从而寻找支持和反对它们的证据，挑战信念，开展行为实验，并引入一些诸如连续工作的技术（见第八章，关于认知技术的介绍）。例如，"没用的。我必须做到最好，否则就一事无成"这一陈述，就凸显出了二分法思维方式和严格的高标准，我们可以以此为契机探索这些思维会对行为、情绪、职业带来什么后果。在继续使用下沉式提问技术之前，应该先考虑是否要评估和教授认知行为疗法的技能，否则我们可能无法让来访者掌握基本的技术，而让他们在理解和灵活运用这些技术之前就暴露在痛苦的认知之下。

当玛丽亚公开她痛苦的核心信念时，她泪流满面，很显然这对她来说是一件需要勇气且困难的事。她最害怕的是被人看出自己是"棉花糖"。由于不清楚为什么这会令她如此苦恼，治疗师让她描述一下"棉花糖"是怎样的人。她报告说，这是她的家庭对最可鄙的性格的称呼：软弱、脆弱、多愁善感。随着详细的描述，当她说完"棉花糖"式的人会受鄙视、不受人待见、孤独终老时，她就完整揭示了三角关系。有趣的是，当她这么说时她变得不再那么苦恼。"软弱、脆弱、多愁善感、受鄙视、不受人待见和孤独"的表述没有引发"棉花糖"的触发情绪。

这提醒我们，揭示对来访者而言的独特含义很重要，这些图像、词语或短语承载着来访者的痛苦，能够帮助治疗师理解问题。

当然，提问时所用的语调也会向来访者传递信息。想象一下常用的下沉式提问的语句"什么让你觉得那么糟糕"用一种唐突、无礼的方式来表达，来访者就会推测你在暗示他无病呻吟，从而损害了治疗关系。如果你用一种温柔、好奇的方式来提问，或许可以这样开始："这听起来也许是个愚蠢的问题，但是……"，那么来访者很有可能放下被批评或被评价的恐惧来回答你。吉尔伯特（Gilbert，2005）研究了认知行为疗法中"充满同情的语调"的作用，并论证了使用充满同情的内部语调对来访者的好处。你可以成为推广这种语调的好榜样。你应该用支持性、非评判性的措辞和语调来以身作则。

四、苏格拉底式方法和自助

最终，来访者必须同时成为苏格拉底和他的学生。他们需要重新审视并建立新观点。要做到这一点，一个非常有价值的辅助工具是日常思维记录表（daily thought record，DTR，见第八章）。对关键事件的记录可以引导来访者通过识别关键情绪／认知、探索认知的有效性，来归纳形成一个新观点。经过反复练习，这一过程就可以变得自然而然。

有人曾制作了带注释的日常思维记录表（DTRs），它在记录的每个阶段都用特别的苏格拉底式问题提示使用者（Greenberger & Padesky，1995；Gilbert，2005）。例如：

- 我脑海中在想什么，我有多相信它？
- 这有什么依据？
- 与我的结论相矛盾的是什么？
- 其他人会如何看待这种情况？
- 我能给别人什么建议？
- 支持其他想法的证据是什么？
- 我能识别出哪些思维偏见？
- 我的想法是如何帮助或阻碍我实现目标的？
- 相信另一种想法会有什么影响？
- 发生的最坏的事情是什么？

- 我该如何应对？
- 问题的情境会改变吗？
- 我能做些什么事情？
- 我怎么才能觉察到？

还有人列出了关键问题的清单作为来访者的提示（Fennell，1989），鼓励来访者记录对他们而言有特殊价值的问题，诸如：

- 哪种询问思路曾经对我有所帮助？
- 想象一下治疗师会在这时问我什么问题？

何时不宜选择苏格拉底式方法

尽管有些重复，我们还是要提醒你不要忘记前面的内容：知道何时不使用苏格拉底方法和知道何时使用同样重要。一位经验丰富的临床医生知道如何权衡。在本章中，我们强调了在一些情况下，直接提问或直接提供方法指导将更好地促进治疗，例如：

- 注意差距：当你的来访者不具备从苏格拉底方法中获益的基本知识时。
- 风险：当你急需明确的信息时。
- 信息收集：当用苏格拉底式方法一无所获时，要直接提问。

在其他情况下，明智的做法是考虑你的治疗方式，即当苏格拉底式方法有可能与回避产生联结，引发担忧和沉思，或表现出习惯性肯定的时候，要慎重选择。来看以下案例。

菜安诺和她的治疗师为行为实验做了准备，他们理解了菜安诺的恐惧，并为测试这些恐惧提出了很好的理由和计划。现在，在超市门口，菜安诺开始表现出恐惧，她担心自己会惊恐发作。她的治疗师只是问莱安诺是否可以继续，没有探究负面的自动思维。他们已经非常彻底地讨论过这个问题，进一步的探索不太可能揭示新的理解或解决方案，在这一点上进行更多的讨论可能会加剧莱安诺的恐惧。治疗师也知道莱安诺在压力下会回避，治疗师不想中止这个行为实验——而且，她的确与莱安诺确认过，可以继续实验。

杰拉德灾难性的想法和意象似乎随着治疗师探索的深入而加重。如果问他"会发生什么""会出什么问题""这对你意味着什么"，似乎会把他们带进灾难的深渊。因此，他和他的治疗师一致认为，更有效的方法是观察担忧的过程和应对担忧，而不是试图澄清恐惧的内容并寻找具体的解决方案。

宝拉发现，向治疗师表达自己的想法和感受给了她一种秩序感和安全感，因此她很喜欢言语探索。知道了这一点后，她的治疗师会鼓励宝拉时不时地思考"苏格拉底式"的优点和缺点。

使用苏格拉底式方法需要注意的问题

虽然一般而言这是一种很容易使用的策略，但以下是一些使用苏格拉底式方法的常见困难以及处理建议。

一、来访者在会谈中无法获取核心信念或表象

鼓励来访者在问题发生时或将要发生时记录相关的认知。这有利于谈论近期经历，必要时可以使用意象或角色扮演，以唤起与核心信念相关的情绪，强烈的情绪有可能会使相关认知更易获得。正如第八章中所建议的，注意会谈中情绪的明显变化是有帮助的，因为这可以反映出有关的"热认知"，可围绕事件对其进行探索。鼓励探索情感（"你在情感上感觉如何？"）和 / 或感觉（"你的身体感觉如何？"），因为这可以为你的来访者探索认知体验提供一个更容易达到的起点。

二、来访者使痛苦认知无效

一些来访者可能会在核心信念出现时否定它们："……但我知道那很愚

蠢，……虽然我确信我会好起来的""……但这并没有让我感到沮丧。"有时这是一种避免痛苦认知的方法（见下文），但这种痛苦最小化可能反映出在事件发生后未能认识到"热认知"的影响。如果是这样，问问你的来访者，当这个想法或表象在他们脑海中闪过时，他们的感觉是否真实，强调那一刻的重要性。

三、来访者回避痛苦的认知

首先要做的是处理好与来访者的治疗关系。发现来访者的需要以便让他感觉"安全"，并试图识别他的恐惧。慢慢来，弄清楚为什么要揭示那些令人不安的认知。鼓励对情感（你在情绪上有怎样的感受？）和／或感觉（你身体感觉怎样？）的研究。注意来访者可能会在关键认知出现时为了避免体验"热认知"而否定它们。识别出这种模式，并试着揭示来访者对于承载情绪的思维和表象的恐惧。在开始治疗前就应该处理这类恐惧。需要记住，行为实验（见第九章）能帮助来访者检测出隐藏在回避行为背后的消极预测。

四、核心信念会转瞬即逝

有时候很难识别核心信念，因为它们似乎不可捉摸、"狡猾"并容易被忘记（见第八章关于认知特性的全面描述）。你可以鼓励来访者进行每日思维记录或思维日志，以便在核心信念出现时更容易被捕捉到。此外，留意会谈中的情绪变化，因为它能帮助我们理解与问题相关的想法和表象。同样，也可以在会谈中回忆近期的一次体验，这样会更容易获取相关的认知。

五、重要的含义存在于非言语形式中

当来访者似乎无法用语言表达关键含义时，可以试着从感知觉入手进行探索，"它在你身体的哪里？有形状和纹路吗？有颜色吗？有温度吗？""你能在脑海中想象出来吗？"这些问题可能引发这样的描述："它是红色的硬块，在我胃里。""它是一种柔和的、紫色的感觉，在我体内逐渐扩散。"你要有所准备，有些非语言的信息是隐喻性的而不是平铺直叙的。例如："……我的身体充满了红色、沸腾的果浆，还有金属碎片在切割我的皮肤"（痛苦）；"我觉得恶心，体内一股黑色的潮汐正把我冲开"（厌恶）。将这类信息融合到程式中并建构起新的

含义仍然是有可能的。还有一种可能是以更易接受的感官体验形式来建构新的含义，有时候这是必需的（详见第八章）。

六、来访者否认新观点

一些来访者在配合引导时，只是用"是的，但是……"，以否认新的结论。这也许暗示着你已不慎走入了提供建议的误区，而没有坚持苏格拉底式提问。自省一下看看是否真是这样。另外，来访者也许需要改变行为来证实他的新观点。行为实验可以真正有效地实现信念的"内脏级"改变。"是的，但是……"也许暗示着一个坚定的信念系统正在起作用，这可以通过进一步的苏格拉底式提问来揭示。有时这样的信念系统反映了一个问题的模式，以图式为中心的干预方法可能是合适的（见第十七章）。

七、治疗师的问题没有方向，或走向一个徒劳无益的方向

尽管一直强调好奇心的重要性，但苏格拉底式提问应该在假设和程式的引导下进行。如果没有这一基础，你也许会颇有成效地收集信息却无法将其组织起来，也很难专注于解决当前的问题，或发觉自己走进了"死胡同"，毫无目的地从一个话题跳到另一个话题，而无法得出任何结论。这种情况下，回顾治疗程式，能为我们提供一个必要的治疗框架，以理解新信息并使治疗回归正题。话虽如此，但表面上的"死胡同"有时可能会提供相关的深层信息。前提是存在某种构想能够解释死胡同现象。

八、治疗师说教

治疗师很容易陷入说教之中，尤其是当你很清楚地知道你想把来访者引向哪里或者你认为来访者应该知道什么的时候。虽然有时候说教式的陈述对来访者最有效，但你需要仔细斟酌这一点。我们已经谈论过合作、好奇心和谦虚的重要性，会谈记录可以帮你找到你何时丢失了这些品质。在治疗关系陷入危机之前，尽早发现无用的说教方式是很重要的。有时，由于治疗联盟的紧张关系，你也许会发现自己无法维持一个"良好"的苏格拉底式风格。至关重要的是要牢记治疗关系并及时解决问题（见第三章）。

九、治疗师探索，但并不整合和得出结论

治疗过程中应该定期总结，以便汇总信息，并将其与个案概念化联系起来。也许你需要想出一种能提醒你和来访者定期总结的方法，或者要求来访者每10分钟归纳一次新的结论。确保治疗程式可以随时用于参考，最好能直接在会谈中展示出来，这样它就可以作为一个结构来不断地指导你和来访者。

十、治疗师只为验证假设而提问

这可能会导致对信息的"解读"出现偏移，最终得出误导性结论。如果你正在探索来访者患有恐慌症的假设，你需要问一些问题，并且考虑你的临床直觉可能是错误的。如果你想检验所有天鹅都是白色的这一假设，那么你需要找到一只黑天鹅。然而，这对我们大多数人来说是违反直觉的，所以这往往需要付出更多的努力。通常，好奇心是有帮助的。"你能告诉我更多信息吗？""还有吗？你还有其他想法／感觉／冲动吗？"——这些问题可以拓展探索的领域，并防止你的调查变得过于狭隘。

十一、治疗师将苏格拉底式提问局限于由言语引导的探索上

虽然言语引导的探索是一种宝贵的工具，但它需要搭配其他形式的苏格拉底式方法——创造性地执行任务、独特的思考和汇报行为实验。例如，向来访者讲授每日思维记录可以帮助他独立探索。尽量不要限制你对苏格拉底式方法的使用，而是想想它的不同形式可以如何帮助你和来访者从一系列的认知行为治疗的方法中获得更大的益处。

总　结

苏格拉底式方法是认知行为治疗的一项基本技术，它有以下用途：

● 帮助来访者进行自我探索；

● 更好地理解他们的问题；

● 帮助他们想出应对困难的新方法。

　　这一方法有多方面的功能，可用于治疗和督导的各个方面。即便如此，你也不应只使用苏格拉底式提问——有时其他形式的询问更为合适。例如，在进行风险评估或收集个人基本信息时，你可以直接提问。

　　有时，提供信息是比苏格拉底方法更有效的教学方法。例如，告知某人节食对身体的危害，或心理创伤后的记忆过程。切记，苏格拉底式的探究只有当一个人有足够的知识来回答这个问题时才有可能实现。

　　要使治疗更有成效，请记住：

● 好奇和谦虚：你不必知道所有的答案，你需要做好向来访者学习的准备。
● 谨慎：下沉式提问是一种强有力的技术。
● 共情：这不仅对治疗师来说是一个好的姿态，而且还为来访者树立了一种态度。
● 自信：你有自己的专业直觉，所以你知道如何对你的直觉进行假设和检验。

　　请记住，苏格拉底式方法要在治疗环境中使用。与来访者建立治疗同盟并尊重他的需要，才能充分利用好苏格拉底式方法。

学习和练习

　　这些学习和练习资料可以从配套网站下载。

回顾和反思

　　想想你从阅读苏格拉底式方法中学到了什么？你的新想法是什么？你澄清了什么？苏格拉底式方法的哪些方面仍然让你感到困惑？

　　想想苏格拉底式方法如何与你的实践相适应？你是否使用了这种方法，并对此进行改进？你需要从头开始提高你的技术吗？你知道这个理论，但在使用苏格拉底式方法方面不一致吗？如果是，你能识别出哪些模式？

考虑一下本章的哪些部分特别适合你的工作方式或你的 CBT 方法——你会发现这些部分很容易应用。想想本章的哪个部分似乎不太熟悉或与你当前的风格有冲突——记住和使用这些部分需要更多的努力，你需要花更多的精力来获得进展。

你什么时候会使用说教式教学或直接提问？

进一步探讨

一旦你决定了你想要或需要做什么，就要考虑如何最好地实现这一点。在你的计划中要现实一点，并且考虑到你的资源——有多少资金可用于支持你的进一步培训？你有多少时间？你的督导师在苏格拉底式方法方面有多少经验？

试着找一些研讨会和文献来帮助你发展你的苏格拉底式提问技巧。

录音是提高你运用苏格拉底式方法的能力的关键。你可以自己回顾录音，和 /或要求你的督导师或同事批评你运用苏格拉底式方法的能力。

你需要考虑如何评估你的进度——这可能需要定期回顾治疗记录并保持某种形式的评分。

第八章
认知技术

引　言

　　本章介绍了一系列可用于回顾和重新评估问题思维和表象的认知技术。与其他认知干预技术一样，一个清晰的治疗计划必须包含这些技术的使用，在向来访者介绍的时候也要说明其基本原理。即使遵循以经验为基础的治疗方案，仍有必要问这些问题："此时对这名来访者做干预合适吗？鉴于此来访者的问题，我能证明采取这种干预措施是合理的吗？"

　　请记住，并非所有的消极想法都是不恰当的。例如，来访者可能在进行治疗时感到非常不安，因为他在一天或者两天内要参加考试，而且没有做好充分准备。他可能认为自己失败的概率很高，那样他将失去攻读研究生的机会。这些想法可能很现实，这时你的工作就不是引导他产生不切实际的积极想法。相反，你可能要帮助他运用解决问题的技巧来降低失败的可能性，或者你可能要引导他考虑失去机会的意义，以及如何应对。

　　此外，时机也很重要。例如，贝克等人（Beck et al., 1979）认为：很多抑郁的来访者太专注于负性思维，深入地反省可能加剧这种固执的思维（p.142）。在直接关注与抑郁有关的认知之前，贝克和同事们提倡关注目标导向的活动，这些活动可以改变对能力的消极评估。这再次提醒我们，认知干预是更宏观的认知行为治疗方案中的一部分。

认知工作的基本原理

　　来访者需要了解认知工作的基本原理，因为你会经常要求他们关注生活中最可怕、最沮丧，或是最羞愧的方面，以及多年来一直被忽视或回避的认知。从根本上来说，这种原理依赖于个人的程式，它论证了个人思维、情感和行为之间的联系。你还需要让来访者知道，你不会要求他立即分享他能想到的最糟糕的事情，并沉浸其中。虽然他最终可能需要面对难以容忍的想法或表象，但这也必须发生在一个尊重、支持和合作的情景中，并以适当的节奏进行。

　　显然，重要的是，你的来访者要理解"认知"一词的含义。贝克等人（Beck et al.，1979）将认知定义为"一种思维或者一种视觉表象"（此表象你可能无法意识到，除非高度集中注意力）（p.147）。这一描述很好地说明了认知的瞬时性，且来访者必须非常努力地识别它。这也提醒我们：表象与思维有关。

　　你必须防止来访者将无益认知看成错误的或不合理的认知。这可能滋生消极信念，比如"我很愚蠢"或者"我总是犯错"。即使这种信念在当前无益，但在其他情况下并不总是如此。例如，对于受虐儿童来说，坚信"信任他人是危险的"这一信念可能是有益且恰当的，但在成年后或者远离受虐环境时，这一信念可能并无益处。换句话说，某种认知是无益的，可能只是因为它过于绝对而不是因为它是"错误的"，比如某些焦虑或恐惧症就是很好的例子。

识别认知

　　认知治疗师的基本任务就是协助来访者观察和记录出现在他们头脑中的思维和表象。但在很多时候，来访者抵触这个任务，有时还报告说他们没有认知或困惑的思维和情绪。你不能假设用几个构造良好的苏格拉底式提问就能发现问题的认知性本质。你的第一步是帮助来访者学会"捕捉"相关的反应，区分情绪和思维，然后将它们联系起来，让情绪成为探索认知的线索。表 8-1 列举了一些例子。

表 8-1　情绪与思维的普遍联系

情绪	思维
抑郁	我完蛋了；未来没有希望，我无法改变现状。
焦虑	我处在危险中。一些糟糕的事情即将发生。我无法应付。
愤怒	我不被人尊重。人们对我很不友善，我无法容忍

如表 8-1 所示，思维和情绪的最大区别是情绪通常能通过一个单词来表达——即使很粗略，而思维则需要更冗长的描述。来访者通常更容易先注意到情绪，而不是思维和图像。这为探索思维提供了一个有用的垫脚石。如果你鼓励来访者以情绪为出发点进行探索和阐述，那么你将发现认知会逐渐被不知不觉地识别出来。

来访者：我不知道我在想什么。

治疗师：你能在头脑中重现当时的自己吗，比如在头脑中形成一幅画面？

来访者：是的。

治疗师：现在你可以试着回忆一下那时的感觉吗？

来访者：可以，身体不适、紧张。

治疗师：保持这种画面以及感觉，看你能否回忆起那晚更多的经历。

来访者：我感到非常紧张、焦虑。我的心怦怦跳，我很害怕，真的很害怕他会再回来伤害我，我认为他一定会伤害我。

在这个例子中，来访者首先回想起他的身体状态，继而确定情绪状态，最后阐明他的认知。对那些认知表达有困难或声称没有任何认知的来访者来说，关注生理感觉通常会对其有所帮助。

一、热认知

贝克等人（Beck et al., 1979）强调捕捉热认知（hot cognition）的重要性，

即那些似乎与来访者最重要的情绪最直接相关的认知。认知干预若能指向这些热认知或表象，将会成效显著。当试图揭露这些关键认知时，你可以问自己："如果有人和我的来访者有一样的信念且对其有同样的确信度，那么他们的感觉也和我的来访者一样吗？"如果答案是肯定的，那么你可能已经寻找到了热认知，反之，你则需要继续寻找。

二、保持记录

如果认知记录是发生在认知产生或将要产生时，则可能是最准确的。这些记录包括简单的计算思维或视觉干扰物（或许可以使用一个高尔夫计数器）和十分复杂的思维和／或表象的记录（见第五章）。

我们要求来访者做记录，并不仅是要求他们收集一些有用的例子，也是在向他们介绍一种基本的练习技巧。我们鼓励来访者协调相关想法，远离它们，并对其进行评估。这是一项极具挑战性的任务，正如外语词汇的学习要经过反复地读写练习才能牢牢地掌握，或者正如通过一遍一遍刻苦的音阶训练才能掌握钢琴演奏技巧，CBT 认知疗法的这项基本技巧是通过不断地练习而习得的。

诸如此类的记录不能随意填写。你应该要求来访者不时地记录那些能阐明问题的认知。例如，可以协商以下特定提示作为记录提示。

- 自我伤害的冲动程度在 10 点计分中超过 5 分；
- 情绪高涨的程度在 10 点计分中低于 4 分；
- 反复检查的冲动程度在 10 点计分中超过 5 分；
- 有过一段时间的过度饮食冲动（对"过度"已经有清晰的界定）；
- 自我意识在 10 点计分中超过 6 分；
- 满意程度在 10 点计分中超过 6 分；
- 一天中的特定时间；
- 特定的环境。

典型的指导语包括：

● 每当你有一种强烈地想伤害自己的冲动，并且这种冲动在10点计分中超过5分时，记下日期、时间和地点，以及当时你在想什么。

● 当你的情绪在10点计分中下降到4分以下时，写下你当时在做什么，你脑海中有什么想法或表象。

● 过度饮食后，尽快记录下你吃了什么、地点和时间，以及吃之前、吃的时候和吃之后你在想什么。

● 每当你乘公共汽车／在超市／晚上独自在家时，请注意你的感受。如果你感到焦虑，评估焦虑程度有多高，并觉察你在想什么。

请记住，记录需要因个体的情况而异。尽管存在一些优秀的思维记录模板（Beck et al., 1979; Greenberger & Padesky, 2015），并且下面也给出了一个思维记录的例子（见表8-2），但重要的是，你要保证使用的思维记录考虑了来访者搜集资料的能力，以及你和来访者所需的信息类型，以便更好地理解问题。来访者对如何填写记录的理解也很重要。所以有必要在会谈中进行一次演练，让来访者回想一个最近的事例，并与你一起填写相关的表格。

表 8-2　每日思维记录示例

日期和时间	情绪	思维
	你感觉到什么样的情绪？ 给自己的情绪强度从0分（没有）到10分（最强烈的）进行打分	你的大脑在想什么？ 你在多大程度上相信这种想法？从0分（一点也不相信）到10分（绝对相信它们是真实的）

下面你将看到朱迪的案例，她一直在与恐慌感作斗争。这是她的治疗师对日志记录任务的介绍。

似乎有两个迫切的任务摆在我们面前。首先，我们需要较清晰地知道当你感到不舒服时发生了什么——记录下当时发生的事件会帮助我们完成这个任务。其次，你曾说恐慌感是突然发生的，我们认为需采取一种方式帮助你发现恐慌的激发物，从而避免遭受太大的冲击——用日记记录下这种感觉会帮助你逐步解决问题。但请记住，这是我们的首次尝试，所以我们实际上只是在尝试——看看它将如何进行，或者我们是否需要修改任务。那么，现在就行动起来吧，运用你在谈话开始时谈到的那个事例，看看如何来做？

表8-3是朱迪进行第一次思维记录的例子，是作为一次家庭作业完成的。记录表在会谈中已事先草拟好，如果她能够关注自己的情绪变化，通过这个草案就能清晰而容易地表达出她的想法。对她来说，对自己的感觉和思维的思考充当了一个提示物，提示她正处于痛苦之中，这样她的想法就很容易浮现出来。她还能对自己的经历进行评估，并为自己的情感和思维的严重程度划分等级。如果她对使用等级量表有顾虑，那么思维记录就可以省略掉这一步，并可以在她感到更有信心时将其纳入其中。如果她还不能捕捉到思维，记录表可以只填写第一列和第二列，而第三列可以在她能够捕捉到自动思维以后再填。如果她感觉保持记录任务太繁重，也可以只简单地记录每天感到恐慌的次数。如果来访者想要在治疗中获得信心，那么很重要的一点是让他们认为自己有能力完成你交给他们的任务。

每日思维记录示例表可从配套网站下载。

表8-3　朱迪的第一个思维记录

1. 情景	2. 情绪	3. 思维
周二午休：我在收银处等待结账。这是一家生意很好的大型商店。	热且有点儿紧张不安，头晕且感到心跳加速。 不舒服程度（8/10）	我将惊恐发作，所有人都盯着我，他们觉得我疯了。 对这些想法的相信程度： 惊恐发作（7/10） 每个人都在注视着我（9/10） 认为我疯了（9/10）
周六上午：给汽车加油。	紧张、眩晕、发热、发抖。 不舒服程度（9/10）	在场的人都注意到我是个有问题的人，我就是个有问题的人。我将惊恐发作。 我对这些想法的相信程度： 被人们注视（9/10） 惊恐发作（9/10）

对生理、情绪或者认知反应程度进行评级的好处是可以帮助朱迪形成辨别关键反应的能力，同时也提供了一种衡量变化的方法。

毋庸置疑，你需要反复回顾日记。尽管有些来访者认为记日记很有趣，但对于另一些人来说，这可能是枯燥乏味、令人生厌的。如果没有成就感和进步，来访者就很容易放弃记录，关注这一点很重要。记录是你要"不折不扣"地完成的治疗任务。如果记录完成了，你就能获得更多有用信息；如果记录没有完全完成，那你需要探究其原因。

三、把问题转换为陈述

来访者的思维有时会以问题的形式出现。通常是这样的反问形式："为什么我如此愚蠢？"或者他们会问一些" 如果……会怎样"形式的问题："如果我失败了会怎样？""如果这是一个坏消息会怎样？"这种问题并不适合被重新评估和检验，因此它们需要被转述成更清晰的陈述，并附有相关的信念评级。因此，对于"我为什么这么愚蠢？"你可以这样回问："你该怎样回答这个问题？"回答可能是："为什么我这么笨？这是天生的，这就是我。我很笨。"这样，我们就确定了一个明确的陈述，可以将这种陈述评估为信念，并对其加以检验。

同样地，你也可以用问题来探索"如果……会怎样"这一类型的问题。"如果……会发生什么——结果会怎样？""对那个问题最坏的答案是什么？"典型的回答可能是："如果失败了，那我就永远得不到一份合适的工作，也将无法谋生。""如果是坏消息，我就无法应对了——我快崩溃了。"然后你可以更进一步探索这样的陈述以便弄清来访者的恐惧。

有时来访者很不情愿回答自己的问题，因为对他们而言，问题本身比其背后的事实更令人难受。这是一种认知和 / 或情感回避的形式，因此，你应谨慎地揭露这种痛苦。

四、通过表象和角色扮演增强回忆

不是每一个人都像朱迪一样能够捕捉到自动思维。这时，使用如表象和角色扮演这样的唤起性干预会很有帮助，它可以帮助我们生动地再现关键情境，使我们更容易获得当时的想法。最普遍运用的技术可能就是要求来访者详细描述最近遇到的问题的细节（或者，如果重点是独特的经历，则回忆具体事件）。可以通过以下问题来增强回忆的生动性："试图在你的脑海中想象一下，你能向我描述一下你周围发生了什么吗，你有什么感觉，你的反应如何？"

朱迪在第一次接受治疗时难以用语言描述自己的经历，而表象帮她意识到她为何会对自己的经历有如此强烈的反应。

治疗师：你能回忆起上一次感到恐慌是什么时候吗？

朱迪：就在接待室，几分钟前。

治疗师：也许我们能进一步探究。你能想象自己再回到那里一会儿吗？你能在脑海中看到这个场景吗？

朱迪：是的。

治疗师：如果你能，停留在这个表象中，尽可能多地告诉我你的感受。全神贯注于你在那个场景的感觉，尽可能多地观察自己的反应。看看你能否描述出当时的情境。

朱迪：我很好，但是另一个人走上前来。我感到面红耳赤、很紧张并且有点头晕。我觉得她可能认为坐在这里的我是一个精神病来访者。我感觉我的身体变得发烫，我知道她一直在看着我，我知道我将要出丑了。然后她站起来走出去了——她无法容忍和一个怪人待在同一个房间里。

朱迪被要求描述当下的事情，以增加捕捉到能理解她恐慌情绪的热认知的机会。在早期会谈中，很难定位这些热认知，因为朱迪用"我以为她在看着我，但她可能在想其他事情"这样的话来合理化这些想法。尽管在回顾她的认知时，这是一个有用的视角，但在这一点上，它并不能帮助我们解释朱迪的极端反应。

表象不必局限于视觉图像，"发自内心的"或"感觉到的"反应也同样重要。如以下例子。

一个患有限制性厌食症的女性可能无法用言语表达为什么她不能吃少量的食物。然而，让她想象自己吃东西时，尽管知道不会增加体重，但她立马就有了腹胀和肥胖的感觉，这使她讨厌吃东西。

一名男子极力避免去触摸某些共用物品，如门把手，他坚持认为，此时他什么也没想。而他的治疗师鼓励他想象自己正在伸手去抓门把手的情境，这名男子身体却向后退缩。治疗师意识到这是一个"热"认知时刻，并问道："当时发生了什么——你有什么感觉？"这名男子回答说，他感到身体受到了污染，这是一种发自内心的身体感觉，而不是一种想法。

有些在幼年或成年经历过创伤的人，会遭受闪回或其他令人不快的精神入侵的折磨，而对于这些受过创伤的幸存者们来说，通过表象进行回忆是一种十分合适的途径（Arntz & Weertman，1999；Ehlers & Clark，2000；Holmes，Grey & Young，2005）。

然而，表象是一种强大的技术，对于一些人来说，它具有特别的唤起性。例如，一个经历过严重创伤的人可能无法在探索表象的同时不被创伤性记忆湮没。在这种情况下，无论是在评估还是治疗中，我们都要谨慎地逐步使用表象技术。首先讨论使用表象技术的原因，然后训练来访者的心理弹性。可以用第三人称叙述过去时态中的来访者，然后随着来访者越发坚强，逐步回归到"第一人称"的角色（Resick & Schnicke，1993）。

角色扮演也可以用来唤起重要的情感和认知。

最近，当朱迪要支付油费时，经常会感到恐慌，但她无法确定是什么造成了这种感觉。当她的治疗师扮演收银员的角色，与朱迪一起重现当时的情境时，朱迪识别出了自己的想法：我要做一些让自己看起来很愚蠢的事情；她认为我很愚蠢；每个人都会看出我很愚蠢。

五、在会谈中运用情绪转变

治疗过程可能是热认知的有效来源，因此，需要观察来访者的姿态、面部表情和语音语调的变化，这些变化可能暗示着负性思维。如以下的例子。

朱迪一贯表现得活泼而幽默，但会谈中有时她一脸严肃，姿态僵硬。这时如果询问"刚刚发生了什么？你想到了什么事吗？"这样的问题，常常使她识别出令她害怕的热认知。在朱迪的案例中，快速捕捉这些热认知是至关重要的，否则她将倾向于忽略或摒弃它们。

约翰偶尔会注意力不集中，游离在会谈之外。通过即时询问得出，他正在脑中闪回童年经历过的创伤。

当运用表象、角色扮演或者会谈中的行为实验时，在谈话中能够捕捉到热认知的机会明显增多。

六、全面澄清陈述

负性思维往往并不是很具体，这使得它们很难被评估出来。在这种情况下，让你的来访者通过一些具体化的语言或表达来阐明他的真实想法是很有用的。例如，一个学生说"我很没用"，通常会引发下列问题。

- 在哪一方面"没用"？
- 你感觉哪些事情你完成不了？
- 哪些事情你能完成？
- 你如何评价你的成功？

通过反思上述问题，这个学生可能会意识到她并不是一点儿用都没有，其实她已经完成了很多领域的学习，只是英语还难以达到很高的水平。

对于那些总是认为"我的情况总是很糟糕"的人，你可以问这样的问题：

- 你能告诉我更多引发这种想法的事件吗？
- 那时你还想到了什么？
- 在相同的情境中，有没有哪一次事情进展得很顺利？
- 回顾上周，你能想起进展顺利的事情吗？
- 你生活中有过什么好运？

显而易见，尽管该来访者深感悲观，但事情在很多方面都进展得相当顺利。然而，在人际关系方面，他的确存在困难，每次出现问题时，他都会被失败的人际关系的记忆困扰，并会陷入极度的消极情绪中。

在 CBT 中运用分心技术

这种基本的认知策略基于这样一种观念，即我们每次只能关注一件事情。因此，如果我们专注于某件中性或愉快的事情，就能避免卷入负性思维和冲动中。从而能够达到两个目的。

● 打破无益的思维或表象的循环，否则可能导致消极情绪，从而使心情更沉重。这可以提供暂时的缓解，但有时会产生问题。

● 改变对负性认知的态度。使用分心技术能够帮助来访者远离这种负性认知，而不是卷入其中，将其看作一种"想法"，而不是有关事件和世界的真理。

你会发现，对于那些陷入焦虑（常见于焦虑）、思维旋涡（常见于抑郁）或极力想忽视无益认知入侵的人来说，分心是一种特别重要的应对策略。分心也是一种常见的治疗技术，对于身体和心理都有直接的治疗效益，例如，在疼痛和焦虑管理（Hudson, Ogden & Whiteley, 2015；Koller & Goldman, 2012, for a review of paediatric research）与减少抑郁症中的沉思（Nolen-Hoeksema, 1991）中起作用。有人提出，分心也可以改善抑郁症的整体疗效（Teismann, Michalak, Willutzki & Schulte, 2012），格雷泽尔沙克等人（Grezellschak, Lincoln and Westermann, 2015）的最近研究表明，分心有助于增强精神分裂症来访者的情绪调节和认知重评。研究者认为，分心在减少不必要的认知方面比抑制思维更有效（Wenzlaff & Bates, 2000），当来访者形成一种积极的、不与消极想法相关的技术时，分心技术会更有效（Wenzlaff, Wegner & Klein, 1991）。

所以，思考事物的积极方面比回避事物的消极方面更能分散注意力。这是一个普遍的发现——如果我们开始去思考某件事，我们会比不去思考某件事更容易成功。你可以简单尝试一下。例如，试着不要去想粉红色的气球，而你的脑海中可能会充满粉红色的气球，你无法摆脱它们。反之，如果你的目标设置成想粉红色的气球，并且你尝试这样做，就会发现你成功摆脱它们了。此外，你或许可以在你的想象中操纵气球。例如，你可以让它们随意地上升、下降或爆炸。这提醒我们，对于表象的潜在控制是一种可以应用于治疗中的普遍技术。

分心技巧包括：

● 体育锻炼。如果一个人心情过于沉重，很难接受精神方面的挑战，或者当来访者是儿童或青少年时，他们可能更容易受到身体而非心理上的影响，在这些情况下体育锻炼会非常有用。体育活动可以是外在的（例如，跑步）、私密的（例如，盆底肌锻炼）、具有挑战性的（例如，高难度瑜伽练习），也可以是日常的（例如，家务劳动）。重要的是这些活动能够让来访者参与进来。

● 转移焦点。这通常意味着关注外部世界以及其中的人和物，而非自身的内部世界。鼓励来访者描述自身所处环境的特征，诸如形态、颜色、气味、质地等。描述的细节越多，就越有助于分心。专注于思维之外并意识到这样做是可以实现的，会给那些深陷认知和情绪痛苦中的人以解脱。

● 心理练习。心理练习包括从 100 隔 7 倒数，或者背诵诗句，或者对你喜欢的电影的音乐或场景的细节进行再现。来访者应该选择一两个他们喜欢的分心物——这样会更容易达到效果。另一种有效的分心方法就是让自己在头脑中呈现一幅想去的地方的画面——海滩、美丽的花园、滑雪场——只要能吸引来访者就可以。为了能达到有效的分心，充满生动细节且经过反复排练的图像应该更具有吸引力。

● 思维计数。简单地数一数这些思维的数量，反而能帮助来访者远离这些思维——不再过多注意它们。数这些思维的时候，要带着那种"数数邻居有多少只鸽子"的心态去完成："哦，一只，两只……那儿还有一只。"

当为来访者设计分心练习的时候，要与来访者合作完成并记住以下几点：

● 这个练习必须适合来访者。例如，心算和海滩画面冥想对于一个讨厌数学和对沙子过敏的人来说是没有作用的。只有当这种分心技术容易运用且吸引人时，你的来访者才能够参与其中。因此，要以来访者的兴趣和优势为基础。

● 来访者在不同的环境下可能需要不同的技术。例如：在公共场合进行某项任务需要谨慎，而在私下场合则可以更开放；当一个人精神高度集中的时候，躯体性策略最容易使用，而在注意力不集中时心理性策略会更有用。

● 分心可用于行为实验中以检验预言，例如"我无法停止思考""我无法摆脱脑海中的烦恼"等自我预测。

● 如果将分心技术应用于长期回避或寻求安全的行为中，效果将适得其反。若你的来访者认为他之所以能应对问题，是因为他采用了分心的方法，而不是建立起可以掌控问题的信心，那么分心技术的作用有限，实际上还可能削弱其信心。

● 通常，分心技术不能从根本上改变无益认知，因此从长远来看它并不一定是个好策略，因此我们需要在接下来的部分中介绍其他策略。

一旦开始采用分心技术，反思以下方面很重要：

● 确定运用分心技术是作为一种应对策略还是一种回避或寻求安全的行为。
● 重新制定策略和评估是否需要采取除分心以外的技术。

朱迪曾有过被恐慌的想法困住的经历。最近，她在工作中（当她恐慌到无法完成一份紧急报告时）、在家里（当她沉浸于头脑中的想法而无法与他人社交时）以及在街上（当她无法摆脱灾难性的想法，漫无目的地闲逛时）都重现了类似的经历。朱迪说，有时她只是需要暂时从恐慌的想法中解脱出来，这样她就可以"冷静思考并制订计划"。而一系列的分心活动给了她所需的精神放松。她选择的策略包括她感兴趣的园艺和阅读，以及她擅长的短跑活动（见表 8-4）。一个兴趣广泛、多才多艺的人可以有很多让他分心的事。

朱迪尝试运用了她的策略，并意识到策略需要完善。例如，当她在公共场合非常恐慌时，她不可能从 100 开始隔 7 倒数——所以她放弃了这个活动，选择了一个要求不那么高（但非常吸引人）的任务，即尝试像她童年的芭蕾舞老师教她的那样去走路，保持直立并小心地放置她的脚。为了充分"定制"策略，这一系列的变化是必要的。

朱迪发现，打破恐慌思维的死循环会使她足够放松，也能够让她把担忧放在一边，从而回归正常生活。仅知道这一点就降低了她的恐慌水平，因此她变得不再害怕恐慌。然而，有时她的担忧又会回来，所以她采取了关注和审视问题的认知策略（见下文）。

掌握良好的分心技巧也可以帮助那些在过度思考（见第十二章）和极度焦虑（见第十四章）中挣扎的人。

表 8-4　朱迪的分心娱乐活动

	在家里	在工作中	在公众场所
低—中度恐慌	看小说（将其下载至手机，方便阅读） 唱流行歌曲：跳舞也是有帮助的 规划花园：如果我可以的话就出门付诸行动	看小说 在手机里看花园的照片：想象我正经过这里 回顾我的日历和计划清单 在会议中：逐字记录会议内容	尝试记住小说的情节并用自己的语言进行复述 想象正在经过一个美丽的花园 戴耳机听音乐
高度恐慌	如果有可能就去跑步 走到花园中心 在网上浏览一些轻松有趣的视频，例如园丁们的世界	去餐厅散步或者午跑 浏览我抽屉里的游戏杂志 在会议中：涂鸦	描述我所看到的：在商店橱窗里能看到什么；车牌号是多少；人们背的什么包包；等等 从 100 隔 7 倒数

着陆策略

以上对分心技术（见 Kennerley, 1996）的概述，有助于应对心理性或躯体性入侵（如不想要的表象或身体感觉）以及冲动行为。如果某人与现实解离，则治疗师需要使他"着陆"以回到当下，或者如果他感到痛苦，特别是当他有伤害自己或他人的冲动时，治疗师需要将他"着陆"到一个愉快或安全的"心灵"或身体中。

如果想成功应对解离和冲动，通常需要经常使用着陆策略。与分心策略一样，若其"着陆点"正好是来访者感兴趣的事物，会使治疗更有成效。

以下是一些简单的着陆策略。

● 想象一个安全的"心灵之所"：你可以借助那些能分散注意力的表象的力量，帮助你的来访者详细描述头脑中的一个或多个表象并构建让他们感到安全或宁静的场景。真正有助于表象发挥作用的方法有三点：（一）让表象尽可能囊括感官体验——声音、图像、身体感觉等；（二）使它成为一个令人愉悦的想象之地；（三）让它生动起来。也许有一种可遵循的方式（例如，如果对一个美丽的城市有美好的回忆，就在那里漫步）或日常事务（例如，喜欢烘焙的人去做一个蛋糕）——这将有助于表象生成。你需要鼓励来访者创造一个吸引人而非公认的有效的表象。例如，一个喜欢骑自行车的人讨厌脚趾间有沙子的感觉，此时若把想象"赤脚走在热带海滩上"作为舒缓他情绪的表象是没有意义的，而想象自己沿着一条喜欢的路线骑自行车才是真正可行的。

● 想象和创造一个安全或强大的姿态：我们的身体会对情绪做出反应——这是威廉·詹姆斯在19世纪90年代首先提出的具身认知理论的基础。例如，如果我们感到沮丧往往会萎靡不振，如果我们感到焦虑往往会退缩，但它不限于此，因为我们的身体也会对情绪做出反应。采取自信的姿势会使我们感觉更自信，微笑会使我们感觉更愉快。这对于发展"着陆姿势"非常有帮助，这些姿势传达了一个人需要感受到的情绪。例如，恐惧的来访者可能会从练习自信的姿势中受益，被动顺从的来访者可能会从立场坚定的姿态中受益，等等。考虑形状、颜色和温度会促进实践，比如问这样的问题："如果你对自己感到自信和良好，你会'感觉到'什么颜色，它在你身体的什么位置，它是什么形状？"当被问到这个问题时，一名男子回答说："当我站得很高、感觉自己强大可控，并能控制自己的愤怒时，我身体的颜色是蓝色。这时，清凉的蓝色薄雾从我的头上飘下来，取代了所有红色的愤怒。"

● 使用令人愉快和舒缓的气味：气味在触发情绪方面作用突出，我们可以利用气味的积极效益。你可以鼓励你的来访者尝试香水、须后水和熟悉的气味，如新鲜的咖啡、肉桂、香草等，以发现哪种气味能给他们带来"治愈感"。当他们找到有效的气味时，帮助他们制定方法，使其易于使用。例如：一个女人随身携带着一小瓶玫瑰油，因为这让她回想起结婚那天，从而感觉内心充满了喜悦和希望；一个男人随身携带着咖啡豆，这让他觉得自己"长大了"，从而感觉变得更强壮；另一位男性随身携带着一个雪松木球，因为这种气味让他想到了在祖父家安全自在、无忧无虑的生活。

● 使用着陆物：这些是可以分散注意力的便携物体，帮助人们获得安全感或得到慰藉。有时它们还带有气味，这使它们更加有效。例如，上文提到的那位男性把一个木制的雪松木球固定在他的钥匙扣上，这样这个雪松木球就能一直陪伴着他。当他把它放在口袋里时，他可以轻易地握住它，它的形状立即引发了一种心理画面——祖父的房子（这也是他脑海中安全的地方），如果他拿出雪松球，它的气味则又使他回到这个安全的地方。一些人用他们存有图片和音乐的智能手机来分散注意力，从而提醒他们自己的优点、连续性和安全感，例如，一个人在手机里储存一系列代表"我被爱""我能做到""我很安全""我已经取得了成就"等的形象。

必须再次强调，一旦你鼓励来访者使用着陆策略，你需要询问并总结他们从经验中得出的结论。也需要尽快确定这项技术是被用作一种寻求安全的行为，还是一种应对问题的策略。

识别认知偏差

当来访者能够越来越娴熟地识别相关的表象和思维时，他们便能够有效地识别认知偏差（见表 8-5）。在情绪唤起状态下，我们都会时不时地体验到一些夸大的错误想法，这是信息加工风格的正常变动，只有当偏差长期存在或者过于极端时，才会成为问题。例如，在表 8-5 中第一个偏差是"二分思维"——一种"非黑即白"的风格，它未能考虑到两个极端之间可能存在"灰色地带"。这种信息处理风格会随着压力的提高而更显著（Kischka, Kammer, Maier, Thimm & Spitzer, 1996）。事实上，当我受到威胁时它可能是适当的。如果一辆车突然变向朝我驶来，我会很自然地想到"要么生要么死"，然后迅速移动方向——而花费宝贵的时间去思考那些毫不实际的可能性则是不恰当的。然而，如果这是我对中等压力情形的习惯性反应方式，那么我可能会很快发展出与焦虑有关的问题。

　　表 8-5 包含了四组认知偏差：极端思维、选择性注意、依赖直觉和自我责备。注意，这些组中的具体类别并不是相互独立的。

　　我将表 8-5 的副本给了朱迪，她笑着说："我能做到，我能把所有的偏见都标注出来！"和很多来访者一样，她很容易认识到自己存在认知偏差或"歪曲思维"的倾向（Butler&Hope，1995）。意识到这一点之后她很开心，这让她能够置身事外保持冷静或"去中心化"（见下一节）。在她开心的时候，很难保持一种恐惧的"心态"，所以她更容易看到其他的、更积极的可能性。表 8-6 是对她的日记的摘录，其中识别了与她有关的认知偏差。

表 8-5　常见的认知偏差

1	极端思维
二分思维	以"全或无"的眼光看待事物，而看不到在两个极端之间的那些可能性。事情是"要么好要么坏"，"要么成功要么失败"。通常，负面情绪占据上风。例如：从来没有事情做起来是顺利的；我不能相信任何人；我是一个彻底的失败者。
不切实际地期望 /高标准	对自己和 / 或者其他人使用言过其实的评价标准。使用"应该""应当"和"必须"。例如：除非这是最好的，否则什么也不是；我应该获得满分；错误是不能接受的；我必须取悦每一个人。
灾难性预期	最糟糕的预期，有时甚至开始于一个良好的开端。这可能发生得很迅速以至于来访者似乎能立即得出最糟糕的结论。例如：我犯错了；我的老板将会非常愤怒；我的合同将得不到延续；我失去了工作；我失去了家庭；我的妻子会离我而去；我将贫穷和孤独。
2	选择性注意
过度概括	看到个别负面事件就暗示着每一件事都是消极的。例如：我面试失败了——我将找不到工作；我的人际关系太差——我找不到任何伙伴；她让我失望了——我没人可以相信了。
心理过滤	选取个别的负面特征并加以关注，不能看到其他更积极的方面。只关注其中一件糟糕的事情，但其实其他方面都很成功。除了仔细考虑个别批评外忘记成就和赞赏。例如：我考试的分数很低——这很糟糕——我真的不擅长任何事情。

续表

否定值得肯定的地方	拒绝、贬低、不考虑一些积极事件，认为不重要。 例如：他只是说得好听；她可能试图从我这探听一些消息；这只是小小的成绩——其他人做得更好。
放大和缩小	夸大负面事件的重要性和低估正面事件的重要性。 例如：我把这件事搞得一团糟，我得到了连我老板都梦寐以求的项目，但却没有好好把握它。
3	**依赖直觉**
妄下结论	在缺少证据支撑的情况下作出解释。 妄下结论的例子分两类： 读心术：我明白他们看似友好，实际都在嘲笑我； 算命：当我遇到他时，他会不喜欢我。
情绪推理	假设感觉反映了事实。 例如：我感觉自己好像无法应付，因此我先喝了几杯；当我生气时我觉得很可怕，因此生气是一件不好的事情；我觉得自己没有吸引力，所以肯定是这样。
4	**自我责备**
独揽责任	在一些（被视为）坏的事情发生时，承担责任。 例如：晚宴不顺利；这是我的错，因为我太紧张，还导致其他人感到不舒服；两名学生在我刚演讲时就离开了，可能是我的演讲太乏味了。
自责或自我批评	将自己看作坏事情的起因，无缘无故地批评自己。 例如：我感觉生病了，一定是我自己染上的；我跟不上工作的进度，一定是我又蠢又懒。
辱骂	给自己冠上难听、有损人格的名号。 例如：白痴！我这么笨；我真傻啊！

表 8-6 朱迪的极端思维

思维	认知偏见
我将惊恐发作	灾难性预期
所有人都盯着我	妄下结论
他们觉得我疯了	读心术
在场的人都注意到我是个有问题的人	读心术
我就是个有问题的人	辱骂
我将惊恐发作	灾难性预期

概括一下，目前为止我们需要帮助来访者的有：

● 理解和识别认知，如有必要，则使用苏格拉底式提问加上表象和角色扮演；

● 记录认知；

● 联系情境、思维和情感，这样你们就可以说"难怪……"；

● 使用分心技术作为短期处理方式（尽管有时这会产生长期影响）；

● 意识到认知偏见。

现在，你的来访者已经做好了评估引发问题的自动思维和表象的准备。

评估自动思维和表象

一、置身事外或"去中心化"

贝克等人（Beck et al., 1979）论述了"去中心化"，即将认知看作心理活动而非现实表达的能力，他们认为"去中心化"是 CBT 的核心组成部分。来访者要避免卷入负面情绪的认知，应置身事外来观察，认识到某种想法只是一种观念，而不一定是事实。去中心化也被称为"元认知意识"，"元认知"被定义为任何涉及认知评价、认知监控或者认知控制的知识和过程（Flavell, 1979）。来访者如果能够专注于思维过程而不是内容，那么就是做到去中心化了。你可能听说过这样的话："这又是我的全或无的思维方式。""我陷入了灾难。""这是被遗弃的恐惧感在作祟。"诸如此类的反应意味着你的来访者已经达到元认知意识。在过去的10年，自从正念冥想被引入 CBT 的练习后，去中心化便在认知行为疗法中扮演着重要的角色——第十七章重新回顾了这些发展。

二、了解认知的起源

在认知行为治疗中，我们会寻找那些在表面上看起来似乎不利于治疗的想法或反应的内在原因。当来访者开始学习客观地审视他们的认知时，他们很容易就觉得自己很"愚蠢"或者"笨"。你需要帮助他们理解为什么自己会有这种无益的想法，或者为什么在他们生活的某个时段这些想法有其存在的道理。达到此目的的一个途径是要求他们去寻找支持热认知和表象的证据或经验。问题认知很少凭空而来，通常先有一段早期的经历可以为其提供解释，以便理解。我们的目的是帮助来访者意识到他们得出某些结论可能有充分的理由，以便当他们审视自动思维时，能总结出"难怪……"或者"我知道为什么……"。

在前面的例子中，那个认为自己一无是处的学生就读于一所要求严格的学校，该学校鼓励学生们各科都要取得优异成绩。在那个时候，保持高标准可以帮助她适应学校的文化氛围，也能让她的学业成绩得到更多的巩固和提升。然而，后来，在她人生的另一时期，这些相同的高标准却成了压力源，而且通常情况下都无法达到，从而引发"我很没用"的信念。

有个年轻人认为"事情到我这里总是很不顺"，他确实经历了多段破裂的亲密关系，所以感到悲观也是可以理解的。他认为可以通过预测关系破裂来保护自己免受这种破裂关系的伤害，因此，在人际交往中保持悲观也就不足为奇了。然而，他现在发现这种态度破坏了恋爱交往中的享受和承诺。

以下是朱迪对她的自动思维的解释。当她提及"他们认为我疯了"时，治疗师问道：

● 你能回忆起一个你没有这样感觉的时刻吗，也就是当你恐慌时，你不认为别人觉得你疯了？
● 你还记得你从什么时候开始有这种想法的吗？
● 你能说得更具体些吗？

据了解，妈妈对朱迪有很大的影响，妈妈告诉她在公共场合下不要表露情绪，以免人们认为她很软弱和奇怪（见表8-7）。

表 8-7　朱迪的自动思维

3. 思维	4. 我为什么得出这样的结论
我将惊恐发作，所有人都盯着我。他们觉得我疯了。 对这些想法的相信程度： 惊恐发作（7/10） 每个人都在注视我（9/10） 他们认为我疯了（9/10）	我能理解为什么我预期自己会惊恐发作——我以前曾经历过；难怪我认为每个人都在看我，因为感觉的确如此。 如果我看到别人惊恐发作，我不会知道发生了什么，我可能会认为他们很奇怪，这多半是因为我母亲多年来对我的影响。
在场的人都注意到：我是个有问题的人；我就是个有问题的人；我将惊恐发作。 对这些想法的相信程度： 被人们注视（9/10） 惊恐发作（9/10）	难怪我认为每个人都在看我，因为感觉起来是那样的；难怪我觉得自己是个有问题的人，我是如此痛苦。 我能理解为什么我预期自己会惊恐发作——我曾经历过。

三、权衡利弊得失

在认知治疗中，我们要确认某种无益的反应或反馈是否有其合理性的原因。此时，我们经常会要求来访者考虑维持这些认知的好处，尽管这些认知最终并不符合他们的最佳利益。鼓励他们从长期和短期来考虑利弊是很有用的，因为一些认知可能只在短期或者长期内有好处。例如，"我没用，还是放弃的好"这样的认同放弃的思维方式，虽在短期内通过鼓励逃避行为起到了抚慰的作用，但长期来说将会使问题恶化。在饮食障碍中，"我将摆脱饥饿的痛苦"这样的想法可能造成短期的不适，但是却能够获得长期的控制感。负性思维的好处通常是保护性，例如，"如果我预料到自己将会惊恐发作，真正发作时就不会很惊讶"或者"如果我预料到来自人们最坏的评价，我就不会很失望"。当认真考虑认知的利弊时，负性思维的适应性就变得更容易理解了。一些来访者可能会解释道，持有负性信念的好处是它也反映了一定的事实（我将惊恐发作了；我很孤独；我在社交场合很无助）。尽管某些负性思维可能有一定的道理，但往往也被夸大了，我们应帮助来访者意识到这一点。

接下来，我们探讨持有这些思维和信念的弊端（包括短期的和长期的）。这一步有利于我们瓦解"负性思维或多或少具有保护性"这一信念，同时也能够增强来访者改变的动机。在朱迪的案例中，预料（她将惊恐发作）的不利之处就是使她增强了身体不适感，从而更易引发惊恐发作，而且在富有挑战性的情境中她总是很痛苦。她认为别人总是消极地评价她的不利之处，并且限制了她去做一些本来很喜欢做的事情。

权衡利弊有时被称为成本效益分析，这是一种激励来访者开阔视野的方法，当我们无法评定某件事正确与否，只能在权衡以后做最佳选择时，权衡利弊是最有用的。你可能会意识到这是一种苏格拉底式的技巧，因为其利用来访者的内心世界并促使他们进行反思。

另一种相关的策略是"重构"，故事重构主要通过对事情的另一面的反思来开阔视野。例如，一位雄心勃勃的父亲，他晚上大部分时间都在工作，错过了与孩子相处的时间，因此，"减少我的工作量"这个令人不快的事就可以被重构为"为我的孩子腾出更多时间"。又如，极端节食者尽全力控制自己的体重和体形，但由于把精力都放在限制饮食上而导致自己在社交和工作生活中的表现不佳，她可以把极端节食的表面好处重新建构为工作和社交生活的障碍。

在探索利弊和故事重构中，你需要有非对抗性的、共情的、合作的意识。这些策略旨在启发你的来访者，而非指出他们犯了多大的错误。以这种方式贯彻此策略，对于促进和激励那些对改变还存在矛盾心理的来访者特别有帮助（Miller & Rollnick, 2002）。

四、最糟糕的事情是什么，以及你应如何处理？

"会发生的最糟糕的事情是什么？"尽管这个问题对于来访者来说难以预料，但它实际上很有价值。提出这个问题可以促使来访者明确自己恐惧的东西（不能用其他方式得以解决），这个问题的答案则澄清了需要解决的最终问题。随之而来的问题是："那么，你将如何应对？"这就是问题解决的开端。当最坏的情况都有了解决方案，就会减轻对灾难性预测的压力。

朱迪最担心的是她在公共场合会惊恐发作。询问她将如何处理，这本身就是对她的一种启发。她从来没有考虑过如何处理，也从不认为惊恐发作会结束——她投射出来的恐惧太模糊了。现在，在治疗师的帮助下，她能想出一些应对这种情况的办法：她要找个不显眼的地方，回忆事情的经过，对接近她的人解释她的窘境。通过这样的练习，朱迪变得更加自信，她能够处理最坏的结果，并不再那么害怕。

五、识别认知主题

通常，我们会通过浏览思维记录来找出认知过程或认知内容的主题。认知过程的主题包括：将二分思维方式作为最主要的信息处理风格，以及将退缩作为对感知到人际冲突时的反应。认知内容的主题包括拒绝、威胁、羞辱、愤怒等。一些主题在特定的疾病中很常见，例如，对控制和完美主义的需要通常与饮食障碍有关，丧失和羞辱与抑郁症有关，威胁与焦虑障碍有关。识别这种主题有着双重价值。

首先，反复出现的主题可以通过主题化的方式来进行处理，即开发可重复的反抗反应。例如，在应对普遍存在的羞愧感和反复出现的失落感时，比必须对每一个问题产生一种新的反应要有效得多。其次，主题能够让我们深刻地理解根深蒂固的核心信念。通过研究朱迪的日记，我们发现了两种主题，一个是关注自我（我疯了），另一个就是关注他人（他们是批判性的）。如何处理后者的核心信念将在本章后续内容中加以说明。

总之，到目前为止来访者已经学会了：

- 识别无益的认知；
- 识别认知偏见；
- 远离它们，站在旁观者的角度，将它们看作无益但可以理解的想法；
- 考虑它们的实用性和有效性；
- 考虑最糟糕的结果，并且为此制定解决方案。

至此，来访者可以对他的负性思维和信念形成更客观和开阔的视野。

形成新观点

基础打好以后，就有必要去反思、重新评估问题认知，考虑到事情可能还存在其他可替代的、让人愉悦的可能性。在此有几种技术能帮助来访者形成新的视角。

一、评估赞成和反对的证据：获得公正的观点

对情况有更准确地把握之后，来访者就能回顾是什么支持和瓦解了他最初的结论。下面以朱迪的日记为例进行说明（见表8-8），朱迪回顾了为什么她得出消极的结论是可以理解的，随后用不支持这个结论的证据加以平衡。

表8-8　朱迪的日记

3. 思维	4. 为什么我得出这样的结论	5. 什么和我的结论有冲突
我将惊恐发作，所有人都盯着我。他们觉得我疯了。 对这些想法的相信程度： 惊恐发作（7/10） 每个人都在注视（9/10） 认为我疯了（9/10）	我能理解为什么我预期自己会惊恐发作——我以前曾经历过。 难怪我认为每个人都在看我，因为感觉起来是那样的。 我母亲多年来对我影响很大。	即使我有一种恐慌感，也并不意味着我将惊恐发作——我曾有过类似的感觉但并没有惊恐发作。我知道镇定下来很有用。即使惊恐发作了，也会好起来，我掌握了很多处理方法。 对这种想法的相信程度（9/10） 这种别人都在看我的感觉并不是事实。 对这种想法的相信程度（10/10） 即使我惊恐发作了，人们也不见得会认为我疯了。即使他们那样认为了，又有什么关系？他们并不认识我。 对这种想法的相信程度（10/10）

续表

3. 思维	4. 为什么我得出这样的结论	5. 什么和我的结论有冲突
在场的人都注意到：我是个有问题的人；我就是个有问题的人；我将惊恐发作。 对这些想法的相信程度： 被人们注视（9/10） 惊恐发作（9/10）	难怪我认为每个人都在看我，因为感觉起来是那样的。难怪我觉得自己是个有问题的人，我是如此痛苦。 我能理解为什么我预期自己会惊恐发作——我以前曾经经历过。	这种别人都在看我，或者我是一个有问题的人的感觉，并不是事实。对这种想法的相信程度（10/10）即使我有一种恐慌感，也并不意味着我将惊恐发作——我曾经有过同样的感觉但并没有惊恐发作。我这样只会持续一两分钟，我会好的。 对这种想法的相信程度（9/10）

收集证据来获得更加公正的观点的有效策略之一是进行去中心化的详细阐述，在这个过程中要求来访者客观地对待这些想法，或者充分想象以形成不同的观点。以下的问题能够激发思考：

- 你能想到其他的可能性吗？还有其他的解释吗？
- 哪些不符合你最初的结论？
- 如果你关心的一些人有这样的想法，那么你想对他们说些什么？
- 如果关心你的一些人知道你有这样的想法，那么他们会对你说些什么？
- 如果你所认识的一些人有这种想法，或者与这种情况抗争，那么他们会对自己说什么？他们又将如何应对？
- 当你情绪低落的时候，你忽视了什么？
- 你有过处于类似的情况，但又没有这样的感觉或想法的时候吗？
- 你有没有同样经历了几次这样的情况，但问题得到了处理？
- 当脱离了这种情形后，你有什么新的想法吗？
- 如果你在五年后回看现在，你会如何看待现在的问题？

"最好"的证据是客观的事实。因此，尽管像"我认为他人会反驳，说这没什么可担心的"这样的结论可能会使人转变观念，但像"我至少经历过 15 次类似的情况，但都没有惊恐发作""我每天都头晕，但从未晕倒过"或"在整个学业生涯中，我从未考试不及格"这样的客观事实会更有说服力。

激发更多的可能性可以引出对问题的声明，甚至行动计划。

当在治疗中问及朱迪这些问题时，她很容易产生有益的想法（见她的日记，表8-8）并发现了一些帮助她冷静下来的策略。她记得一个朋友曾告诉她，采用普拉提的姿势有助于她对抗压力。朱迪参加了普拉提课程，但后来未能坚持，现在发现这对她很有帮助并决定重新练习。

这提示我们，对来访者来说，熟悉、舒适而且有效的策略将更容易被采纳和维持。

二、寻找认知偏差

通过引入两个极端之间存在一系列可能性的观念，二分思维很容易得到缓和。这种技术也将在第十七章中进行论述，因为它对于"简单的"和"复杂的"的来访者均有用。

为了对抗二分思维，首先应识别相应的极端思维。

朱迪倾向于认为自己要么感觉冷静，要么感到恐慌（这意味着一旦她感到不冷静，恐慌感就会来袭）。

接着，鼓励来访者尝试接受两个极端思维之间可能会存在不同阶段，并在实践过程中对比下表的范围举出一些不同的例证。

以下是朱迪关于情绪体验的新观点：她能够识别恐慌感增加的不同阶段：

1	2	3	4	5	6	7	8	9	10
冷静		中度紧张 甚至可能兴奋				易恐慌但实际 不恐慌			惊恐 发作

以上练习有几个好处。它说明了一系列的可能性，并抑制了朱迪直接得出最具灾难性结论的倾向。这也再次证明恐慌感不一定会发展为惊恐发作；在

讨论她紧张情绪的变化时，她意识到自己可能把兴奋误解为恐慌的预警信号了。

另一位来访者艾伦容易认为自己要么是成功的（他以很高的标准完成了一项工作）要么是失败的（他认为他没有达到自己可以达到的最高标准）。这使他容易受情绪波动的影响。当达到自己苛刻的标准时，自我感觉良好；反之，感觉自己很差劲。同时这对其行为也有影响，因为当他感到自己很差劲时，他很容易退缩并饮酒，这也反过来加剧了他的抑郁。

在治疗中，他能构建一个工作表现连续体，这有助于他更灵活地评价自己的工作表现。

1	2	3	4	5	6	7	8	9	10
无法接受		很少满意		满意		良好但不够完美			做得非常好

接着，他思考了可以接受别人哪些方面，如果周围人表现出"良好但不完美的水平"，他将会很高兴，并认为"做得非常好"只是一种额外的奖励。他也意识到他可以接受同事偶尔的糟糕表现，只要不是习惯性的。当完成了这种连续体评估后，他发现他对自己的态度更加宽容了。

相比朱迪和艾伦，萨拉则有不同的问题——在信任方面存在二分思维。她容易绝对信任他人，直到他们让她失望（或她意识到他们令人失望）。在那时，这些人在她看来将变得完全不可信。可以想象她在维系人际关系上有困难，而这也是她痛苦的来源。在治疗中，萨拉设计了两个有用的连续体：一个反映了她社交圈和职业圈里人的可信程度，另一个反映了适合与不同可信程度的人分享的信息。

1.我可以信任谁（根据我对一个人的了解程度以及截至目前我对他行为的了解）

0	10%	20%	30%	40%	50%	60%	70%	80%	90%	100%
汤姆（几乎不了解）詹妮（让我很失望）			苏（刚开始了解）吉姆（等等再看）			罗宾（可能还好）卓琳斯（很好但不能分享秘密）			瑟琳（总是很公正）丹尼尔阿姨	

2. 我分享什么取决于一个人的可信程度

0	10%	20%	30%	40%	50%	60%	70%	80%	90%	100%

姓名，但没有琐碎私事	我在哪儿工作，但不涉及我的家庭生活和感觉			个人联系方式，我的喜好和我厌恶的事物		我的感受，我的问题以及我的经历

第一个连续区间帮助萨拉学会在信任一个人之前，先回想她对此人的了解程度。第二个连续区间则有助于提醒她不要过于暴露或者过于保留，这有助于她与信任的人分享隐私并与他们建立更和谐的关系。

选择性注意：如果来访者将注意力选择性地集中在最糟糕的可能性上，你可以通过鼓励来访者寻找其他的可能性来加以干预，尝试让他问自己一些问题，比如：

- 还有其他看待这个问题的方式吗？
- 我有被忽略的强项 / 优势 / 资源吗？
- 朋友还能看到什么其他的可能性？
- 我是否错过了什么？

这些问题促使人们去中心化——退后一步，纵观全局。

通过以上做法，朱迪意识到，并不是所有不愉快的感觉都预示着惊恐发作，也并非所有人的眼睛都在注视着她，而且她之前表现出的镇静和灵活性对她帮助很大。艾伦学会了反思他之前的表现（通常都非常出色），而不是只专注于令他失望的部分。萨拉则学会了在过于信任一个人之前，先留点时间回顾她对此人的了解程度。

依赖直觉：对直觉的依赖可以被抑制，前提是来访者承认一些感觉或者未经证实的观念并不一定代表真实情况。来访者可以想到很多支持这种观点的例子：孩子相信有圣诞老人并不意味着他就是真实的；我们的祖先认为地球是平的，但这并不能改变它是球形的事实；一个在情感上未受到良好教育的孩子感觉自己是坏孩子，并不意味着他就是"坏孩子"；"今天感觉趾高气扬"并不意味着必须低头才能通过门！无论是读心术、未卜先知还是假设，只要认为一种感觉反映了一个事实，来访者就可以质疑直觉的真实性并问道："……有证据证明吗？"或者"有……经验说明这只是个巧合吗？"或者仅仅问："……我怎么知道？"朱迪为自己制定了一种简单策略，那就是询问朋友的感觉或者他们说话的意图，而不是反复思考她的朋友可能感觉或者想到什么。艾伦开始邀请信任的同事来评估他的工作，萨拉随身携带记事簿，以提醒并确认自己人际关系的真实性。

自责：自责是非常具有破坏性的——就像来自他人的严厉批评一样。但是，可以通过帮助来访者询问诸如以下的问题来缓解。

- 真的那么糟吗？
- 我有没有不公正地责怪自己？还有谁可能对此负责？
- 这话是谁说的？……他们是专家吗？

当朱迪反思她的想法——"他们认为我疯了"时，她意识到这是她的母亲发出的声音，她母亲限制家庭内部的情感表达，并警告孩子们：如果他们没有控制住自己的情绪，别人就会认为他们是软弱和愚蠢的。朱迪迅速意识到自己的母亲不是社会心理学专家，且她的这种观念是无益的。最终，朱迪能够完全排除这种思想的干扰。

艾伦意识到，他在内心谴责自己是由于害怕被大家认为是有缺陷且软弱的，这也是他在学校里受到欺负时为什么会产生自我怀疑。多年来，他一直为此责怪自己，认为都是自己"讨厌又软弱"造成的。在治疗中他思考谁（或什么）可能也导致了这种校园欺凌事件的发生，并列出了一条清单：捉弄过他的女生和男生、没有注意到或没有帮助他的老师、支持儿童群体暴力文化的学校、从来没有在他哭泣时提供过依靠的父母。当他写完这份清单时，就意识到自己对这种欺凌行为的自责逐渐减少，并且对自己更有同情心了。

三、使用表象和角色扮演技术

使用表象和角色扮演的实验策略在改变无益认知方面极其有用。哈克曼等人（Hackmann and Holmes，2004；Hackmann，Bennett-Levy and Holmes，2011；

Pearson，Naselaris，Holmes and Kosslyn，2015）对在治疗中使用表象给予了很高的评价，他们考虑了脑机制及其临床相关性。

可以在想象中练习新的可能性。想象能增强信心、增加事件发生的心理预期（Szpunar & Schacter，2013），心理表象也可以唤起与真实事物相似的生理和情感反应（Pearson，Clifford & Tong，2008）。因此，我们可以有效地将表象运用于治疗中，以便：

● 逐步增强那些还未准备好面对现实生活挑战的人的信心。例如，一个害怕蛇的男孩在参观当地动物园之前，先让其在脑海中慢慢想象蛇的形象，作为他后续接触和面对蛇的前奏。

● 替代在现实生活中无法进行的练习。例如，一个害怕坐飞机的女人反复想象自己乘飞机旅行——由于经济和现实原因，这种经历无法重复。

● 准备迎接挑战。例如，朱迪想象自己走进一个场所并感到很平静——回想这幅场景则使她在社交中感到更加平静和自信。

改变问题表象也很有帮助。对经常做同一个噩梦的恐惧能够通过反复想象新的、可以忍受的（甚至是令人愉快的）结局得以缓解（Krakow et al.，2001）；预期的消极社会接触有望转变为新的可能性（Hirsch，Clark，Mathews & Williams，2003）。创伤性记忆能被重新定义，从而改变当前威胁的意义（Layden et al.，1993）；一种有敌意的自我形象可以转化成一种富有同情心的自我形象（Gilbert，2005）。一个不愉快的心理画面也可以变成一个能抚慰心灵的画面，可以鼓励来访者建立舒缓、安慰的表象，帮助他们让自己平静下来。

除了建构这种新的心理表象，你还可以通过图像处理技术帮助来访者克服问题表象，如想象令人感觉糟糕的表象出现在电视屏幕上，然后通过改变音量、褪去颜色等来对该表象进行处理，或者使人物"变形"以便让人更容易接受。

朱迪有一种无益表象，即人们带着挑剔的眼光看她。通过缩小她想象中的旁观者，从而降低这种表象的影响力。艾伦也有类似的表象，但他能将旁观者脸上的表情转化为接纳和温暖。

　　帕德斯基（Padesky, 2005）倡导一种方法，即要求来访者创造一种视觉愿景，呈现他们希望事物如何发展的样子，并鼓励他们让这些心理表象在脑海中尽可能生动，为了实现这一愿景，来访者还要确定自己必须遵循的假设，行为实验可以进一步建立对新表象的信心。

　　例如，朱迪的表象可能是走进公共场所并感到平静。这种假设是"认识我的人基本上都能接受我，陌生人对我没那么感兴趣"。行为实验在新的表象中能进一步帮助来访者建立自信。

　　表象中可以融入角色扮演。贝克等人（Beck et al., 1979）描述了这样一对来访者和治疗师，他们运用来访者内心中批评和支持的声音，创造出一段对话来强化支持的声音；帕德斯基（Padesky, 1994）描述了使用"历史角色扮演"或者"心理剧疗法"来重建早期无用的人际互动；吉尔伯特（Gilbert, 2005）主张以格式塔（完形）疗法的双椅技术为基础塑造一个富有同情心的自我，以减少来访者内心的批评。

　　当朱迪意识到她母亲的影响是多么无益时，她感到轻松了很多，但她非常生气，这种感觉让她很不舒服。她在会谈中逐步消除了这种感觉。首先，她幻想她的母亲坐在一张空椅子上，随后她"告诉"母亲她所持的态度造成的后果和她此刻的愤怒。在这次练习中，她同意扮演母亲的角色来对朱迪的话作出回应。在这个角色中，她的母亲解释道，她试图保护朱迪免受那些曾经遭受过的伤害。这是朱迪第一次考虑母亲的想法，这帮助她缓解了心中的愤怒。

四、得出新的结论

　　此时，来访者可以从多个角度来审视最初的负性思维，建立起更广阔的视角（可能包括表象），愿意考虑新的可能性。现在我们该从这种意识中提炼出更加精练、易记、可信的新结论了。朱迪的新结论如表 8-9 所示，每一种陈述都附带了相信程度。

表 8-9 朱迪的结论

6. 新结论
即使我有一种恐慌感，也并不意味着我将惊恐发作——我曾经有过同样的感觉但并没有惊恐发作。
相信这个结论（8/10）
这种别人都在看我的感觉并不是事实。
相信这个结论（10/10）（我知道这个问题，但不知道是否在外出时拥有同样的自信）
即使我惊恐发作了，也不见得人们会认为我疯了。即使他们那样认为了，又有什么关系呢？他们并不认识我。
相信这个结论（10/10）

有趣的是，认知分析这个主要的智力任务使她 100% 相信自己的感觉并非事实，而且不见得别人就认为她疯了；然而，她对于恐慌感并不会导致惊恐发作的信念的相信程度并不是太深（80%）。更有趣的是，尽管她形成了新的信念（"这种别人都在看我的感觉并不是事实"），并在会谈中坚信不疑，但在具有挑战性的情境中她就不是那么有把握了。

这提醒我们，改变信念这种智力任务的完成并不意味着治疗的结束。行为检验的目的是既要建立它们的真实性又要巩固现实的新观点。因此，我们总是会问这样的问题：

- 你怎么能证明呢？
- 什么能帮助你对这个新观点充满信心？

这通常会巧妙地引入行为工作和行为实验（见第九章）。

总之，在重新评估认知和形成新观点的过程中，我们鼓励来访者：

- 去中心化，客观地对待负性情绪的认知；
- 通过处理极端思维、选择性注意、直觉依赖和自我责备来应对认知偏见；
- 运用表象技术和角色扮演来加快这个进程；
- 得出通过现实检验的新结论。

检验自动思维和表象

在第九章中我们将详细讲述，检验新的可能性或视角的重要性，本章描述了 CBT 中行为实验的作用。如果新认知经得起"现实检验"，其正确性通常能得以增加。此外，如果来访者能够将新认知从理论或可能性转变为积极的实践，那么新认知将会更令人难忘。

朱迪决定通过收集能够证明或者反驳结论的信息来"研究"她的新结论，她预测恐慌感并不预示着惊恐发作，且打算激发恐慌感并记录下所发生的事。她开始体会到恐慌感不是"全或无"的，并设计出不同尺度的数值来评估恐慌感变化的幅度。她打算让朋友加入研究中，例如，通过邀请他们来观察他人的反应，同时注意朱迪是否是备受关注的对象。见表 8-10。

表 8-10　朱迪研究她的新结论

6. 新结论	7. 研究它
即便我有一种恐慌感，也并不意味着我将惊恐发作——我曾经有过同样的感觉但并没有惊恐发作。	我将陷入困难的情形中，但并不把注意力集中在我感觉恐慌和预期惊恐发作的情况上，而是注意感觉到"惊恐感"但没有惊恐发作的情况。
这种别人都在看我的感觉并不是事实。	我要求朋友在我感到惊恐时来观察我，我将了解我产生这种想法是否有充分的理由。
即使我惊恐发作了，也不见得人们会认为我疯了。即使他们那样认为了，又有什么关系呢？他们并不认识我。	我询问朋友是否认为惊恐发作等同于发疯。然而，由于我意识到这种思维的来源，它真的不再让我烦恼了。

修正核心信念

一些文献中混淆了"核心信念"和"图式"的概念。一般来说，这些术语是不可互换的，因为我们认为图式比核心信念更加复杂，核心信念是图式的"简易标签"。例如，核心信念"我是笨蛋"是一个有效的认知标签，用来概括与相信自己真的很笨的相关思维、情感、身体感觉。这节将集中介绍核心信念；在第十七章我们会讨论图式的本质。

我们不应该认为核心信念总是难以识别的，因为它们可能以自动思维的方式表现出来。在前面的例子中，那个学生很容易将"我没用"判断为关键认知，这很可能是一个核心信念。如果核心信念没有以自动思维的形式表现出来而又有必要识别它时，那么采用引导发现和下沉式提问技术通常可以识别它。

同样重要的是不要假设核心信念一定难以改变。当朱迪意识到她的母亲不是性格分析方面的专家后，她迅速转变了长期存在的核心信念（"我疯了"）；对于以自动思维为目标的治疗来说，核心信念的改变并不罕见（Beck et al., 1979）。然而，一些信念体系根深蒂固，可针对它们专门设计拔高性技术（见第十七章）。

在有关自助的书中，格林伯格和帕德斯基（Greenberger & Padesky，1995）描述了一系列旨在修正核心信念的策略。他们强调，由于核心信念很牢固，所以这些策略可能要实施好几个月以后才能产生重大的作用。因此他们应事先谨慎地与来访者协商，以避免来访者失望和沮丧。这些策略包括：

- 通过行为实验，检验对核心信念的预测；
- 记录证明核心信念不是 100% 正确的证据；
- 识别其他替代性的（更有帮助的）核心信念；
- 通过行为实验来检验对其他替代性核心信念的预测；
- 记录支持其他替代的核心信念的证据；
- 新核心信念的历史性检验；
- 评估对新核心信念的相信程度。

朱迪认为她需要修正认为别人总是批判性的核心信念。她设计的行为实验是一项数据收集任务。几周里，她询问朋友如何看待那些曾经犯过错误或者在她面前表现出"愚蠢"的人。她的预测是朋友们对那些人的评价很糟糕。表 8-11 显示了她记录的两个例子。

表 8-11　朱迪收集的数据

偶然事件	朱迪的预测	发生了什么事
哈里在系里的聚会上喝醉了，他夸夸其谈，疯狂跳舞。	别人会认为他既软弱又愚蠢，他在系里的威信受损。	苏说看他喝醉的样子很可爱；罗恩说他很高兴看到哈里能够让自己得到放松，因为他平时对工作太严肃。
一名中年妇女在街上摔倒，她看上去并没有受伤，却歇斯底里地叫。	苏（和我一道的女孩）会认为她很愚蠢，是为了引人注意。	苏说她感觉为这位女士感到担心，想知道她是不是有内伤。

然后朱迪对这些发现做了记录，标题是"证明我的信念不是 100% 正确的证据"。有时她的"民意测验"会支持她的预测，但她现在能依据这些数据证明她的预测不是 100% 正确。

当然，你也可能发现来访者的预测会被反复证实。如果是这样，就应该检查你的来访者是否只和志趣相投的人交往？

西昂的妻子和家人一直对他非常不满。因此，他对批评的预期得到了证实也不足为奇，因为他有过被人说"愚蠢"和"浪费空间"的真实经历。

你的来访者是否可能在记录以前已经过滤掉的那些不确凿的证据？

吉娜确实有过不错的经历，但在记下它们之前，她"脑海中的声音"便会告诉她这不算什么。

如果消极的核心信念特别顽固，那么以图式为中心的技术在这个例子中会更有效（见第十七章）。

然而，朱迪回顾了她收集的所有回应，并得出结论：

诚然，确实有一些人爱批评别人，但是我的大多数朋友对别人的观点相当宽容。此外，我发现那些更多以批判的眼光看待我的人并不是我最珍惜的朋友，我更倾向于忽略他们苛刻的评价。

随后，她确定了一组新的核心信念：有些人会严厉地批判别人，但大部分人还是很宽容的。最初，她对此的相信程度处在50%的水平。为了加固新的、更恰当的信念，她开始记录支持她新信念的证据。她努力地寻求证据，几个星期后，她的相信水平已经上升到98%。

为了加固新的核心信念，以对抗过去那些无益的信念，格林伯格和帕德斯基（Greenberger&Padesky，1995）提倡对新的核心信念使用历史检验法，即要求来访者重新审视他的人生经历以寻求与新信念一致的证据。

尽管朱迪已经在形成新的基本信念上取得了一定的成功，但是她仍然渴望巩固她的进步，并且决定完成这种回顾性分析。现在，她能很容易地"发现"支撑新信念的证据，并发现她早期的很多经历来强化新信念。

问　题

一、来访者似乎会回避对认知的探索

有些时候，来访者只是想谈谈自己的情绪和经历。在这种情况中，支持性咨询可能更合适。例如，当人们初次应对丧失或者创伤而意识到问题的严重性时，他们可能只是需要时间诉说这些事。然而，对治疗有矛盾情绪的来访者可能需要"激发积极性的谈话"（Miller&Rollnick，1991）。

还有一些来访者注重情感探索，因为他们认为这是治疗的用途所在，所以可能需要向他们说明认知行为疗法的方法和优势，以及这种方法和其他形式的心理疗法有何不同。

当来访者惧怕自己的思维内容时，同样可能发生对探索认知的回避。有的时候，回顾认知总是不恰当的，因为来访者有恐惧感，或者不愿意回顾那些会引发新的痛苦（如性虐受害者的羞耻感）的认知。在这些情况下，你需要花时间在会谈中营造一种安全感，让你的来访者能逐渐地面对令人痛苦的想法。

二、认知转瞬即逝，来访者很难识别

这种情况并不罕见，如果来访者能意识到负性自动思维的本质是难以把握的，是有帮助的。激发而不是检验负性思维的行为实验，能帮助来访者更轻易地识别出负性思维（见第九章）。然而，我们有时必须留出时间来学习捕捉认知的技能，因为不是每个人都能轻易做到这一点。

有些思维不容易映射到语言上，却能被很好地描述为一种发自内心的"感觉"（Kennerley, 1996）。例如，患有躯体畸形恐惧症（body dysmorphic disorder, BDD）的来访者可能报告"感觉"毁容，强迫症（OCD）患者可能报告"感觉"肮脏，或者厌恶性创伤后应激障碍（PTSD）患者可能描述"感觉"身体不适。如果给予来访者鼓励和时间，这些感觉大部分可以用语言明确地表达出来。

三、反思和确认信念有没有影响

这种情况下，首先必须问自己："治疗的重点是正确的吗？"这就需要再次审视程式，如有必要还需进行校正。

其次是和来访者一起寻找是什么导致他相信陈旧思想，或者是什么阻止他相信新思想，这很重要。可能存在一些零散的证据、安全行为或者未得到充分处理的其他障碍，也可能你没有关注热认知。确保新知识是发自内心地接受而不是单纯知识上的吸收，对此，行为实验非常关键。

最后，一个可能性是这些问题是被特别严格而刻板的信念体系所驱使，这种情况下我们提倡一种以图式为中心的方法。然而，不要过早地下定论——先考虑一下其他的可能性。

总　结

本章稍长一点，因为认知行为疗法中的认知技术既重要又种类繁多。综上所述，有以下技术：

- 观察关键认知；

- 分心技术；

- 分析它们；

- 并综合新的可能性……

- 这些可能性可以通过行为实验来评估。

第一步你应该识别关键认知——主要通过苏格拉底式的询问和思维记录。随着时间的推移，记录可以用来观察、分析和综合信息，但它们的使用必须与来访者的需求和能力相匹配。

你用来帮助来访者识别问题认知，并在以后测试它们的认知策略将由你的提法决定。每一次干预都需要证明是合理的，并与来访者分享一个基本原理。重要的是不要把一项技术"从帽子里拿出来"。

虽然重点是现在，但我们也看到一些认知策略回顾甚至对抗过去，尽管主要的焦点是自动思维（ATs）和基本假设（UAs），但认知技术可以用来解决核心信念。

尽管技术具有多样性，但作为治疗师，你的目的很简单，就是去帮助来访者永久性地缓解由问题认知导致的痛苦。其要领在于把握何种认知方法在特定的时间内最为有效。要做到这一点的关键就是掌握将来访者的情况程式化的技巧，并保持程式的活力。

干预既可以通过语言、视觉，也可以通过经验，并集中于认知内容和认知过程。你可以创造性地使用策略，但要确保这样做是正确的。

学习和练习

这些学习与练习资料可从配套网站下载。

回顾和反思

认知技术当然是 CBT 的核心。在阅读本章时，你是否对其中的某些章节或陈述感到惊讶？如果是的话，你没有想到会看到什么？如果你对本章中的某件事感到惊讶，它是受欢迎的还是令人担忧的？

总的来说，你对识别和检测问题认知的策略有什么想法？这些技术是否符合你的工作风格？你能看出这一章是如何建立在前面章节论述的知识之上的吗？在识别或检测问题认知的过程中，有哪些让你觉得不对的地方？如果有，具体是什么？试着厘清你的思路和疑虑。

你对自己使用这些技术的能力有疑问吗？如果有，你的担忧是什么？在这种以认知为主的工作中，你是否有某些方面需要进一步训练？

进一步探讨

如何获得使用认知技术的经验？一个很好的方法就是亲身实践：

- 为自己找出一个常见的与工作相关的问题，例如，回避某些话题或害怕来访者的某些反应，或者你可以解决你对使用认知技术的担忧；
- 记录下使你感到困难的认知（思维和表象）；
- 试着"退后一步"，找出认知偏差，反思你的认知内容；
- 试着重新评估使你感到困难的认知。

反思你是如何为自己做这件事的——你不仅从自己的困难中学到了什么，而且从承担任务中学到了什么？想想当你的来访者被要求做类似的事情时会有什么感觉。你如何让他们轻松接受并完成这项任务？

如果你不确定本章所描述的策略是否有用，或者你觉得自己还需要进一步的培训，找出你可以参加的课程、研讨会、督导或者阅读书籍，并制订一个具体的计划来实践它们。

第九章

行为实验

引　言

在 2004 年的欧洲行为和认知疗法协会上，其中有一个名为"认知行为疗法中的行为（B）在哪里？"的研讨。本章将讨论这个问题，即行为方法在当代认知行为疗法中的地位。我们将聚焦一个对行为改变至关重要的特定领域——行为实验（BEs），这是一种 CBT 策略，对大多数问题都能起到显著效果（但并非对所有问题都是如此）。我们已经了解到（在第七章），苏格拉底式方法包括认知行为策略和另一种常见的行为技术 / 实验，即活动日程表。后者将在关于抑郁的章节（第十二章）中讲述，因为这是它应用最广泛的地方。

什么是行为实验

接下来的讨论很大程度上借鉴了行为实验在认知行为治疗中的应用的诸多研究（Bennett-Levy, Butler, Fennell, Hackmann, Mueller & Westbrook, 2004）。我们采用本尼特 – 利维（Bennett-Levy）等人对行为实验的操作定义。

　　行为实验是在实验和观察上，由来访者在认知治疗期间或会谈中进行的一种有计划的实践活动。行为实验的设计直接源自对相关问题的认知表述，其主要目的是获得新信息，这些信息可能有助于：

- 检验来访者当前关于自我、他人和世界的信念的正确性；
- 构建和／或检验新的、更具适应性的想法；
- 有助于发展和验证认知程式。

　　这意味着行为实验与其他科学实验一样，目的在于寻找证据，以便帮助我们判别哪种假设能得到最有力的支持。但不同之处是，CBT 中行为实验的目的并不是为了检验科学原理，而是为了收集证据以检验由来访者的无益认知推导出的预言，或者检验程式中的要素。第七章和第八章已经阐述了一些可以探究认知、扩大证据范围的言语性方法。行为实验提供了更进一步的途径，通过行动和观察而不仅是通过讨论来探究信念，并且它还能帮来访者找到新的证据和可能性。因此，行为实验通常在口头讨论之后使用。在会谈中探究了某一个特定的消极认知并形成新的替代性观点后，行为实验能验证并巩固这些结论。它能够帮助来访者收集到更多有力的证据，从而确定最初的消极认知或新的替代认知是否提供了关于情况的最佳（最准确或最有帮助）观点。

　　一个社交焦虑症患者认为自己看起来"很奇怪"（因此其他人会反感他）。这个信念的一个支撑证据就是：当他走进公司的餐厅时，他会觉得其他人都在"盯着"他。他的反应是低着头以避免和别人对视，坐下来独自吃饭，并且把注意力集中在他的盘子上。在治疗过程中形成了一种可替代的解释，即人们可能会看进入餐厅的人，只是出于好奇，而不是因为某种独特的行为，也不是因为某个人与众不同；此外，也许他主动回避看别人，导致了他没有机会观察这是否属实。这个讨论引出了一个行为实验，旨在收集证据说明哪种解释更有说服力。行为实验要求他像往常一样进入餐厅，但是这一次他要努力巡视周围，并粗略地估计有多少人在看他。在他坐下后，他需要尽力环顾四周，并数数有多少人在看进入餐厅的其他人。他能做到这一点，并出乎意料地发现了充分的证据证明了新信念：一些人似乎会抬头看任何进入餐厅的人，但没有证据证明他比其他人更具吸引力。

他发现行为实验有助于质疑"他是与众不同的"这一信念。

另一名患有社交焦虑障碍的来访者担心在社交时脸红会造成不好的后果。她认为如果她脸红，那么其他人肯定会对此做出负面评价，比如：她很傻，或者不正常。虽然她偶尔会因为脸红而被取笑，但从未有人真正对此做出过负面评价，而她总是基于"别人只是同情她"的理由而难以接受事实。这个来访者发现做一项调查实验很有帮助，她和治疗师精心设计了一个关于调查别人对脸红反应的问题，并且都认为这个问题是毫无偏颇的（没有明显的对正面或负面反应的期望——例如，不能从"你认为这样的人很不好吗？"开始，而是更加中立的问题："一个人脸红会让你对他的看法有影响吗？"）。然后，治疗师把一张问题表发给同事和朋友，以此来收集他们的回答。对于来访者，重要的是被调查的人不认识她，因此他们的答案也几乎不会有"同情"的因素。她发现大部分人认为脸红是可爱的表现，最糟糕的想法也不过是认为脸红的人可能是太焦虑，因此会倾向于同情他们。

行为实验与行为疗法相比如何

行为实验是从认知行为疗法的行为部分衍生出来的。如果你对这种演变特别感兴趣，我们建议你阅读拉赫曼（Rachman，2015）关于 CBT 的一篇非常具有吸引力的学术报告，其中强调了从行为到认知行为的转变。

一些行为实验可能看上去像传统的行为疗法，例如，让个体身临其境，暴露于引发焦虑的情境中。然而，重要的是要记住，行为实验的目的和相关的概念框架与传统的行为疗法有很大不同。在后者看来，最常见的概念模型是通过暴露以使其习惯化。这可以是分级的或密集的，短暂的或持久的。简而言之（向学习理论的学者表示歉意，因为实际上他们的观点远比这复杂得多），将人们暴露在引发焦虑的刺激中，当他们逐步习惯这种情景时，焦虑反应会逐渐消失。有时可以用一个类比来解释："如果我突然大叫一声，那么你可能会吓一跳，但是如果我在接下来的 10 分钟里，每隔 10 秒钟我就大叫一声，你可能就不会再受到惊吓，你的反应也会减弱。"克拉斯克等人（Craske，Treanor，Conway，Zbozinkek and Vervliet，2014）在一篇综述中非常清晰地描述了认知行为疗法中暴露疗法的机制，由此可见，我们有充分的理由采用这种技术，尤其是对于那些患有焦虑症或心理亚健康的来访者。克拉斯克和他的同事论述了暴露疗法是如何以一种非常纯粹的方式来开展的，但也需通过复习和学习巩固的方式进行调整。这在很大程度上揭示了如何使用行为实验。

认知行为疗法中的行为实验本质上是一种认知策略，旨在生成信息和 / 或检验信念，而不是简单地促进焦虑反应的习惯化。如果我们在考虑如何治疗患有广场恐惧症和超市恐惧症的来访者时，传统的行为疗法和认知行为疗法可能都认为让来访者去逛超市是有帮助的，但运用此策略背后的目的和思考（以及因此需要遵循的确切程序）是完全不同的：

● 行为暴露的目的是使来访者对超市习得新反应，其中包括在超市中停留足够长的时间（反复充分暴露）以使焦虑消失，并开始新的习得反应。无须特别注意思维或信念；唯一必须思考的问题是来访者需要足够长的时间来克服回避、焦虑反应消失并形成新的习惯。为了加快进程，暴露通常会分阶段进行，即确立逐渐上升的焦虑等级水平，努力确保来访者在每个等级水平都不会过于焦虑（尽管有一种方法叫作冲击疗法，来访者在一开始就被暴露在唤起高度恐慌的情境中）。

● 如果使用 CBT 中的行为实验，逛超市时要对来访者预计可能发生的消极事件形成认知性理解。逛超市的首要目的在于检验这些负性信念，通过观察他们所害怕的事情是否真正发生了——他真的精神崩溃了 / 死了 / 昏倒了吗，还是说有其他的可能性？他的焦虑程度当然是一个重要的临床问题，但它不会是行为实验中最主要的关注点——除非焦虑是来访者的负性信念的一部分（例如，"如果我变得非常焦虑，那么我将失去控制并且发疯"）。在后一种情况下，对一个好的行为实验来说，高度焦虑可能非常重要。因此，尽管在临床上仍有必要以分级的方式处理这一问题，但这种分级和重复暴露对行为实验来说都不是必要的，问题的核心只是尽可能彻底且令人信服地检验我们的思维和信念，有时只需要一次行为实验就能完成。

这两种行为疗法可能都是有效的，但考虑使用行为实验的一个原因是，它们更公开地教授用于支持 CBT 的"科学实践者"方法（生成和检验特定的假设）。CBT 中行为实验具有吸引力的另一原因是，它提供了一个可能的解决方案，以克服主要依赖言语进行干预的方法中常见的障碍，例如这样的回答："从理智上看，我知道这是一种更合理的看待问题的方式，但我仍感觉我的负性思维才是真实的。"行为实验是通过行动来检验思维和信念，而不仅仅凭借语言，这样能帮助我们培养一种"直观感受"的学习。行为实验几乎对所有的心理问题都很有帮助，而传统的行为暴露疗法则侧重于解决焦虑问题。

行为实验的功效

目前，关于行为实验是否比行为暴露疗法更有效的证据还不够充分。（McMillan and Lee，2010）在一篇系统性综述中（这是关于该主题的第一篇综述）纳入了 14 项相关研究，涵盖了惊恐、社交焦虑、强迫症和特定恐惧症等内容。尽管在方法上存在种种问题，但他们做出的结论却相当谨慎，他们的总结是："有一些证据表明，行为实验比单纯的暴露疗法更有效"（McMillan & Lee，2010）。他们的观点在拉赫曼（Rachman，2015）的综述中得到了支持。

我们还需要更多更好的证据，但这是我们目前已有的最好证据。

行为实验的类型

我们可以有效地区分行为实验可能变化的两个维度：假设检验与探索式的行为实验，以及行动式与观察式的行为实验（Bennett-Levy et al.，2004）。把这些组合起来，我们就得出了一个可能的最佳实验图解（见图 9-1 行为实验的类型）

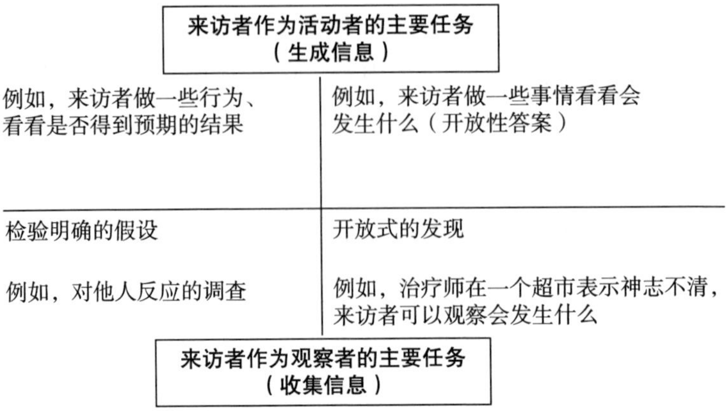

图 9-1　行为实验的类型

一、假设检验与探索式

　　假设检验式行为实验可能与传统的科学实验最为接近。在这种实验过程中，我们可以从一个假设出发，也可以从两个相对明确的假设出发——通常被称为理论 A 和理论 B。理论 A 是来访者最初的信念或解释，比如："人们总是盯着我是因为我看起来很奇怪。"理论 B 是一种新的、可替代的信念，它通常建立在 CBT 程式的基础上，也可能是产生于治疗师与来访者的认知行为治疗会谈中，比如："由于好奇心的驱使，人们会观察进入房间的每个人——我没什么特别的。"当我们能清晰合理地阐述至少一条假设时，行为实验就有了必要条件，在这种条件下，我们的目标是找到与该假设有关的一些明确的证据。我们可以单独检验理论 A 或者 B（此时要检验的问题就变成了："该理论是否能正确预测在这种情况下会发生什么？"），我们也可以比较这两种理论，看看哪个能更好地预测到观察的结果——正如上文提到的餐厅实验那样。其目的是发现假设中的预期结果，这些结果应该是可观察的，这样来访者才能够确认他的预测是否会实现。

　　假设检验式实验是最常见，往往也是最有用的方法，但是来访者有时不能提供明确的假设以供检验，可能是因为他们还没有对自己的负面认知做出明确的陈述，或者因为他们还没有想到其他的替代方案。在这种情况下，探索式的行为实验可能更有用，它以一种开放式思维的方式探索"如果我做了某事会有什么后果"。例如："如果我更多地向别人袒露自己会怎么样呢？我会有什么感觉？他们会有什么反应？也许我能弄清楚。"

二、行动式与观察式

第二种维度的区别是：

● 在某些行为实验中，来访者是积极参与者，他们外出并积极行动——通常是他平时不会做的事情，并最终得到信息。

● 在另一些行为实验中，来访者是在观察事件或收集可获得的证据，而不是主动做一些不同的事情。

餐厅实验是行动式实验的例子，而脸红调查是观察式实验的例子。

观察式实验包含治疗师示范，实验中来访者观察治疗师做一些事，使来访者可以在不太"冒险"的情况下观察到事情的发生。

一名害怕在公共场所晕倒的男子发现，当他的治疗师真的晕倒时，观察发生了什么很有用。在确定了"如果我晕倒，我会引起他人的注意，并因别人的反应而感到羞耻"的负面预测后，他和治疗师一起走进了一家热闹的超市。接着治疗师假装晕倒，而来访者在预先约定的距离进行观察。通过这种方式，他仔细地观察了实际发生的事情并得出结论：人们的反应是关心而非嘲笑，也没有人大惊小怪而引起太多的注意。事实上，整个事情相当低调，陌生人的关心让他打消了困扰。

一个十几岁的女孩非常担心自己出汗过多，如果她举起双臂，别人就会看到汗渍。此外，她确信，如果他人真的看到汗渍，他们会认为她不爱干净而无法接受她。女治疗师与其商定，治疗师会在自己深色 T 恤的腋窝上浇很多水，与女孩一起去市集，并且在那里治疗师会抓住一切机会举起她的手臂，而女孩则观察周围人的反应。在大约 40 分钟的时间里，这位治疗师把手伸到超市的货架上，指着咖啡馆墙上高挂的告示，等等。通过这种方法，她在几个场景中均展示了潮湿的腋下。然后治疗师让女孩汇报所见。这名女孩表示令她感到震惊的是，似乎没有人注意到她，甚至没有人在意，这让她感到轻松多了。事实上，随着时间的推移，她发现这越来越有趣，并表示她不介意自己尝试一下——这是下一个行为实验的基础。

　　还有许多其他信息收集的可行性方法。

　　上述这名十几岁的女孩在感到更自信后，对她的 12 名同学进行了一项调查，询问他们会如何看待一个明显出汗过多的女孩。结果发现，除了一个人，其他人都不会对她有不好的看法，大多数人都会同情她，因为他们也有类似的担忧，这增强了她的信心。有一个人对她刻薄地评头论足，但女孩发现自己可以反驳这个人的负面观点，因为她感觉更自信了，她自己的信念也在转变。

　　一个有社交恐惧的来访者总是担心自己说的话没有价值或不够精辟。他发现观察别人的谈话过程很有用，这让他意识到大部分日常谈话都相当无聊，不一定总是包含着深刻的话题或思想。他还学会了一些有用的"社交短语"和行为，这将有助于他保持谈话的流畅，并进一步增强了他的信心。

　　来访者从网上或书本上收集信息也可能是有用的。

　　一位患有幽闭恐惧症的来访者在互联网上找到了一些详细介绍密闭空间窒息风险的资料，其中包括一个人在密闭空间里能存活多久，这使他确信他比自己所预想的要安全。

　　一位患有创伤后应激障碍的女性发现阅读治疗师提供的关于此类症状的文献对她很有帮助。利用这些阅读材料，她能够开始将她的恐惧，即认为自己的闪回是精神错乱的迹象，转变为意识到这是创伤后的一种常见反应。

　　大部分传统的行为实验都属于图 9-1 中的左上象限（理论 A），但在其他象限也有许多有用的例子，请参见本尼特 - 利维等人（Bennett-Levy et al., 2004）的综合性分类。使用这里的一种或多种方法是为了找出来访者在治疗中或两次治疗之间可以做的事情，它可以帮助来访者创造或收集更多有关负性认知的证据。

行为实验的制定与实施

一、计划

周密的计划是大部分成功的行为实验至关重要的开端。请记住，作为治疗师，我们的目标是让自己变得"多余"，所以当你和来访者一起设计行为实验时，你扮演的是教练和培训师的角色。

有时我们可以自然而然地进行实验，这些实验是从会谈中衍生出来并且可以在会谈中开展。例如：

● 一名男子预测，如果心率升高，他将会心脏病发作，并同意在治疗室现场通过慢跑来检验这一信念。

● 一位十几岁的女孩确信如果她吃任何"块状"的东西就会窒息，她同意和治疗师在医院食堂吃含有水果块的酸奶。

自发形成的实验有一个巨大优势：预期的焦虑通常会降到最低。然而我们仍需要就这些行为实验设计周密的计划。

下面是一些关键的组成部分：

● 确保你和来访者清楚地了解实验的目的和基本原理，并始终合作制订实验计划。不能在一次会谈的最后两分钟才由治疗师单方面制定出行为实验，也不能仅因为治疗草案需要而制定行为实验，它们应该是因推进治疗而产生，并作为推动治疗进程的一种合理途径。记住：有必要让来访者思考行为实验和家庭作业——"你认为从现在到下次治疗之前你应该做些什么来进一步拓展我们今天所讨论的内容？"

● 特别是对于假设检验式行为实验，应花时间搞清楚要检验的问题性认知以及来访者对于即将发生事情的消极预期。这一步骤十分关键，因为针对定义不清的认知所做的行为实验很难取得好的效果。例如，你的来访者可能害怕在没有安全寻求行为的情况下接近某个特殊的情境，他最初的预测很可能是模糊的，比如"那太可怕了"之类的。你不太可能验证这个预测，因为它没有被精确定义。你或者来访者如何判断它是否"可怕"呢？具体是什么导致了"可怕"？再者，这种行为实验确实有可能证明它"可怕"，至少证明来访者感到紧张。但更好的办法通常是让来访者提出一个清晰明确的预测，比如"我会失控"或者"别人会嘲笑我"，这样的预测可以区分要检验的信念和可替代的信念，能够成为合理明确的标准，来访者和治疗师据此可以准确判断事情是否真的发生了。

- 对认知进行清晰的定义，并用从 0—100（0 为一点儿也不，100 为完全肯定）的数值来代表来访者的相信程度，以提供一个能够衡量任何变化的基准线。

- 选择最佳的实验类型来检验这个认知，比如，行动式实验或者观察式实验。这取决于来访者在转变思维方式这一方面已达到的水平以及实验对他造成的危险性。观察式行为实验通常来说危险性较低，因而可先于行动式行为实验开展。

例如，在一项针对一名患有躯体变形障碍的男子进行的调查实验中，让一些不认识他的人看他和其他几个人的照片，看看是否会像他所担心的那样，会因为他鼻子"长得丑"而被挑出来。正如这类实验常见的那样，提问受访者的措辞需要仔细考虑，这样问题才有意义，而不会导致受访者做出任何特定的回答。在这种情况下，来访者不希望那些受访者特别关注他或首先注意到他的鼻子，所以早期的问题是："这些人的脸上有没有任何异常的地方？如果有，那有什么具体表现呢？"在回答完此问题之后，再继续要求受访者对鼻子进行具体的评价。

- 在设计行为实验时，需要关注其安全性和风险性，牢记认知行为疗法是基于对现实的认知，而非笼统的积极想法或消极想法；并且需要权衡相比较于不进行行为实验，进行行为实验有何风险（以潜在的治疗效果降低以及因此增加严重焦虑问题的风险为依据）。重要的是，不要简单地建议来访者过度谨慎，这会加重其焦虑。同时也不要忽视重大的风险。举例来说，如果有任何证据说明你的来访者有身体问题（如肺部或心脏问题——如果有，需要请全科医生或其他医生对其进行身体评估），你都需要注意涉及剧烈身体运动的实验。或者，如果一项实验涉及在街上行走，以检验来访者对被攻击的恐惧，那么你显然需要相信这条街道实际上是安全的（例如，这是一条大多数人会毫不犹豫地走的街道）。保持分寸，我们需要考虑重大风险，但我们也需要记住经常传达给来访者信息：生活中没有什么是 100% 安全的！

给行为实验评分，从而使来访者能在一系列成功行动的基础上接受挑战。虽然我们可以从失败中吸取教训，但是在制订计划时还是要尽量避免挫折。询问这样的问题会很有帮助："假设你能做……你现在拓展了自身能力，你认为你能做什么？""准确来说，即使我们知道这会让你变得更紧张，你还能自信地做些什么呢？"这确保了来访者的治疗进程向前推进，但又不会走得太快太远。

实习园丁卢卡斯因害怕青蛙而求助，因为青蛙降低了他在户外工作的能力。他从三四岁起就怀有这种恐惧，那时他的哥哥把一只青蛙扔进了他的衬衫里面。他已经形成了长期的回避行为，仅仅是面对恐惧的情景就让他在治疗中感到恶心——他甚至避免说出所谓的"另一个以 f 开头的单词"*。具有如此长期的恐惧和高水平的回避行为，该来访者面对恐惧的最佳状态需要被分级。他和他的治疗师开始培养他说出"另一个"以 f 开头的单词而不感到恶心的能力。这包括首先写字母"f"，然后逐渐建立整个单词，然后在户外工作时说出整个单词并保持放松。这花了几个星期的时间，但是一旦他能使用"青蛙"这个词，他们就可以开始详细讨论来访者评分计划的其余部分。

● 如果你正在计划用一种分级的方法来解决问题，请确保治疗的最终目标是明确的，并且可以实施。你和你的来访者需要监控目标的进展，并关注目标何时实现。模糊的终点概念没有任何帮助，更糟糕的是，如果没有明确定义终点，自我攻击的来访者很容易降低成就感。在上面的例子中，实习园丁的最终目标是："独自在苗圃的沼泽地带工作，用双手举起植物，如果我被青蛙吓到，我能待在原地，并让自己冷静下来，重新开始工作。"

● 设计行为实验，使其尽可能不会失败，即无论发生什么，来访者都能收集到一定的信息。消极预期未得到证实在某种程度上意味着行为实验起作用了，

---

* 译者注：青蛙的英文单词为 frog。

那么行为实验就是有用的；但是，同样地，如果部分消极预期得到了证实，我们仍能从中获得有用信息，并思考情况发生的原因，从而促进更有成效的探索和新的行为实验。

● 同样的道理，试着对行为实验的结果持真正开明的态度。在实施行为实验时不要暗示来访者你已经确定会发生什么。如果行为实验没有得到你预期的结果，那么来访者可能会对你失去信心，同时也会认为自己是个失败者。最好是保持真诚的好奇心，即"我真不知道这里会发生什么，但也许不会像你担心的那么糟糕——去试试看，怎么样？"

● 同样地，试着和来访者共同预测可能出现的困难和错误，然后寻找应对这些挫折的策略，并进行实践练习。如果你的行为实验中涉及他人的反应，就需考虑如果来访者确实得到他人的消极反应，他会怎么做。如果行为实验中要求一个广场恐惧症的来访者独自去超市，就要考虑如果来访者真的惊恐发作，他该如何处理。如果你事先就考虑到这些问题，那么行为实验可能更有帮助。

● 除了遵循以上内容，也不能忽略自发性行为实验的潜力，它们可能由发生在会谈中的某件事引发。有时人们更愿意在一时冲动下尝试一些东西，但这需要谨慎地做，而且来访者必须清楚，如果他想的话，他可以拒绝。

二、实验本身

实验可以由来访者单独完成，例如，将其作为家庭作业的一部分，或者与治疗师一起在会谈或现实世界中完成。治疗师共同参与的行为实验的作用更为深远，之所以这样说，是因为你不仅可以在一旁支持、鼓励来访者，而且这个行为实验本身也能为你提供深入了解问题的宝贵机会：在治疗师共同参与的行为实验中，通常会浮现出各种之前未被发现的想法、信念、安全寻求行为。如果你陪伴着来访者共同参与行为实验，那么你会得到许多可以推动治疗进程的信息。但如果来访者想要独自进行行为实验，那么你可以让他意识到以下几点：

● 鼓励来访者全身心投入到实验情境中，而不仅仅是"完成这些行为"。他需要明白，如果一个行为实验没有令他觉得紧张（比如由于分心或没有真正尽力），行为实验的效果就可能大打折扣。

● 治疗师和／或来访者需要持续监控他的思维和情绪，以了解任何变化（无论是好的还是不好的），并确保行为实验沿着正确的方向行进。比如，来访者在行为实验过程中没有感觉到不适是非正常现象，如果他完全不受影响，那么就有必要检查他是否存在巧妙的回避或做出了安全寻求行为；另外，如果在行为实验过程中来访者的思维或情绪没有任何积极的变化，那么这可能表明他的认知并未受到挑战，这时就得考虑加深程度或者采取其他不同的措施。

● 如上所述，行为实验就本质而言，在某种程度上是不可预测的，它可能会发生意想不到的事情。所以，你和／或来访者要随机应变，随时准备好应对意外。如果一个行为实验朝着一个意想不到的方向发展，你需要从中吸取教训，并相应地修改你的方法。

例如，卢卡斯进行了一系列的行为实验，并朝着他的最终目标努力。在对说出"青蛙"这个词有信心后，他和他的治疗师一起，看着一段青蛙的视频录像进行会谈，并一起看了这部电影。来访者很快就被焦虑淹没了。显然他们走得太快太远了。但这并非没有意义，因为他们已经讨论过如果发生这种情况应该如何处理。治疗师利落地关掉了电影，并提醒卢卡斯放松。他们之前曾为学习放松做了一些基础工作，所以卢卡斯很快就恢复了平静。接着，治疗师检查了来访者的分级实践计划，意识到需要缩小他的步骤，他们计划看一幅简单的青蛙图片而非看一段视频，如果进展顺利，那么他们会看更复杂更真实的青蛙图片，并最终回到行为实验中去看视频，以期最终在现实生活中进行行为实验。

三、实验之后

为了能充分利用行为实验，花时间去"总结"并帮助来访者反思所发生的事情是非常重要的：

● 首先，你需要和来访者一起梳理实际发生了什么。他当时在想些什么？他感觉如何？事情是否如他预想的那样发展，或是与他的预测有何显著的差异？

如果有，那区别是什么？他是否仍在使用任何安全寻求行为来减少自己的灾难性体验?（如果是，尝试减少或消除安全寻求行为，再做一次行为实验就十分必要。）

● 其次，协助来访者思考行为实验的意义也十分重要。这会告诉他哪些从未意识到的信息（关于他自己、他人或者外部世界的）。他如何理解所发生的事？这些事对未来如何处理相似的情况有什么影响。是否需要做更进一步的行为实验来帮助他扩展和概括自己得出的结论？最后，让来访者重新评估自己的信念，从而使你们看到其中是否有变化。

这种实验后的反思既能帮助来访者从实验中得到最大的收获，也可以帮助他降低在旧习惯重新出现时贬低实验结果的风险。

表 9-1 给出了一份记录单，你可能会意识到：将计划和行为实施过程记录下来对你和来访者都有所帮助。

表 9-1　行为实验记录表

日期	目标认知	实验	预测	结果	我学到了什么
	你检验的是哪些思维、假设或者信念？是否有可替代观点？评估对认知的相信程度（0—100%）。	设计一个实验检验认知（例如，面对一种你平时会回避的情境，放弃预防措施，采用一种新的行为方式）。	你预测将会发生什么？	确实发生了什么？你观察到了什么？如何使其符合你推测的结果？是否需要修正？如何进行修正？	这对于你最初的假设/信念来说意味着什么？评估你目前相信它的程度（0—100%）。它需要修正吗？怎样进行修正？

注：该图可从配套网站下载。

行为实验中常见的问题

行为实验是改变认知和情绪的一种强有力的方式，但是，如上所述，它的复杂性和不可预测性也意味着事情很有可能出现意想不到的变化。请记住，有时

"意想不到的方向"会产生非常有价值的信息和觉知，所以当事情没有按预期发展时，一定要充分利用实验后的总结阶段（见下文）。尽管如此，周密的计划和准备可以避免许多风险，本节将为你提供一些有关如何处理行为实验中常见问题的意见。

一、"失败"的实验

在失败中成长。鼓励来访者从"失败"中学习很重要，甚至可以说没有所谓的"失败"实验。无论结果如何，我们都能了解到来访者的优势和需求，并获得与你的计划过程有关的信息。如果消极预期真的在现实中发生了，我们仍然可以通过仔细观察所发生的事得出有用的信息。失败是不幸的巧合，还是来访者做了什么导致的结果？是否还有我们没有充分考虑到的认知或行为方面的因素？是否有微妙的回避行为或其他安全寻求行为抵消了实验的效果？建设性地利用这些"失败"也很重要——甚至负面的信息中也有东西可以用来使治疗最终取得成功。

寻找一条优雅的退路。正如我们所说的，即便制订了世界上最完备的计划，有时事情也会出错，检验过程会比你和来访者预想的要难；其他人的反应完全不同于预期；或者是由于来访者太过紧张。在这些情况下，你需要用治疗技术和创造力寻找一个优雅的方式放弃实验，这样来访者就不会觉得他已经完全"失败"了。一般原则是在有所成功时结束实验（无论这种成功是多么微不足道）。如果最初的目标显得太过雄心勃勃，试着在完成练习之前找到一个来访者可以完成的小目标，就像我们在卢卡斯身上看到的那样。如果你已经提前计划好了，优雅地放弃也很容易。准备一个备用计划，并确保它有一个行为组成部分，以便你或来访者知道如果事情没有按照计划进行该怎么办（例如，"好吧，这并不顺利，所以我的计划是回到车上，在那里我会再次放松，并做一些笔记，以便与我的治疗师讨论"），这样你的来访者就会获得一些很有意义的反思（例如，"我认为事情可能不会按照计划进行，所以我准备了一个备用策略，这很好，我相信自己可以尝试这一点"）。

二、治疗师与来访者之间的关系

正如我们在第三章中所论述的，在会谈室中进行的经典 CBT 治疗和行为实验，它们对于治疗关系有不同的要求，例如，在行为实验中你可能会和来访者一起进入超市并在超市里跌倒，以便他能够观察别人的反应。这可能引发哪些伦理问题呢？当你在会谈室外而且并不处于"工作状态"时，什么类型的谈话是可以接受的？有必要思考这些问题，并与你的来访者和临床督导师进行探讨，这样你便能够在遵守基本的职业和伦理要求时，找到一种让你和来访者都感觉相对舒适的关系，同时尊重基本的专业和道德界限（见第三章）。

三、治疗师的顾虑

重要的是要意识到，治疗师和来访者一样都可能对行为实验存在顾虑。如果治疗师的顾虑或担忧太过强烈，就有可能将其传染给来访者，从而加重来访者的恐惧感。对你来说，有时挑战自己的极限是可以接受的，甚至是件好事，比如，在公共场合做一些引发你社交焦虑的事。而以一种积极的、令人鼓舞的态度进行行为实验也相当重要："这可能有点儿可怕，但我们已经经过了全面的思考和周密的计划，所以这不会是一场灾难。"利用你的监督过程来帮助你发现并克服在执行某些计划时可能遇到的障碍。

总　结

行为实验包括积极收集或生成证据，以便检验来访者（或我们自己）的想法和信念。

行为实验提供了一种方法，即在现实生活中检验认知从而超越纯粹的语言检验的方法。因此，它们可能会导致更多的"本能"学习。

行为实验有不同的类型，包括假设检验与探索式行为实验，以及行动式与观察式行为实验。

为了帮助来访者从行为实验中获益，最好是仔细地计划和执行它们——尽管在会谈中偶尔出于回应某个情境而做出的即兴的行为实验也很有帮助。

行为实验应该有一个明确的目标，实现这个目标通常需要划分等级并逐步推进。

行为实验有时要求治疗师在治疗室之外与来访者一起开展实践活动并扮演正向的角色，这可以挑战治疗师和来访者的恐惧心理。

学习和练习

这些学习和练习资料均可以从配套网站下载。

回顾和反思

如果你是第一次接触行为实验，那么花几分钟思考一下你的想法和感受。正如我们前面提到的，你可能会思考：是否对做行为实验有所担忧？如果是这样你能做些什么？你能提出其他的观点吗？你有证据支持或反驳你的担忧吗？请记住，这是我们容易受到消极想法和信念影响的领域之一，可能会阻碍我们尝试有效的方法。

当你们在治疗室外一起做行为实验时，你对如何与来访者相处有什么看法？思考这些问题，也许可以和你的督导师讨论一下。

进一步探讨

如果你是第一次接触行为实验，或者如上所述对它们有疑问，也许你可以尝试"关于行为实验"的行为实验。与你的督导师一起回顾你的个案情况，想想你可以通过行为实验检验来访者的哪些信念，设计适当的实验方法，然后和你的督导师一起检查结果。

当你试着做行为实验时，它能给来访者带来上述的任何好处吗？会有灾难发生吗？总的来说，使用行为实验是否有用？

第十章
身体技术

引　言

　　本章将讲述一些身体方法作为认知行为疗法的补充：放松、控制呼吸、身体锻炼和应用张力，并且将会讨论如何处理睡眠问题。

　　生理反应与认知、情感和行为一样，是 CBT 模型中的交互系统之一。因此，认知行为疗法包括针对生理症状的干预，因为它们是维持来访者程式运转的一部分。当然，生理问题也可以通过认知、行为或身体干预等方法来解决（例如，通过改变灾难性思维可以缓解耳鸣）。同样，认知、行为和情感问题也可以通过身体干预方法来解决。其关键是，无论采用何种干预策略，都要依程式而定。接下来我们将介绍一系列的身体干预方法，先从放松开始。

放　松

　　身体紧张可能是许多问题（例如焦虑障碍、抑郁和睡眠问题等）周期中的一部分。它可能是唤醒水平普遍提高的表现，还包括其他的生理症状，如心率加快、头晕、下肢发沉和颤抖等。通过放松能够降低过高的唤醒水平（可以进行一些特定的放松练习或者在日常生活中参与愉悦放松的活动，比如洗个舒缓的澡或按摩）。

放松本身已被用作一种治疗方法，但 CBT 从业者倾向于将其纳入 CBT。这是为什么呢？有很多证据表明，单纯地放松训练确实可以像认知行为疗法一样帮助治疗某些焦虑症，但它可能也会导致当事人放弃治疗（Norton，2012）。其他研究，如库珀斯及其同事的广泛性焦虑障碍实验（Cuijpers，2014）表明，放松技术在 CBT 中使用往往比单独使用更有效。

所以，放松技术的好处绝不容忽视，但最好将其用作我们的"CBT 工具箱"的一部分，同时你和来访者都要搞清楚放松活动应该如何与程式相适应。强调这一点是因为在某些治疗方法中，几乎所有的焦虑处理方案都包含了放松训练，但很少关注其基本原理或者紧张、认知与行为之间的相互作用。

在下面的例子中，我们看到放松技术对 CBT 的重要性，它是检验信念、直接减轻症状的有力工具。

有一个叫亚伦的年轻人，他在很多情境中都饱受焦虑症状的折磨，并对将要进行的考试感到压力重重。图 10-1 呈现了与他问题相关的最初程式，这一程式将他对工作的信念与他的情绪、身体症状、焦虑的想法以及行为联系起来。显然，如果他能通过减轻身体症状来打破循环，那么他就可能改变信念，提高注意力，更高效地工作，从而减轻焦虑。

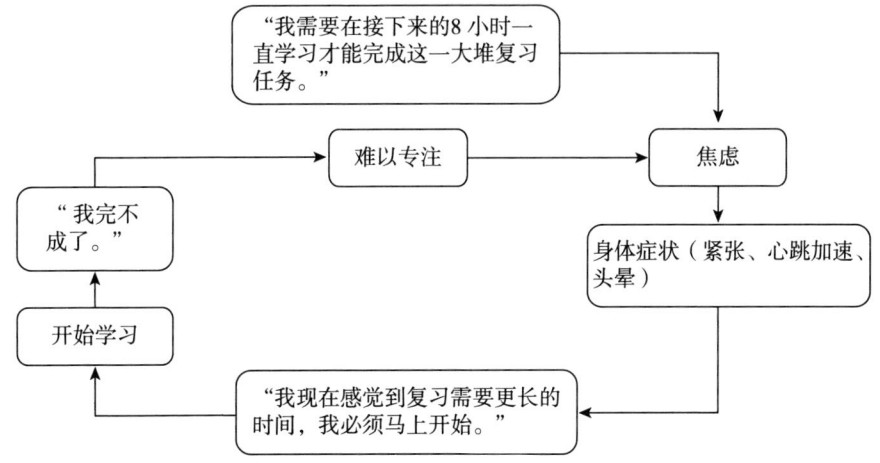

图 10-1 关于考试焦虑的可能的维持循环

放松技术有许多方法，主要有：

● 雅各布森（Jacobson, 1970）所描述的渐进式肌肉放松法，或者厄斯特（Öst, 1987）所述的实用放松法；
● 运用放松想象；
● 冥想。

和公认的"放松反应"一样，以上这三种方法通常结合使用，以最大限度发挥放松的作用（Benson, 1975）。在本章中，我们主要关注身体放松，但要记住，可以结合冥想或者想象舒缓的画面来增强效果。

已有证据表明，将放松方法与个人的症状模式相匹配（例如，对主要表现出生理症状的来访者采用实用放松法）能取得较好的效果，但此类证据还不够充分（Michelson, 1986），因此最好通过探讨和尝试来找出最适合来访者的方法。有多种录制好的放松指导语可供使用，我们建议你和来访者选择你们喜欢的一种。你也可以帮他录音，他本人也可以根据自助书籍（例如，Kennerley, 2014b）中的脚本来自己录音。

这里我们不描述某个具体的方法，而是提供关于学习放松技巧的一般准则。

● 向来访者说明学习放松技术和学习其他技巧一样，需要定期练习。
● 重要的是，来访者要在感觉平静或者只是稍微有些紧张或焦虑时开始练习——因为在精神紧张时不管学什么新技巧都是比较困难的，放松学习尤其如此。
● 最好选择一个与日常生活相似的情境开始练习，比如坐在舒适的椅子上而非平躺着。
● 最好闭上眼睛练习，这样可以防止注意力分散。
● 选一个安静的地方，没有电话和其他分散注意力的事物。
● 最好不要在饥饿时练习，因为这会让来访者紧张。也不要在饭后进行练习，此时来访者容易打瞌睡。
● 监测对于轻度或中度的焦虑或紧张信号是有益的，这样可以在紧张情绪变得十分强烈之前使用放松加以控制。

你可以在 OCTC 的网站（www.octc.co.uk/resources）上找到学习放松技术的文本材料。

如果放松练习成功缓解了紧张感，则必须检查来访者对其影响的解释，以确保放松没有演变成一种寻求安全的行为。尽管上文中提到的录音对学习放松法很有帮助，但有证据表明，最好能与来访者一起进行放松练习，而不是简单地让他们跟随录音自行练习（Borkovec & Sides, 1979）。在一定程度上是因为你可以观察来访者的放松练习，并从一开始就指出错误。例如，如果他坐着的时候跷着二郎腿，或者将注意力集中在其他部位，他的手臂和肩膀收得很紧，那么你就可以从一开始就指出并加以纠正。此外，你可以邀请他提问或者表达疑惑，这样你就可以完善他的放松练习。例如，许多来访者担心他们无法一直将注意力集中在肌肉群上，思想开了小差。你可以告诉他们这是情有可原的，并鼓励他们简单地记录头脑中出现的所有想法，并温柔地引导他们把思绪重新转回到放松练习上。

如果把这种方法——如实用放松法（Öst, 1987）作为治疗的主要方法，那么在 5—6 次会谈中，每次花 10—15 分钟来进行放松训练可能是最有用的。会谈余下的时间可分配给其他的治疗任务。在其他治疗情境中，如果放松法只起到次要的作用，只需对放松流程进行几次重复即可。可以让来访者留意在常规练习后的放松程度，以及在各种情况下使用放松技术之后的感受，来检验放松的效果。表 10-1 显示了日常放松练习的日记及其效果。

表 10-1　放松练习的日记及其效果

日期	练习前的放松程度	练习时间（分钟）	练习后的放松程度
5 月 6 日	2	20	4
5 月 7 日	3	16	7
5 月 9 日	3	22	5

注：0 = 完全不放松；10 = 尽可能地完全放松。

并非所有的放松练习都很漫长；亚伦学会了一种简短的放松练习，他发现这种放松技术用途广泛。

首先，治疗师让亚伦舒服地坐在椅子上，匀速呼吸，然后建议他闭上眼睛——这对亚伦来说是可以接受的，所以他们得以继续。治疗师让他想象自己的身体变得很沉，完全靠在椅子上，同时保持均匀的呼吸节奏。然后，她让他把注意力集中在自己的脚上，想象双脚特别沉，都"陷"进地下了。接下来，要求他想象自己的双腿也越来越沉，然后"陷"到了椅子中，接着是躯干，然后是肩膀。亚伦做到了，最后他想象自己的头也感到愉快和沉重。为了增强放松的感觉，他回想起与伴侣一起在乡间散步的舒缓且平静的记忆。通过在家定期练习，亚伦能够使用这种策略来缓解身体紧张，并能很快使心情平静。然后，他学会了在任何有需要的时候做这种简短的练习：在火车上，在等候室，在考试前。他学会了通过放松来应对身体上的紧张。

一、运用 CBT 中的放松技术应对诸如焦虑、渴望或愤怒中的过度唤醒

一旦你确定了使焦虑（如恐惧或惊恐）、唤醒（如成瘾行为）或愤怒问题得以维持循环的生理因素，那么你就能以此为基础，通过采取降低唤醒水平的放松行为来探寻打破循环的方法。通过这种方式，你既可以向来访者教授一项技能，又可以检验来访者能够掌控和应对过度唤醒的假设。

二、运用 CBT 中的放松技术应对来访者因过度恐惧而无法进行行为实验

一般来说，行为实验需要巨大的勇气，特别是如果来访者的预期涉及以下因素。例如，"如果我这样做，我可能会觉得焦虑，但是我不会崩溃、窒息或精神错乱"（或者来访者害怕的任何其他灾难）。在面对恐惧的情境时，可以利用放松技术来帮助来访者（Rachman, Radomsky & Shafran, 2008），但这通常只是权宜之计，因为放松练习可能会成为一种安全寻求行为（见下文）。

一位患有恐高症的男士想检验这样的预期：如果他走上悬崖，可能会从悬崖

上跳下去。他害怕自己会过于紧张而不敢走上悬崖，他第一次打算用放松技术来帮助自己。

三、运用 CBT 中的放松技术检验关于"症状是器质性的还是由焦虑引起的"信念

如果来访者的无益信念聚焦症状的病因，就可以通过使用放松技术来检验这两种对立的假设。

一个女人担心自己的剧烈头痛是脑瘤的症状。她每天练习放松，逐渐熟练地掌握了渐进式的放松，并将之运用到压力情境中，她头痛的强度和频率都减少了。她认识到头痛这种情况更符合与焦虑相关的解释，而非脑瘤。

四、运用 CBT 中的放松技术中断恶性循环（循环中提高的唤醒水平会影响来访者的任务表现）

在很多问题中，身体的焦虑症状对任务完成或功能发挥有着直接影响（见第四章，图 4-8），因此使用放松技巧可能是有用的。例如，勃起障碍、在公众场合发表言论时颤抖、写字时手抖以及吞咽时的紧张，都可以通过放松得以缓解。同样，如果焦虑干扰了人们的吞咽反应，进食就会发生困难。在这些问题中放松都可以起到作用，因为它可以降低唤醒水平和身体紧张，并允许任务在不受干扰的情况下进行。

五、运用 CBT 中的放松技术中断紧张 / 唤醒

放松技术有一个明显的用途就是，如果增加的唤醒水平本身就是一种不愉快的体验，放松技术能够提供缓解。在一些患有慢性焦虑障碍的来访者的案例中，他们发现焦虑带来的身体症状本身就令人难以忍受。在这种情况下，有必要检验这些症状对来访者而言是否具有特殊的含义。例如，你的来访者是否认为慢性紧张意味着他在伤害自己的免疫系统？或者认为这标志着他体质有缺陷而不该

生育？或者他觉得永远没有改变的可能？如果症状的含义被曲解，那么可以使用第九章所述的计划周密的行为实验来解决。对来访者而言，症状本身的不适会加剧问题，那么找到解决此问题的方法也许能够增强控制感，进而提高来访者的自尊，形成积极的循环。所以要确保你和来访者都能理解身体症状在问题中所起的作用。把程式简图打印出来，或在白板上画出来，阐明身体症状是如何发挥作用的，从而了解放松在其中能起到的作用。

六、运用 CBT 中的放松技术开始或者结束一段有压力的治疗

如果你的来访者准备好或已经经历了一次艰难且颇具压力的治疗过程（例如在重建创伤意象之前或之后），那么进行放松训练可能会让他平静下来。在会谈开始时，这么做可以让他投入治疗中；在会谈结束时，这么做能够帮助他在结束治疗之前重新回归现实世界。用这种方法应对身体紧张还可以增强来访者体验、忍受和应对剧烈情绪的信心，因此值得你与来访者认真考虑这一点。

七、运用 CBT 中的放松技术提供享受快乐的机会

有些来访者可能没有足够的机会享受快乐、做有益的事情。许多人很享受肌肉放松或其他放松方法，把这些练习项目加入来访者繁忙的日程安排可以帮助他们改善情绪，让来访者有更多的精力去做其他的事情。

八、运用 CBT 中的放松技术来改善睡眠

放松是改善睡眠计划中卓有成效的板块之一，特别是当来访者习惯在睡前保持亢奋时（见下文关于睡眠的内容）。

九、在认知行为疗法中运用放松的普遍问题

（一）放松成为一种安全寻求行为

和许多其他被称为"应对技巧"的策略一样，放松最普遍的问题是来访者把它当作寻求安全的行为。通常当来访者陷入"成功是由于采取了这种策略"的信念时，这种情况就会出现，例如，"如果我不放松，我就会恐慌，然后我可能会失控、昏迷、发狂，等等"。事实上，来访者害怕的是如果放松不能让他渡过难

关，他就会被问题击垮。这意味着他最终必须在不使用放松技术的情况下面对问题，以证明在这些情况下，即使他可能感觉不好，也不会带来灾难性的后果。值得注意的是，安全寻求行为并不纯粹是件"坏事"，有一些证据表明，在治疗过程中，巧妙地采用安全寻求行为可能会鼓励来访者暴露在恐惧的事物或情境下，结果不一定会变得更糟（Rachman et al.，2008）。进行安全寻求行为可能给人勇气去尝试一项具有挑战性的任务，然后可以系统地减少对它的使用，从而逐步建立信心。

（二）高度唤醒导致无法放松

在兴奋性唤醒达到一定程度之后，就很难用放松技术加以抑制。如果来访者因种种原因感到恐慌或高度唤醒（例如创伤后应激障碍），这种高度唤醒就会带来问题。在这种情况下，采用其他的策略可能会更有帮助，例如，注意分散（见第八章）或者正念疗法（见第十七章），对症状做忽略或不感兴趣地处理。当然，理想情况是，来访者在达到这个阶段之前就能感知并控制身体的紧张。

（三）放松中体验到失控

一些来访者在放松时体会到焦虑的激活而非减缓，这是因为放松对他们而言感觉像是失控或者将自己置于脆弱的境地——这种情况常见于一些创伤事件的幸存者。如果来访者确实害怕放松，那么可以研究失控的意义，随后使用放松来检验来访者的预测——如果继续放松将会发生什么。

黛比对控制感有着执念，这与她有很多关于日常财务问题的侵入性想法有关，这些想法不是她能立即控制住的。她总是努力使自己遵守规则，而且不喜欢给自己时间去"玩"，以免太过火。她担心如果控制不住自己，就可能会"迷失自我"，变得不负责任。她同意试着给自己时间来练习放松，她的初衷是想弄清楚她可以选择保留多大的控制权。

查姆在童年时遭受了身体虐待，并因此长期处于过度警觉的状态。这给他造成了很强的身体紧张感，但他害怕释放这种紧张，因为放松就像是降低防备，这是他 20 年都不敢做的事情。他和治疗师商讨出一种渐进式放松的方法，他们从一个非常简短的练习开始。只需要查姆释放颈部和肩部的紧张感，均匀地呼吸几秒钟——在这段时间里，他完全感知到了自己周围的环境。这为一系列行为实验奠定了基础，这些实验通过加入更长、更能分散注意的放松练习来系统地检验放松的危险性或安全性。几周后，查姆明白了他可以毫无恐惧地放松，这使他可以运用放松来对抗身体的紧张。

（四）对身体的细微变化高度敏感

许多来访者在第一次练习放松时，会注意到以前未曾意识到的身体的细微变化。有时这种察觉会产生或增加对身体变化的注意偏差，来访者会认为这些变化预示着某种健康风险（见第四章）。如果发生了这种情况，就应该像对待其他歪曲思维一样，对其进行探索和检验，从而提供一个合适的机会来练习对负性思维的评估。

查尔斯在练习放松时感觉到手指刺痛，他担心这是中风的前兆。他和治疗师通过以下方式进行了检验：首先做了一些分散注意力的算术题，再倒数 7 秒，观察对手指刺痛的影响；接着将注意力集中在手肘与椅子接触部位的挤压以及体验到的感觉（不是刺痛感，但肯定是某种他一直没意识到、现在才关注到的感觉）上。他们随后讨论了注意对感知良性生理"症状"的影响，以及这是如何作用于他刺痛的手指上的。

尽管可能存在这些缺点，但在 CBT 中，放松仍然能够以很多别出心裁的方式进行，从而中断给来访者带来痛苦的维持周期。

控制呼吸

快速呼吸是身体为行动做准备的表现，所以当我们感到害怕或兴奋时，我们都会过度呼吸。这种呼吸变化会引起一些中性的感觉，如轻微头晕、感觉发热、身心不安等。如果妄下结论认为这些感觉很危险或无法忍受，往往会加剧焦虑。事实上，对中性身体症状的灾难性误解是公认的惊恐模式中的核心过程（Clark，1986）。经常出现的一种中性症状是换气过度，即呼吸粗而急。它可能导致类似惊恐发作的症状，并容易被灾难性地误解为死亡、崩溃、疯癫等危险的征兆。虽然这些生理反应似乎能压垮来访者，但来访者可以通过呼吸控制来轻松应对。

呼吸控制要符合来访者的程式才能引入治疗。实际操作需要做到以下几点：

- 尽可能放松胸部和上半身；
- 如果可以的话，用横膈膜和鼻子（而不是嘴巴）慢慢呼气（5 秒左右）；
- 用鼻子慢慢吸气，将空气填满肺部，然后一直填充到横膈膜（5 秒左右）；
- 用横膈膜和鼻子慢慢呼气（5 秒左右）；
- 重复。

萨尔科夫斯基等人（1986）开发了一种控制呼吸的策略，让过度呼吸的来访者将他们不愉快的感觉重新归因于更中性的因素（一种焦虑的特征），继而中断误解（正是这种误解维持了惊恐发作）的恶性循环（见下文）。

这种策略可以用于与来访者就过度呼吸的影响达成共识，从而强化来访者的程式；该策略也可以应用于处理惊恐发作的分级方法中。

一、认知行为疗法中呼吸控制的应用

（一）建立有关在惊恐中运用呼吸控制的通用程式

接下来要和来访者建立一个关于过度呼吸对惊恐发作影响的程式，可以遵循以下步骤。

1. 在没有解释原因的情况下，让来访者过度呼吸："我希望你能够起身，像这样呼吸（示范），尽可能做到又快又深，持续几分钟。尽量又快又深地呼吸。"

2. 持续两到三分钟后，或者当来访者停下来不愿再继续的时候，让他回想一下自己的身体状态，并描述这与他惊恐发作中经历的相似点和不同点。例如："你能描述一下你身体的感觉吗？你注意到了哪些变化？你能告诉我这和你在惊恐发作时的感觉有哪些是相似的，又有哪些不同吗？"

3. 询问他对此的理解是什么，如何解释。如果独自一人经受这些痛苦，他会有什么反应。

4.讨论恐慌感是否与过度呼吸有关。

（二）通过控制呼吸来缓解恐慌症状

来访者掌握了有关呼吸作用的程式后，可以逐步学会如何缓解症状。如上文所述，最初，治疗师只是教会来访者如何控制呼吸，随后：

- 先让来访者过度呼吸，随后通过控制呼吸来减轻症状；
- 回顾呼吸在恐慌症状中的作用，必要时反复练习以增强信心；
- 问他从中学到了什么（关于他自己处理恐慌感的能力）；
- 要求他在家里每天至少练习两次控制呼吸；
- 要求他练习通过控制呼吸来消除过度呼吸的影响。

此方面详见克拉克（Clark, 1989）的描述。

（三）当来访者因为太害怕而不能继续行为实验时，运用呼吸控制

和放松技术一样，呼吸控制可以作为一种短期应对策略，让来访者能够完成本因害怕而无法进行的行为实验。随后，他能够在不控制呼吸的情况下逐步地完成实验。

二、认知行为疗法中运用呼吸控制的相关问题

（一）安全寻求行为的形成

养成有规律且平稳的呼吸习惯，这本身是一种很好的做法。然而，与放松技术一样，来访者不能误用控制呼吸技术并把它作为寻求安全的行为，这一点很重要。如果当他感到恐慌或焦虑时经常运用控制呼吸这一策略，他可能会继续认为"如果我不控制呼吸，我就会崩溃或疯狂"，等等。最后，他必须在不使用呼吸控制策略的情况下面对当前的症状，通过这种方式来访者才能确认，尽管他有不舒服的感觉，但这种感觉也是可以忍受的，而且不会带来灾难性的后果。

（二）直到感到焦虑或恐慌的时候才努力控制呼吸

一些来访者在感到焦虑或恐慌的时候无法控制呼吸，但在他们未感到焦虑的时候多加练习便有可能在焦虑或恐慌的情况下学会使用这一方法。让来访者

理解这一点很重要，否则他不太可能在不焦虑的情况下拥有继续练习呼吸控制的动力。

（三）患有禁忌性的身体疾病

在很多情况下，例如，患有心房颤动、哮喘、慢性阻塞性肺病、癫痫等疾病，以及出现怀孕等症状的来访者，除非有医务监护，否则不建议他们使用控制呼吸策略。治疗师要经常询问来访者的身体状况，必要时咨询来访者的家庭医生（并征得同意）。

（四）对身体细微变化的高度敏感

来访者可能对呼吸中细微的变化高度敏感，所以要特别注意对这些变化进行中性的解释，而不是将其解释为功能紊乱或者恐慌的前兆（例如，图 4-5 所示的灾难性误解，以及第十四章所述的惊恐障碍的处理）。

（五）太紧张而不能均匀呼吸

有些人会说他们紧张到不能正常呼吸。建议来访者在一开始就把注意力集中在呼气上，通常会更容易启动呼吸循环，因为肺部相对排空以后，身体会更自然地吸气。

身体锻炼

过去 20 余年的大量研究均证明了身体锻炼对治疗抑郁症有效果（Craft& Landers，1998；Szuhany，Bugatti&Otto，2015），英国国家卫生与临床优化研究所在抑郁治疗指南（NICE，2004a）中建议每一位患有轻度抑郁症的来访者都应该被告知结构化锻炼计划的益处。锻炼使得体内内啡肽含量提高并产生其他神经化学变化，从而对抑郁症发挥作用（Szuhany et al.，2015），但也可能和加强锻炼带来的其他影响有关，其中很多因素对于有焦虑问题的患者也可能很重要（Taylor，2000）。例如，锻炼身体可以转移注意力，或者像参加一场赛事那样提升自尊，又或者只是让来访者感觉更健康。

对于 CBT 治疗师而言，问题在于锻炼的介入是否会中断来访者的问题维持循环。可以通过这种方式解决的症状，特别是一旦来访者掌握了基本技能，运动就可以自我维持。

体育锻炼的选择范围很广：步行、游泳、骑自行车、跑步、个人锻炼、团队运动，等等。这意味着可以根据一个人的耐力、偏好以及有条件参与的项目等来决定开展的体育锻炼活动。活动越符合来访者的需要，他参与的可能性就越大。

一、身体锻炼在认知行为疗法中的应用

（一）情绪低落

身体锻炼的最佳应用实例便是治疗抑郁症，除了内啡肽升高对情绪能产生直接影响，锻炼还可以提供一个从事愉快的、有益身心活动的机会，促进情绪改善。以分级方式开始身体锻炼通常是有帮助的，因为抑郁的来访者可能会在很多时候感到疲倦，怀疑自己是否有精力锻炼——并可能会因此放弃锻炼。这可以在治疗的早期通过实验检验出来，作为 CBT 经验本质的一个例子。

（二）低自尊

从锻炼中获得的能力感可能会影响低自尊的个体（Fox，2000）。

（三）慢性疲劳综合征（Chronic Fatigue Syndrome，CFS）

慢性疲劳综合征（CFS）是一种通过休息不能缓解与运动无关的持续性疲劳的疾病，并伴有头痛、肌肉和关节疼痛等其他症状。锻炼是慢性疲劳综合征改善计划中非常重要的一个环节，来访者可以通过它检验对疲劳的预测（Silver，Surawy&Sanders，2004）。

（四）缓解紧张

对于长期焦虑或者长期处于压力状态下的来访者，检验锻炼对各种紧张水平的好处是有益的。这对那些没有采用放松策略的年轻人尤其有帮助。

（五）睡眠障碍

有很权威的证据表明锻炼对睡眠有积极影响，但是需要有规律而且不是在睡觉之前进行锻炼——因为它会使人精神振奋。

（六）健康焦虑或恐慌症

许多患有健康焦虑或者恐慌症的人认为锻炼对他们的健康不利。例如，一名男子认为，如果他锻炼，就会心率加快，这将增加他心脏病发作的风险。所以通过身体锻炼的实验来探讨和检验这些信念十分重要。

（七）愤怒处理

对一些有愤怒问题的来访者来说，检验锻炼对不同紧张水平的影响是很有帮助的，尤其在锻炼后配上舒缓的活动——如让人放松的沐浴，效果会更佳。通常为了应对愤怒，最好避免攻击性的锻炼，因为这会助长愤怒。

二、认知行为疗法中应用身体锻炼的相关问题

（一）过度重视锻炼

在一些疾病中，例如饮食障碍和躯体变形障碍等，由于身体锻炼对塑形和减肥有显而易见的效果，因此会被过度重视。处理与此类疾病相关的问题时（如紧张或低自尊），治疗师应该谨慎使用锻炼策略。

（二）患有身体疾病

某些身体状况不宜进行身体锻炼。例如，如果来访者患有心血管疾病，那么应当遵医嘱。你应该询问你的来访者是否知道在当前情况下有何运动禁忌，并在必要时寻求医疗建议。

施加张力法

尽管很多患有焦虑障碍的来访者会感觉自己快要晕倒了，但他们通常并不会晕倒，因为焦虑带来的身体紧张会维持他们的意识。然而，有些人，特别是对血液或伤口有恐惧性焦虑障碍的来访者经常会在焦虑时陷入昏迷状态（Öst et al., 1984）。这是因为血压先上升而后突然降低（这群人独有的特征）导致的昏厥（Öst, Sterner & Lindhal, 1984）。在施加张力时，要求来访者紧绷四肢和躯干的肌肉，几秒钟后在不进行过度放松的情况下使肌肉恢复正常。然后教他识别血压骤降的标志（例如，让来访者面对有血或其他伤口的照片），通过施加张力来扭转这种骤降的趋势。这个方法对晕血症和伤口恐惧症尤其有效（Ost & Sterner, 1987）。

认知行为疗法中施加张力的相关问题

（一）安全寻求行为的形成

如上所述，使用施加张力策略的主要风险是它可能会演变成寻求安全的行为。重要的是让来访者将施加张力看作血压降低时的有益行为，就像过马路前向两边看一样（对不那么做的后果保持合理的警惕）。

（二）考虑身体疾病

如果来访者怀孕或者有身体疾病，特别是高血压或心血管疾病，运用施加张力法之前，治疗师应当寻求医生的意见。

CBT 与睡眠

我们现在来看睡眠问题，这与很多心理健康问题有关，也是普通人群中常见的问题。在一篇综述中，莫林等人（Morin et al., 2006）搜寻了证据以证明心理治疗可以帮助有睡眠问题的来访者。他们最后得出结论：心理治疗能带来"真实可信的变化"，并且 CBT 是有效的方法之一。

有10%的成年人和20%的65岁以上的人时刻经历着失眠的困扰（Espie, 2010），包括入睡时间延迟、睡眠浅、易醒、早醒。心理干预的大部分评估都认为心理因素是失眠的首要原因，但也可能由身体和精神上的原因引起。

很多早期的 CBT 治疗利用放松技术来降低身体唤醒水平，但来访者在报告失眠时强调精神唤醒，例如，"我安静地躺在床上，但是我的思绪在跳转"，或"一天中所有的烦恼都跑进我的脑子里了"。与此同时，人们越来越重视用认知的方法解决睡眠问题（Harvey, 2002），其他生理和行为的方法也同样引起了人们的关注。因此，我们应该着眼于与睡眠不良有关的认知过程，以卡拉为例，虽然她在事业和对青春期子女的教育方面都很成功，但她长期无法入睡，夜间时常醒来，睡眠时间相当短。

一、与低质量睡眠相关的过程

（一）夜晚或白天无益的自动思维和信念

卡拉认为，如果睡眠少于 8 小时，她就不能进行有效地思考或与家人和同事有效地交流；她应当控制睡眠，就像控制生活中的其他方面一样；她将白天经历的任何疲劳都归因于失眠（而不是因为那天没有按计划休息或者没有时间休息）。

（二）寻求安全的行为，包括内在和外在的监控

躺在床上的时候，卡拉不断地看时间；她戴着耳塞，使用特别的枕头，她觉得这样可以增强对入睡的控制；她监控着自己是否有失眠的迹象。

白天，她尽量避免在失眠后一天处理复杂的工作；她监测自己的身体是否会出现疲劳和注意力不集中的迹象。

（三）睡眠行为的不良刺激和时间控制

上床睡觉时，卡拉会带上一本书和一个 iPod 以防自己睡不着；她在床上看着书听着音乐，很长时间保持清醒（不良刺激控制）。

如果晚上没有睡好，条件允许的话她会睡懒觉，并且在第二天晚上早早地上床，虽然她并不困（不良时间控制）。

（四）较高水平的精神唤醒和可能的身体唤醒

卡拉躺在床上时，有很多令人担忧的想法，并一直试图找出解决它们的办法（精神唤醒）。

（五）不良的睡眠保健策略

为了让自己筋疲力尽，卡拉吃过晚饭后会去健身馆；喝一杯威士忌来稳定自

己的情绪，然后在睡前做家务活。

（六）睡眠知觉扭曲

卡拉明显低估了自己的睡眠时间，并根据自己醒来时的感觉来判断自己的睡眠质量，而此时正是"睡眠惰性"时期，很多人都感到沉重和疲惫。

二、睡眠问题的干预

和其他问题一样，干预措施应建立在详细的评估和个性化的程式之上，综合考虑与特定来访者情况最适合的问题维持循环。常见的干预手段包括：

（一）重新评估无用或歪曲的想法和信念

可以通过言语和行为实验来检验无益认知。

需要对自己的睡眠保持控制的这一想法，让卡拉感到特别痛苦，并通过言语观察了其他人对于控制睡眠的观点（其他人能够控制睡眠的情况是否常见？有什么证据表明他们能做到 / 不能做到？她想对一个声称自己能控制睡眠的朋友说些什么？这种想法的利弊是什么？）

卡拉还做了行为实验来检验睡眠是否确实需要八小时这一想法。连续几天，她记录了自己的睡眠时间，并对自己工作时的疲劳程度进行了评分，还对每天早上和下午的工作效率进行评级。尽管她并没有对睡眠量"视而不见"，但卡拉发现，总的来说，她在大多数工作日的效率都相当高。虽然有时感到疲倦，但对工作效率影响最大的一点是：如果她在午饭后做的是处理文本的工作，前晚睡觉的好坏便会影响到她注意力是否集中。相反，如果她做的是与人打交道的任务，不管她睡得好不好，工作效率都会很高。

（二）减少寻求安全的行为

由于寻求安全的行为通常会阻碍对睡眠的一些无益信念的检验（例如，"我睡得太差了，没有耳塞我不可能睡得好"），因此，需要消除这些信念，以便弱化来访者对睡眠重要性的信念。

卡拉把时钟挪到了看不见的地方，这样她就无法查看时间。她也不戴耳塞了。虽然最初不知道时间对她而言很艰难，但她意识到这么做减轻了入睡的压力。同样，她发现，如果不戴耳塞，她不会受到干扰，这进一步弱化了她"患有失眠症"的信念。

（三）改善刺激和时间控制

继布钦（Bootzin，1972）的论文之后，这种干预方式得到了广泛的应用。这种方法基于这样的一种理念，即如果要让来访者区分开环境和行为的睡眠暗示与非睡眠暗示，并让身体获得一致的睡眠节律，那么暗示的前后一致性是非常必要的。关于这一假设是否正确目前仍有争议，但此方法已被证明可以有效地迅速减少睡眠开始的潜伏期。来访者很难遵循操作程序，因为在程序的早期阶段，疲劳可能会增加，来访者可能需要大量的鼓励才能继续进行下去。程序的详细介绍参见埃斯皮（Espie，1991，2011）和莫林等人（Morin et al.，2006）的论述及埃斯皮的数字睡眠改善计划（www.sleepio.com），主要内容包括：

1. 制订一个稳定且可以持续运用的睡眠计划：为了培养"睡眠习惯"，每天在同一时间睡觉和起床。无论你睡了多久，都要把你的闹钟设置为每天早上的同一时间，并准时起床。

2. 在一天的早间而不是晚间为自己补充能量（通过锻炼、刺激作用等），因为最好在睡前的一两个小时养成休憩的习惯。

3. 卧室是睡觉的地方，不要做其他事，性行为除外。

4. 如果你15—20分钟没睡着，那就起床去别的房间。寻找一些可以让你放松的事物（如杂志、一本书或一条毯子），然后一直持续到你有了睡意再回到床上：记住，你的卧室是留着睡觉用的。

5. 如果你没有很快入睡，只需回到另一个房间继续进行放松活动。刚开始用这个方法的时候可能晚上需要多重复几次。

6. 不要在白天或傍晚的时候小憩，即使只睡一小会儿。

（四）减少精神唤醒

失眠可能是因为上床睡觉前没能"把所有琐事做完"，所以白天未完成的事情就会闯入脑海。可以让来访者在上床前抽出时间，试着把白天的事情写下来或者想一遍，包括它们对情绪的影响。如果这还不够，仍有些事或想法会在头脑中重复出现，这时练习对这些想法进行认知重评（见第八章）会有所帮助，需要让来访者事先做好准备。

有一位女士经常担心自己是一个不称职的母亲，担心这样下去会影响孩子以后的生活。在她上床睡觉时这些想法经常出现。她觉得自己永远消除不了这份担忧，这常常让她难以入睡。因此，有天早上，她系统地搜寻了能证明她是一个差劲母亲的证据，以及孩子未来成功的一些决定因素。随后，她用一句话做了总结："我只需要努力去做就行了，没有人是完美的；给孩子们爱才最重要。"她在她的治疗笔记本上写下了更详细的证据。当她发现晚上自己的担忧在脑海中浮现时，她只是简单地重复了她的应对语。这使她能够"放下"忧虑。在必要时，她会专注于生活中一段美好时光的舒缓记忆，从而分散自己的注意力。

（五）减少身体唤醒

尽管失眠使身体觉醒增加的证据尚不明确，但很多研究表明，渐进式肌肉放松对于睡眠开始的潜伏期、总睡眠时间均有一定的影响，重要的是对来访者能感知的睡眠质量也有所影响。此外，很多来访者喜欢进行肌肉放松。和在其他问题中一样，使用哪一种放松方法似乎并无差异。它可以让人在床上舒缓地分散注意力，人们常常在练习结束之前就睡着了。

（六）不良的睡眠卫生

对于大多数来访者来说，基本的信息和建议包括：

● 关于睡眠类型、阶段和变化的信息，睡眠的功能和效用，关于失眠的事实和数据（参见 Espie, 2001）；

● 关于身体锻炼（作为旨在健身的常规计划中的一部分有帮助，但是临近睡觉时不要锻炼）、饮食（避免食用咖啡因、长期或过度摄入酒精，最好喝点热牛奶之类的饮料）的建议；

● 建议营造一个舒适的睡眠环境，将其他干扰因素降至最小。

虽然这些因素不足以"治愈"慢性失眠，但它们有助于有效地应对睡眠问题。

三、睡眠管理问题

（一）寻求安全的行为

最初对睡眠卫生有用的策略有可能发展为寻求安全的行为。检验你的来访者从成功经验中得出的结论。如果得出的是"能做到"的结论，则一切皆好，但如果你的来访者认为他用正确的方式采用了某种策略却只能睡一小会儿，那这就需要重新考虑了。鼓励来访者尝试灵活地使用策略，并就策略本身对他的健康至关重要的这一信念进行检验。

（二）药物使用

如果来访者因服用药物而失眠，那么心理干预可能没有作用。需要经常询问他的药物使用情况。

（三）睡眠问题是另一种心理 / 生理问题的附带问题

如果睡眠问题是另一种心理或者生理问题的附带问题，或者是不同于失眠的睡眠障碍（例如，睡眠呼吸暂停、夜间肌肉痉挛、腿部多动综合征）的附带问题，那么心理干预可能就没有作用。出现这种情况时，应该先解决首要问题。

（四）梦魇和梦游

梦魇和梦游通常与压力、焦虑或创伤有关，因此最好使用能直接处理这些困难的方法来解决（见第十三章和第十四章）。

总　结

关注物理干预在解决问题中的作用是有益的，即使是那些明显涉及认知因素的问题。如果依据程式仔细地安排干预，那么用身体技术进行干预的话，对于一些疾病来说也能起到不小的作用。

放松通常是有效的，并且以何种方式来使用它似乎并不重要——包括开展令人愉快和放松的活动。如果要使用放松训练，那么需要遵循获得技能方面的合理性指导原则。例如，放松可以用于减少整体性唤醒、提供愉悦感，促使引发来访者焦虑的情境暴露。

然而，在治疗中使用放松技术并非没有问题，常见的问题包括：

● 放松作为一种寻求安全的行为来使用；

● 放松让来访者体验到失去控制；

● 对身体的细微变化高度敏感。

控制呼吸在惊恐障碍的治疗中起主要作用，但也可能会因此产生其他的焦虑问题。一个潜在的问题是来访者将其作为寻求安全的行为来使用。

灵活地运用体育锻炼，这通常能够以一种直接的方式中断维持问题的循环。

应用张力可用于治疗注射恐惧症（以及其他不太常见的恐惧症）。

最后，认知行为疗法可以在睡眠障碍的处理中发挥作用。身体、行为和认知策略可以用来促进更好的睡眠，但这些方法应该与程式建立明确的联系。

学习和练习

这些学习和练习资料可从配套网站下载。

回顾和反思

当你通读这一章时，你有什么反应？这些策略中有什么特别有用的吗？你觉得有什么令人担忧的吗？反思你的反应。

由于 CBT 是一种心理治疗，强调认知和行为方面，你认为考虑生理变量和身体干预的原因是什么？

在你以前的心理学工作中，你可能没有考虑过像一般唤醒这样的生理变量。

如果没有，考虑阅读这方面的介绍性案例是否有帮助。

进一步探讨

从你当前的案例中，画出一个公式图，放松地进入一个负性的循环将是有帮助的。

如果你不熟悉放松练习，定期自己练习一下，然后尝试在轻度或中度压力的情况下应用它们。你从中能学到哪些对你和来访者的帮助？如果你想确保自己一整天都保持在合理的放松水平，应该怎样让自己记住？你能用日常事物或事件作为提示吗？如果你试着这样做两天，你从中学到了什么？

如果你不熟悉控制呼吸的程序，自己检查一下，并注意你意识到了什么感觉。你如何帮助来访者以一种可能允许他的恐慌症状被复制的方式执行此操作（既不要过于防御性，也不要过于极端）？

与同行/同事进行角色扮演，你如何向来访者解释他应该避免使用控制呼吸作为一种寻求安全的行为（例如，他应该何时使用，使用频率问题等）？

试着将体育锻炼纳入你与来访者当前的两三个治疗计划中。就提法而言，它有意义吗？来访者是否能合理地使用它？如果没有，为什么？

如果你不熟悉施加的压力，请与同行/同事一起检查这个过程。获得关于他们是否理解如何使用它的反馈。自己练习，并注意该技术带来的任何困难。集思广益或咨询督导师如何克服来访者的这些问题。

完成一份认知睡眠问卷（Morin，1993；Espie，2010），并确定你是否对睡眠有任何扭曲的信念。如果有，试着用语言修改一个想法，看看你的信念会因此而发生何种程度的改变。看看你是否能设计出一个行为实验来测试你扭曲的信念，看看你的信念水平变化有多大。

第十一章
治疗过程

引 言

迄今为止，我们已经向你介绍了 CBT 的主要内容。而本章将根据你已经学到的知识，概述整个治疗过程。我们将重点关注不同阶段的任务和可能出现的问题。

治疗过程的总体模式

本书所描述的大部分简单的问题，通常只需 6—15 次时长为 1 小时的治疗。但是，对于每次治疗的时长和总体治疗次数并没有硬性规定。本着努力为来访者量身定制治疗计划的精神，优秀的 CBT 治疗师会灵活地"定制"干预措施。例如，整个治疗临近结束时，每次会谈的时间可能会越来越短，因为那时来访者已经能够承担起治疗中的大部分责任；但如果治疗中还需要漫长的行为实验，那么单次治疗所耗费的时间可能远远超过 60 分钟。同样，如果问题很复杂或者来访者处于危机状态之中，那么就需要增加治疗的次数；如果问题容易控制，就可以减少治疗的次数。通常来说，治疗最初是每周一次，随着治疗的进展，会逐渐延长间隔时间，在正式治疗结束后再进行几次随访。

在某些服务中，给予干预的次数和类型由他人制定。例如，心理治疗可及性项目（IAPT）服务或保险公司规定干预水平的情况，又或是来访者只能支付有限的治疗费用的情况。你需要知道如何机智地利用有限的时间，我们将在本章末尾对此再做探讨。其他的情况下，治疗师将在更加自主的环境中工作，具有很强的弹性，但有义务针对治疗的持续时间做出合理的决定。以下内容旨在帮助你做出这些决定。

在最开始的两到三次会谈中，你通常会专注于评估问题，目的是与来访者一起制定一个可供理解的程式。与此同时，你要尝试对他进行 CBT 方面的训练，并培养他成为预期的角色，即在治疗过程中充当积极、熟练的合作者。针对目标问题的大部分有效工作都发生在第 2—12 次治疗中，最后的几次治疗重点是为来访者拟定一个蓝图，让你的来访者在治疗结束后得以继续前行。

有一些特点始终贯穿于整个治疗过程，它们包括：

- 议程设置；
- 自我监测；
- 挫折应对；
- 程式更新。

我们在其他章节中（分别在第五、六、四章）探讨了自我监测、挫折应对和程式更新，我们现在需要详细阐述议程设置这一重要任务。

议程设置

每次治疗开始前设置一个可以互相达成一致的会谈议程，这是 CBT 的一个重要特点。由于 CBT 是一个相对简短的疗法，因此确保时间得到有效利用是非常重要的。可通过以下的议程设置来实现此目标：

- 在特定的治疗中按照轻重缓急来解决来访者的问题；

- 不断完善认知行为疗法的典型结构；

- 让你和来访者都保持对相关问题的关注；

- 在治疗过程中协助来访者积极地参与治疗。

在第一、二次会谈中确定议程设置，有助于和来访者建立合作的治疗关系。你可以这样说：

确保治疗对你合适、有益是很重要的，考虑到每次治疗时间有限，我们通常有必要在治疗一开始就确定此次治疗要涵盖的内容。关于要包含的内容，我通常有一些想法，而你对于一周发生的事肯定也想谈谈，或者想说说你的想法，等等。我们为此花些时间统筹安排是很重要的，你愿意在每次治疗的前几分钟考虑一下你希望我们在会谈中涉及的内容吗？如果你愿意，这将会对治疗十分有帮助。我们可以共同约定一个议程，如何？你愿意试一试吗？

随后，在每次治疗刚开始时就可以询问来访者希望议程中包含的内容，然后你再根据治疗中包含的事项提出建议（如果你先说，来访者则可能很难提出他的意见）。每一项都需要具体说明，这样你们就知道要关注什么，也可以检查你们在处理事项上的进度。对会谈中要做的事项含糊其词，将不利于关注和检查。这个过程在每次治疗的开始，大约需要 5 分钟——这是很有必要的，但你需要考虑还有多长时间可用于其他事项。

议程通常包括的事项有：

- 简要地回顾过去一周发生的事情。不需要很全面，只需简要地说明来访者认为是主要议程的事情。来访者可能因不知道如何简要回顾，而进行了过于详细的叙述。在这种情况下，你可以温和地打断他，并总结出重点，帮助来访者弄清楚哪些才是有用的，例如："也就是说，在这周的大部分时间里，你的焦虑水平比以往提高了，主要原因似乎是父亲的结婚计划。然而，你仍然每天认真工作，以使自己感觉更好一点。在这一点上，你只需要给我一个整体概述，我所了解的总体情况正确吗？把你父亲婚礼的情况反映在我们的议程里会有益吗？"

● 回顾上次会谈。这可能包括所讨论的问题，以及对某些观点进行扩展，等等。很多治疗师让来访者把治疗的录音磁带带回去听，以此作为他们的家庭作业，来访者可能由此获得新观点。如果你要求来访者用治疗笔记本对治疗进行记录，那他也可以在随后的一周中进行回顾。回顾过程中引发的问题可以安排到议程中。例如，注意来访者提供的反馈是真实的，还是一些他认为你想听的话。如果是后者，那么你需要在此时确定聚焦这个问题会不会弱化治疗关系或者强化治疗关系。如果来访者无法记起上次治疗的内容，这也应该被视为问题，并且需要确定克服它的方法。

● 对当前情绪的评估。这可以通过标准化的测量来进行正式的评估，例如，贝克抑郁量表（Beck et al., 1961）、贝克焦虑量表（Beck et al., 1988）或更多非正式提问："上次会谈之后，来访者的情绪有变化吗？""这些方面需要作为议程事项吗？"让来访者每周用相同的量表来评估自己的情绪可能也会有帮助。例如，"如果对过去一周从0—10进行评分，你的情绪处于什么状态？0代表情绪非常糟糕，10代表情绪完全没问题。"或者，对于一个焦虑的人，有一个量表更有意义，即0代表完全没有问题，10是你能想象到的最糟糕的问题，总是高度焦虑（关于如何设计测量方法的更多讨论，请参阅第五章）。一定要在笔记本上写下你使用的量表。

● 复习家庭作业，可能会与当天的主题大量重复（这通常被称为家庭作业，但一些来访者对这个词有不好的联想，例如来自学校的经历。可供替代的术语包括"任务分派""行为实验""下周任务""项目"，或特定任务的描述如"调查"）。

● 讨论治疗的主题。这包括症状（如情绪低落、焦虑、失眠等）或当前的外部问题（如工作问题或交际困难等）。你可能计划要传授一些特别的CBT技能（例如，学习如何识别负性自动思维或安全行为在某个问题中的维持作用），在解决来访者症状或问题的同时，通常也可以涉及这些内容。

● 家庭作业/任务。这应该从讨论的主题中产生，并且可能已经作为主题的一部分商讨过了。然而，你需要注意：安排家庭作业可能需要10分钟时间。

● 来访者对会谈感受进行反馈。你需要确保在议程上为此留有时间。例如，你可以说："若你能对今天的进展情况给我一些反馈，那将对治疗过程非常有益。哪些事情进展顺利？哪些事情本可以进展得更好？哪些情况令你失望或者我说了哪些让你不舒服的话，令你很难说出口？在我们一起努力处理问题的过程中，非常重要的一点就是你能够自己说出做这些事对你有没有帮助。从今天的治疗中你有什么收获？还有其他什么事情对你有帮助呢？我说了什么妨碍你思绪或者无益的话了吗？对于今天的情况你还有什么其他看法呢？"

显然，除去议程设置、布置家庭作业和反馈，一次治疗花在主题上的时间不会超过35—40分钟。这意味着，一次会谈通常不能超过两个主题，否则要考虑为一个额外的主题分配5分钟左右的时间。

为了在议程设置中确定主题的先后顺序，可以考虑以下因素：

- 对来访者或他人，包括儿童在内，存在危险性的话题；
- 迫切的问题，例如可能面临失业、即将到来的考试；
- 痛苦程度；
- 程式的中心地位；
- 改变的可能性；
- 与需要学习技能的相关性；
- 问题是否可以通过治疗之外的他人来解决。

在治疗初期，解决令人极度痛苦和复杂的问题通常是无益的，因为来访者不太可能掌握有效的应对技巧。同样，也应该避开一些和来访者感受深刻的想法或核心信念密切相关的话题。不过，这应该与处理来访者认为重要的问题的重要性相平衡。

一旦确定了议程事项的先后顺序，并与来访者达成了共识，那你便应该思考在每个问题上大概需要花费的时间。时间安排不是一成不变的，因为我们需要对未预想到的来访者的需求做调整，但最好有一个时间分配的大致概念来指导你完成会谈，否则很容易浪费时间。

议程一旦确定后，你就应该努力遵循，并在偏离方向时明确指出。例如，如果来访者跳转到其他话题，可能表明他对之前讨论的事情感到不安，你就不能认为来访者希望先讨论别的话题。相反，你应该和他／她讨论目前的困境，比如说：

> 这对你来说似乎很痛苦，但我觉得它可能是一个非常重要的问题。你愿意按照我们在治疗开始时制定的协议，花一些时间思考一下吗？还是更希望我们把重点转移到……上呢？

有时，允许来访者做出选择会有出乎意料的结果。如果某个问题和预期相比需要花费更多（或更少）的时间，则应时刻准备审查议程。同样，如果讨论中引发了具有危险性的话题，那么你需要修改你的议程并优先考虑充满危险性的话题，之后再回过头来讨论其他的内容。

议程的处理需要小心谨慎，并且要尊重和理解来访者的立场。有时候来访者可能只是单纯希望释放一下处于困境中的情绪，并不期望能解决问题。如果每次来访者都以这样的方式占去大部分的会谈时间，那么可能需要进一步探究；但如果只是偶尔在一次或者两次会谈中出现这种状况，这是完全合理的。

为了遵循议程，如果你要求来访者经常对相关话题或问题的要点做出总结，那么这将会非常有益。总结应该包括来访者用自己的一两句话来概括讨论的重点，例如，重要的负性自动思维。这有助于治疗师和来访者保持观点一致，同样也可用作议程上的话题与话题之间的衔接。在最初的五六次治疗中，每10分钟做一次总结并询问来访者是否准确理解了，这会对治疗很有帮助。例如：

- 你似乎在说……和……，我说得对吗？我遗漏了什么吗？
- 你能用自己的话说一下我们讨论的要点吗？

议程设置中常见的困难

议程设置中常见的困难有：

- 议程内容模糊。主题的描述很概括，没有细节上的可操作性。例如，如果来访者说她想谈谈她和家人的关系，你需要让她确定她想讨论关系的哪些方面；或者，如果来访者想谈论他的体重，你需要确定他体重的哪一方面与他有关，并澄清"体重"是关键问题还是导致问题的原因，比如暴饮暴食等。

● 议程包含太多事项。通常议程不超过两个主要事项。如果你不得不把某一事项转移到下一次会谈中，你和来访者可能会感到沮丧。如果你和来访者认真权衡和考虑，就会很容易确定哪一两个事项是你需要关注的。

● 首要事项没有优先考虑。应该首先考虑解决主要问题。

● 过早地处理问题：避免问题刚被提及就立即处理，要试着先完成议程设置和澄清事项。很多来访者需要练习设置议程，他们可能会对第一个提到的事项立即进行详细的讨论。这时，咨询师需要温和地打断并提醒来访者应该明确地商定要讨论的话题。例如，你可以说："看起来这是今天的一个主要话题。我们是不是需要确定在本次会谈中还想讨论什么，以确保我们为每件事分配足够的时间呢？"

● 来访者不诚心加入。可能存在这样的问题，即来访者会在会谈的后期转而进行符合他喜好的话题，而这个话题脱离了议程事项，或者来访者根本就不按照议程行事。

● 误解来访者问题的意思。不断地提问、使用总结进一步澄清意思，确保你的理解准确无误。

● 未经讨论就处理议程以外的问题。议程可以是灵活的，但改变需要对来访者公开并与她 / 他协作。

● 在会谈之间，一个话题没有结束就跳到另一个话题上。确保有一个能使会谈取得进展的整体策略。

定期回顾议程设置有助于识别和解决这些困难。如果你不习惯使用结构化的方法，也许最初会感觉不舒服，但是检验担心的后果是否真的发生是值得尝试的。

下面我们将关注治疗过程中的各个阶段，先从早期阶段的特征开始。

早期阶段

一、目标设置

在治疗目标上达成相互一致，是 CBT 保证在有限时间里达成有效治疗的另一个途径。这有助于使治疗结构化并维持治疗的焦点。共同努力建立目标，这个过程同样体现出 CBT 强调的合作性：治疗的目标与来访者相关，且统合了治疗师的意见。

目标设置强调改变的可能性，这可以在面对看似不可克服的问题时，为来访者带来希望并减少其无助感。同时还暗示着治疗会有结束的可能性，因此当治疗真正快要结束时，它可以帮助你用开放和坦诚的态度与来访者协商如何结束治疗。

二、如何设置目标

目标应该反映你展示的程式。例如，如果有人情绪低落，而你识别出了怠惰、思维反刍的维持循环，那么你应该将其纳入目标。有时，来访者会表达一些目标，如"想减肥""想与伴侣相处得更好"；在你们将这些列为目标之前，应该先检查它们是否与治疗相关，并检查程式是否体现了这些内容。也许确实是因为来访者在抑郁症状出现时暴饮暴食进而造成体重增加，并加剧其情绪低落，那么这就适合列为一个目标。另外，有些表达可能仅仅是来访者所期待的，但其实是与治疗无关的"愿望"。所以如果一位来访者超重，但他的饮食模式和体重并没有在抑郁症状的维持中发挥作用，那么减肥就不是当务之急了。

目标应该符合"SMART"原则，即：

- 具体的（Specific）；
- 可测量的（Measurable）；
- 可行的（Achievable）；
- 现实的（Realistic）；
- 有时限（Timeframe）的（完成的日期）。

设置具体而详细的目标有助于增强来访者的控制感，把问题整体分解成许多部分，就会更易处理。可以由一般性的问题作为开始，如：

- 在治疗结束时你希望情况变成什么样？
- 你怎么知道治疗已经取得了成功？
- 让我们想象一下治疗已经取得了成功——会有什么不同？你会看到什么变化？
- 在治疗结束后，你觉得会有什么不同？

弄清楚目标的一个好方法是运用所谓的"奇迹式问题"。

- 假如，今晚你睡觉时发生了一个奇迹，你的所有问题都突然消失了。但你睡着了，所以并不知道它的发生。当第二天早上你醒来并度过这一天，你是怎么意识到奇迹发生了的？你会注意到自己或其他人有什么不同吗？别人又是如何发现奇迹已经发生了的？

有一位女性感觉自己对健康的担忧操控了她的人生，这是治疗师与她进行的第一次讨论：

治疗师：你从何处得知治疗已获得成功？和之前相比有什么不同？

来访者：我会停止检查身体内的肿块；我不会让家人感受到我总在考虑癌症；我能够去医院看望别人了。我认为最重要的是每次提到癌症我都不会感到恐慌。

这个来访者的回答表明了一个常见的问题：她描述了她希望不会怎样，而不是她希望会怎样。这被称为"死人的解决方案"，即目标可以由一个"死人"来完成——不再有恐慌的情绪，不再检查肿块，不再谈论与癌症有关的事情……让你的来访者描述他如何去想或者他想成为什么样的人，而不是他要摆脱什么。

"奇迹式问题"帮助这位女性制定了关于成就的目标。她和治疗师最终达成共识，她将：

● 每月进行一次全面的胸部检查；

● 95%的时间和丈夫讨论症状以外的话题；

● 如果医院允许，她将去医院探望生病的亲戚（独自去或有人陪伴）；

● 如果她出现症状，通过放松和安抚自己来冷静应对。

这是四个明确的目标，来访者和治疗师都非常清楚怎样才算成功地实现目标。为了评估她在这些目标上的进展，治疗师会问她一些问题，如："能把实施的过程分成更小、更具体的步骤吗？""取得进步的首要标志是什么？"如果她推着自己去做的话，便会使她从目前可以做的事情开始，创建起一个成就层级。她实现目标的步骤如表 11-1 所示。

表 11-1　实现目标的步骤

目前行为：每天起床和睡觉前全面检查胸部。在奇数天做一次小的检查。	
步骤 1	每天只在起床和睡觉前全面检查胸部。
步骤 2	每天只在睡觉前全面检查胸部。
步骤 3	隔一天在睡觉前全面检查胸部。
步骤 4	只在周一和周四全面检查胸部（来访者选择时间）。
步骤 5	每周全面检查一次胸部（来访者选择时间）。
步骤 6	每两周全面检查一次胸部（来访者选择时间）。
目标	每个月全面检查一次胸部。

这一系列的任务并非一成不变。每进行一个步骤，这位女性的信心和观点都会被重新审视，那么这些步骤可能会得以完善或修改。然而，一开始的目标分解可以传递给来访者希望，并提升他们的行动动机，这能让不可能的事情看起来可以实现。

你的另一个职责是确保目标的现实性。来访者可能会有不切实际的极端目标，比如社交焦虑的人想要在治疗结束时找到一个生活伴侣；也可能设置的目标太低，比如强迫症来访者想要把一天洗手的时间减少到四小时。有时，咨访双方可能难以达成一致的目标。例如：患有神经性厌食症的来访者可能想减肥；在夫妻治疗中，丈夫或妻子可能想让治疗师同意另一方对问题负全部责任；患有强迫性神经官能症的人可能想从治疗师那里得到安慰。在这些情况下，需要进行巧妙的协商，而且这个过程可以让你和来访者明白治疗能够或不能够达成的目标。

　　一名对官方表格有着强烈担忧的男子认为，他的一个目标是要学习如何确保自己正确填写纳税表格。会谈内容如下：

　　治疗师：这很有趣。你说你想知道如何确保你的纳税申报表没有错误，这样你的焦虑就会消失。对我来说，这听起来很像是从一个仍然具有强迫症的人的角度来看问题。你能从一个不再患有强迫症的人的角度去思考吗？你觉得事情会怎样发展？

　　来访者：也许我可以请会计和我核对一下？

　　治疗师：如果你不担心填表，那会对你检查的需求产生什么影响？

　　来访者：我想我的目标可能是不做任何检查，只是填表格。

　　治疗师：这个目标听起来合理吗？填表格却不做检查？

　　来访者：我想每个人都会对那样的东西检查一次。

　　治疗师：好吧。我想这可能是真的。那你觉得什么才是合理的目标呢？

　　来访者：我觉得我的目标应该是我填好表格，然后只检查一次而不在头脑中反复思索，这样就差不多了。

　　在治疗期间，来访者提交一份表格而不做任何检查，这对他而言可能是恰当的，但在这种情况下，他治疗成功的目标变得不那么严谨，但更实际了。

　　切实可行的目标同样很重要，其中包含的变化应该在来访者可控的范围之内，尤其是，他应该着重关注自己的变化，而不是他人的变化。例如，来访者以求职为目标可能是合理的，但如果认为自己能否获得一份不错的工作最终取决于他人，那就不是一个可行的目标了。人们是否拥有资源——资金、技能、毅力、时间和社会支持去实现目标也是值得考虑的。

　　在考虑时间范围时，可以通过考虑那些与确定主题的优先次序有关的共同因素，进而去处理"哪些目标应该优先实现"的问题。首先要处理一些可能会发生快速变化的目标是有益的，这样能增强来访者的希望，从而增加他的参与感和动机。其他该考虑的因素包括危险性、紧迫性、重要性和来访者的痛苦水平，以及在其他目标实现以前，是否有特定的目标需要实现（例如，在申请职位之前，你需要能够去参加面试，因此在应对面试焦虑之前，你可能需要先应对出行焦虑）。对于治疗师来说，其他需考虑的因素包括目标在程式中的核心地位和目标在伦理上的可接受性（例如，当一名来访者出现关于伤害他人的暴力侵入性表象时，他希望减少感受到的痛苦，而不是处理表象本身；鼓励他思考这些表象的个人意义，并聚焦如何应对愤怒）。

家庭作业或任务

有证据表明，做家庭作业的来访者比不做家庭作业的来访者表现出更明显的进步，这可能是由于他们有更多机会把从治疗中学到的知识推广到日常生活中去（Kazantzis，Deane & Ronan，2002；Schmidt & Woolaway-Bickel，2000）。问题大部分存在于治疗之外，而不是治疗之中，来访者可以通过家庭作业收集信息、检验新的思维模式和行为，并通过直接经验学习。CBT 的一般模式是向来访者传授技能，因此，无论是有关识别负性自动思维以及解决如何减少寻求安全行为的问题，还是在特殊情况下如何增加自信的问题，让来访者有机会在实际生活中练习这些技能很重要。

治疗期间的任务是 CBT 的核心，因此必须安排时间来设置任务，这可能需要占用会谈期间或会谈结束前的 5—10 分钟来完成。然而，家庭作业往往是对议程中主要议题的直接延续，应该在会谈中作为讨论的一部分进行设计。例如，如果议程事项涉及"负性思维在引发焦虑情绪中所起的作用"，那么显然，会谈间隔期的作业可以让来访者有一个机会在随后的一周监测与焦虑有关的诱因和想法。

任务可涉及的范围非常广，设置恰当的任务需依赖你和来访者的智慧。它可以包括：阅读相关资料；听治疗的录音磁带；对情绪、想法或行为进行自我监控；行为实验；练习新技能，例如思维记录或果断反应；对过去经验进行历史性回顾；活动安排；等等。重要的是，任务对来访者要有意义，且对随后的治疗或特定目标的完成都要有帮助。例如，消除寻求安全行为可能直接影响到下一次会谈，实验的结果可以充实原有程式，进而推动下一步的行动。另外，为了应对来访者可能出现低自尊的问题，也许需要将记录正面信息作为一项长期任务，会谈中对此问题的讨论会越来越少，除非作为议程的主要议题。

可能会有许多原因导致来访者经常不能完成家庭作业。你通常应该留出时间来探究他们为什么忽视作业。很多时候，我们可以在这种探索中有所收获。而下列原则有助于提升来访者有效完成家庭作业的可能性：

- 家庭作业应该符合会谈内容的逻辑。事实上，如果它很适合的话，可以在会谈中设计——你不必等到会谈结束时才讨论家庭作业。
- 家庭作业应该适当，且来访者认为其适当。可以提出这样的问题对其是否适当进行检验，如："这个有意义吗？你能总结一下你认为这对你有什么帮助吗？"当来访者制定家庭作业的能力日益增长时，之后的治疗就很少会出现这样的问题；但在早期，由治疗师带头制定恰当的家庭作业时，则较可能出现这样的问题。
- 要记住来访者在治疗之外有自己的生活。虽然把治疗排在第一位很重要，但他们期望做的事会受到很多限制，如果感到负担过重他们将不太可能去完成家庭作业。需要向他们征询：任务的要求是否合理。
- 家庭作业应详细规划，说清楚该做什么、何时、何地、和谁一起，等等。必须认清困难和陷阱，并进行讨论。

一名女子很担心自己会在和母亲及姐姐的关系中成为所谓的"受气包"。在治疗中进行角色扮演之后，布置给她一个建立自信的任务，以便之后的互动。然而，她说她在下个月都不大可能见到她的亲人。结果，一个替代的、更直接的建立自信的任务被计划出来了，一个家庭作业机会也没有错过。

可能会遇到很多困难，包括在工作中使用自我监控表格会感到尴尬，以及没有足够的金钱在社交场合进行行为实验。要注意一些可能会影响家庭作业完成的潜在信念。例如，一个完美主义信奉者可能会发现活动议程很难完成，因为他可能认为自己的所有活动都不怎么具有挑战性。又如，一个低自尊的人可能发现很难完成任何任务，因为他认为结果会达不到治疗师的预期。在治疗的早期阶段，关于预期的问题应该在"此时此地"就解决，而不是试图改变这些潜在的信念。

- 确保家庭作业"有效"，无论如何，它都可以作为有用的资源。例如，如果来访者试图减少对特定情形的回避，那么设置家庭作业即使不能减少其回避行为，也可以收集到关于焦虑思维和情绪的许多有用的信息。

- 至少在治疗初期要提供相关的资源，如日记或阅读材料。

- 协商好的家庭作业应该由你和来访者共同写下来。虽然你可能会帮助来访者快速写下来，但提高来访者在治疗中的积极性对来访者是有益的，这种参与方式可能是朝着这个有益的方向迈出的第一步。

- 检查家庭作业应始终被列入下一次治疗的议程中。这在一定程度上是因为家庭作业本就应该与会谈话题有关，但在更普遍的层面上，来访者也不太可能坚持完成你从未跟进检查的家庭作业。

如果家庭作业已经完成或快要完成时，就应该对其进行仔细检查。例如，如果来访者已经读完一本书的一章，那么就应该了解：什么对他是有用的？什么使他警醒？有哪些部分是很难理解的？如果他完成了活动计划，获得的喜悦感和成就感有哪些？他学到了什么？接下来该怎么做？

另外，如果没有完成家庭作业，重要的就是探究未完成家庭作业的确切原因。可能有一些实际的原因（如工作中有人生病而来访者的工作量突然增大）；可能是来访者对家庭作业产生了误解；可能家庭作业没有经过详细的讨论，或没有记下来而忘记了；可能家庭作业在某些方面太难了。在这些情况下，此任务可以被修改并作为下一次的家庭作业，或者你和其他人可以协助来访者完成此任务。

如果潜在信念妨碍任务的完成，那么如上所述，至少在治疗初期，应该务实地去解决问题，而不是过早地尝试改变其信念。例如，如果某个特殊的任务激发出来访者有关控制和自主的信念，那么应该修改任务以便给予他更多的控制感。除非在程式中对此信念进行过详细的讨论，或治疗进展到将此信念作为治疗焦点的地步，否则可能没有必要进行详细说明。

一名男子连续两周没有做家庭作业。在深究这一问题时，他提出了对任务相关性的担忧，尽管之前在商定家庭作业时他没有提到这一点。治疗师想知道他在自主性方面是否存在问题，但是并没有在治疗的早期阶段提出这个问题，因为这似乎与来访者担忧的问题无关。相反，双方一致同意在布置家庭任务方面，来访者将发挥更大的作用。这意味着家庭作业往往比治疗师建议的要繁重，但来访者大体上都完成了。

总的来说，从一开始就确立这种信念很重要，即家庭作业是治疗的重要组成部分，没有家庭作业提供的信息和反馈，治疗将很难进行下去。当由于资源限制导致实际可用的治疗有限时尤其如此。精心设计的家庭作业可能意味着非常有限的治疗会给来访者带来巨大的变化，因为大部分工作是在治疗之外进行的。

早期阶段中的问题

一、"改变低动机"

在治疗的开始，来访者可能会缺乏动机，这时应该弄清楚来访者为什么不愿参与治疗，而不是对其进行类似"动机不足"的定性。这意味着应该尝试从来访者的思想、情绪和行为等方面分析问题，找出解决问题的方法。以下是应该考虑的可能性：

● 对于改变的矛盾心理。普罗查斯卡和迪克莱蒙特（Prochaska & DiClemente，1986）定义了一个人为改变做准备的一系列阶段：前意图（没有改变的意图，可能没有意识到问题）、意图（意识到了问题并考虑改变）、准备（开始做出改变）、行动（成功的认知和行为改变）、维护（防止复发）。需要考虑的是来访者处于哪一阶段。这需要不断检查，因为随着治疗的进展，动机可能会有变化。例如，当来访者获得更多成功的经历时，动机可能会增加，或当他发现他必须更加努力工作时，动机则可能减少。

● 对治疗方法的性质的不当预期。尤其是接受过不止一种心理治疗方法的来访者可能会出现问题。那些对 CBT 缺乏信心的人同样如此，这提醒我们，提供有关 CBT 的明确信息和清晰的治疗指标是至关重要的。

● 对治疗程式缺乏了解或认同。如果来访者在第四次会谈时仍与治疗师在程式方面没有达成一致，那治疗很可能没有效果。因此，有必要花时间澄清程式、寻求反馈、有效地倾听来访者的忧虑并努力体谅他们。如果来访者和治疗师不能就程式达成共识，那么继续推进治疗可能意义不大，并且需要重新审视其他形式的治疗。

● 绝望。绝望除了常见于抑郁症来访者，也可能出现在有心理治疗失败经历的来访者身上。这可以使用标准的 CBT 技术来处理，包括识别和评估自动思维以及聚焦绝望的行为实验。

二、"我没有任何想法"

如果来访者没有意识到他们的想法或者表象，就很难理解以认知为中心的程式。即使他们不能轻易识别自动思维，但让他们练习发现想法和表象或试着识别某些情形对他们而言意味着什么，也是很有帮助的。第八章讨论了此问题的处理方法，但由于认知是该方法的核心，因此重要的是应对问题而非试图回避问题。

三、持有可能与 CBT 不相容的信念

来访者对问题的解释可能会不同于认知行为的观点。这有助于找到一种将其作为实验的方法，而不是抨击另一种可替代的解释。例如，有躯体症状的来访者往往从生理疾病方面去解释这些症状。对于这样的情况，可能有用的做法是与来访者协商，在某个特定的时间尝试使用基于认知行为治疗程式的方法，看这种方法是否比生理疾病程式更有效（所谓的"A 理论或 B 理论"方法）。同样，一些患有强迫症的来访者可能会从宗教方面解释他们的症状，那类似的方法可能也会有帮助。另外，对于治疗师与来访者的角色和责任，有些来访者可能会持有不同的看法（例如，"治好我是你的责任"）。意识到这点可以让治疗师制定某个特别的任务，例如，强调来访者可以对治疗进展作出贡献。在这种情况下，一个有用的比喻是"路线图"：治疗师的专业知识可以把你放在地图的正确页面上，但如果需要详细的信息，只有来访者才能指导自己沿着地图上的正确道路前进。随

后，你需要设置实验来证明这种方法是有用的。

四、治疗的弊似乎大于利

我们需要记住，治疗对于来访者来说有收获，同时也有付出：付出情绪的紧绷、投入时间甚至金钱，以及可能的其他生活状况的改变。有时，有必要协助来访者考虑得失，我们应该随时做好必要的激励工作。

不应该把不愿做特定的家庭作业这一现象视为不愿改变的证据，它表明完成这项任务的理由可能尚未得出，或者恐惧心理阻碍了他。我们经常会要求来访者鼓起勇气做出改变，从平衡的角度来说，只有在看到可能的收益超过可能的付出时，来访者才有可能这样做。成本效益矩阵能非常好地启发不情愿或有矛盾心理的来访者，它鼓励来访者对短期和长期的影响进行考虑，而非止步于简单罗列当前的利弊。

一个患有严重呕吐恐惧症的来访者发现即使她了解了其中的原理，仍然难以摆脱那些寻求安全的行为，如在包里放薄荷糖，开车时打开车窗，随身带一块湿巾，睡觉时开着灯（以便在她需要时可以找到卫生间）。为了减少寻求安全的行为，她的利弊分析方法帮助她区分长期收益和短期收益的差异，如表 11-2 所示。

表 11-2　成本效益矩阵：探索放弃安全寻求行为的结果

短期付出	短期收益
我将会在那段时间感到恐慌。 我将会一整天都感到焦虑。 我将会感到恶心。 我认为自己可能生病了。 我将会为一些小事而担忧。	我将会觉得我正在为这个问题做些事情。 我不会觉得脆弱和失控。
长期付出	**长期收益**
我将会觉得我必须去做越来越难的事情。 我可能没有借口去回避我不想谈论的话题。	我将会对自己处理问题的能力有信心。 我将会有更好的机会去战胜呕吐恐惧症，然后我就可以：随意外出；去更多地方旅行；吃更多东西；任何时候都不会感到焦虑；不会在正式场合感到尴尬；出国度假；在餐馆吃饭；感觉更成熟；享受家中的整洁干净。

该分析（表 11-2）能让来访者越过短期恐惧看事情并考虑长期收益。这种新视角也使她开始放弃安全寻求行为。虽然这种分析通常会使人有所进步，但你也应该明白，总的来说，有时来访者会认为目前在治疗中的付出已经超过他们的收益，因此不能继续接受治疗。

五、复发处理

你可能想知道为什么这个部分叫作复发处理而不是预防，以及为什么我们将其放在治疗过程的早期。我们使用"处理"一词是因为以"预防"为目标通常是不现实的。我们发现人们会遇到挫折，他们需要学习必要的技能来处理这些挫折。甚至在治疗的早期就可能发生失误，因此，来访者需要做好充分的准备。复发处理详见第六章。

检查要点

由于 CBT 治疗的时间有限、重点突出以及过程结构化，所以在治疗期间你需要定期进行检查，这有助于聚焦治疗的重点，确保进展是否足够使治疗继续进行，或是否需要改变治疗方法。检查应该与治疗开始时制定的共同目标相联系，如果中期目标和终极目标都确定了，检查起来就比较容易。其他方法诸如问卷调查或自我监测也可用作检查。

严谨的做法是，在一开始时就与来访者约定好进行四到五次会谈以后，要检查治疗的进展情况以便评估 CBT 是否有效果。虽然决定不再继续使用认知行为疗法，对它寄予厚望的人们会感到失望，但在早期决定总比在治疗 20 次后却没有任何变化时再决定更容易。初期检查之后，应该每隔 5 次或 10 次治疗就进行一次深入检查。

在最初的一两次治疗中设定的程式只是尝试性的，因此做定期检查很重要，以便在治疗进展中纳入新的有用信息。这些信息可能来自家庭作业，或是治疗中进行的行为实验，等等。虽然程式的基本框架不会改变，但维持过程的细节可能会有所更新，还可能发现一些有用的干预方式。

一个患有广场恐惧症的男子因为长期避免产生这种想法的情境，所以不清楚其灾难性想法的内容。一旦他学会了"捕捉"认知，就确定了他存在"没有人帮助他"这样的想法，进而可以由此构建程式，并设计实验对此想法进行检验。

如果没有什么变化，或者治疗走入了死胡同，那么这时就尤其要检查治疗进展。出现这种情况有很多原因，可能意味着程式没有帮助或存在重大遗漏，所以要经常回顾你分享的程式。对治疗关系进行检查也十分重要，注意寻找是否有事物妨碍了应用程式去解决来访者的问题。这些问题可能包括你自己的盲点，因此需要跟你的督导师进行讨论。如果找不到解决办法，就应该决定在此时停止治疗，并和你的来访者开始探索其他的选项。

后期阶段

随着治疗的进展，重点会逐渐从评估转移到干预。任何干预的结果都应与最初的程式联系起来，以确定是否需要修改。来访者越来越应该独立地决定一些事情，例如，要进行哪些议程事项，每一项需花费多长时间，布置什么样的家庭作业，等等。随着来访者学习到更多的CBT治疗技能，他们会在评估负性思维和设计最佳行为方式以检验新观点等方面占主体地位。

在治疗阶段，你可能会将大部分时间花在来访者当前的自动化认知、感觉和行为细节上，但在治疗后期，你可能会开始识别和评估无用的核心信念，特别是当你认为如果不修正这些信念，来访者可能会有复发的风险。然而并不总是需要直接修正潜在的信念。如果一个人成功地对负面的自动想法做了重新评估，那么他通常会对更普遍的信念自动进行重新评估，尤其是对功能失调性假设。即便如此，我们也不应该做这种假设。在来访者离开之前，要经常询问来访者是否有新的生活规则和观点。

一个女人对"永远不要表达愤怒"有着强烈的信念。在一系列情境中，她尝试变得更加自信，包括在他人的行为不合理时。在讲述自己的经历时，尽管她没有直接提到愤怒，但很明显她对于表达愤怒的信念发生了改变。

强调技能的可用性，意味着来访者应该思考治疗过程中发生的事，因此提出诸如这样的问题是很有帮助的："我们在那做什么？""你能识别出你当时的那些错误想法吗？""在其他情况下你会怎样使用它？"重要的是将进步归因于来访者，尤其是当来访者具有依赖性时，他很可能将变化归因于你的关心与技能而不是他自己的努力。这一部分详见第六章。

随着治疗的进展，治疗的频率可能会减少，隔两周进行一次，在治疗结束前也许还会减少到每三周或四周一次（见下文）。

结束治疗

如果治疗目标比较明确，并且已经取得了较好的治疗效果，那么结束治疗就相对容易。同样，你要记住这样一种理念，即治疗需在对目标和进展的定期检查中结束，因为这能够突出治疗过程的短期特征。来访者将逐渐相信自己能够运用治疗过程中所学的技能并通过 CBT 解决自己的问题。

当治疗临近结束时，回顾处理复发技能非常重要。在你们早已共同完成的处理复发工作的基础上，与您的来访者一起制作应对未来可能出现问题的蓝图，这可能会有所帮助（见第六章）。这包括：

- 在治疗期间学到了什么？
- 什么样的策略最有用？
- 未来有什么情况是很难处理的或者可能会导致问题复发的？
- 治疗过程中所学的什么方法可以解决这个问题？
- 如何处理一个严重的问题？包括必要时与治疗师进行简短的交流。

应该强调这样的观念，即来访者已经可以处理将要出现的大部分问题，即使在某种情况下她还需要寻求你的帮助。

　　治疗不能戛然而止，最好能在随后的一年里安排一到两次随访或辅助治疗。这样你可以检查进展情况，巩固来访者在处理问题时取得的成功，检查他如何处理以前预期会出现的问题，还要核实无益思维或行为模式的再度出现（比如安全行为），并在必要时共同处理。

　　尽管来访者是逐步退出治疗的，同时强调对技能的习得，一些来访者仍担心在治疗结束后他们依然无法独立应对。这可以通过标准的 CBT 来解决，即识别令人担忧的想法并帮助来访者应对这些想法，包括重新评估并设置行为实验来检验可替代的观点。如果来访者经常产生无法独自应对的信念，那么正式治疗结束后一年内的辅助治疗可用于检验这些信念（可以通过记录真实数据的方法）。

　　一名 59 岁的来访者由于一系列事件而抑郁，其中包括在应对急速变化的工作方面越来越困难。他对治疗反应较好，已经取得了持续数月的进步。然而，他有这样的想法："如果我面对一个真正的问题，我将无法处理它，一切都会在我面前坍塌。"他的家庭作业是考虑他应该对遇到类似情况的朋友说什么。他让自己回忆了前几个月他成功解决困难时的情形，其中包括找到一份新工作、应对妻子突发的疾病以及噩梦的减少。他还与治疗师探讨了一种危险性，即他会过分地关注艰难挣扎的时刻，为了缓解这种危险，他们一致认为他应持续数月地记录每次成功应对困难的实例。

　　一些来访者不能从治疗中受益，或者受益较少，如果他们在接受 CBT 之前接受过其他的疗法而且收效甚微，那么这种情况将会非常难处理。如果在早期阶段无明显进展，那么在早期结束治疗对来访者来说不会很沮丧，因为缺乏进展可能会被归因为 CBT 的失败，而不是来访者。例如，治疗师会说：

　　我们似乎仍未能给你的痛苦带来多大的改观。CBT 已被证实对很多人有效，但也存在采用此方法似乎并不能缓解来访者的情绪反而加重他们负担的情况。我们还需要大量研究来探知如何找到改变信念或行为的新方法，让更多的人能从中受益。但我认为在这一点上，我们必须指出认知治疗不能满足你的需要。也许我们应该考虑一下什么会对你有帮助，这样才能找出让你感觉好一些的策略。例如，我们发现你擅长将问题分解成不同的部分，这样你就更容易应对困境。你还能找到什么策略能在以后使用吗？

虽然在治疗效果不明显时结束治疗是一件很困难的事，但明明知道不可能有效果，却让来访者抱有虚假希望是不公平的，继续治疗只会让他更沮丧。如果有更有效的方法，那就应该尽早地商定。例如，如果有重大的婚姻问题，可以建议采用配偶疗法，也可以采用系统疗法，如果以前没有试过也可以考虑药物的介入。不过令人欣慰的是，对于大多数 DSM 轴 I 疾病，CBT 的效果不错。而且对于大多数来访者来说，基于蓝图的计划将是一个更积极的结束治疗的基调。

提供限时的认知行为治疗

一、CBT 的长短

如你所知，CBT 是一种有时间限制的、有重点的干预。你们中的一些人可能会发现，你们所在的服务机构的确要求你们提供时间有限的治疗，也许到了你们觉得无法提供适当干预的程度。但另一些人可能在不作限制的体制内工作。这两种情况都需要考虑。

二、在会谈的限定框架内开展工作

自提高心理治疗可及性项目（IAPT）启动以来，英格兰和威尔士建立了一套系统，用于评估相对简短、重点突出的 CBT 的影响。提高心理治疗可及性项目为治疗师提供了非常清晰的指导方针，要求他们在定义明确的阶梯治疗框架内工作。类似的边界体系可能在别处运作，例如在私人组织中，干预的时长和类型由保险公司决定。

总的来说，提高心理治疗可及性项目的阶梯式系统如下：

- 第一阶：初级保健服务。最少的干预、评估以及等待观察。
- 第二阶：低强度服务。计算机化的 CBT、接受指导的自助、心理教育团体和行为激活。

- 第三阶：高强度服务。CBT（也包括针对创伤后应激障碍的眼动心身重建法，针对抑郁症的人际关系治疗和伴侣治疗）。

- 第四阶：心理健康专家服务。复杂的心理治疗和综合治疗。

- 第五阶：住院精神卫生服务。复杂的心理治疗和综合治疗。

提高心理治疗可及性项目的众多优势之一是每一阶段工作指导的清晰性，另一个优势是认真收集结果数据。提高心理治疗可及性项目综述的数据很有启发性，很可能与其他服务和从业者相关。早期的评估显示，恢复率在地区之间有着巨大的差异，更细致的调查揭示了这一点（Layard & Clark, 2014）。总而言之，最佳恢复率出现在以下情况：

- 实验推荐过的 CBT 具有良好的效果；

- 治疗师更有经验或者接受过更高级的培训；

- 来访者接受更多的会谈（为了达到 50% 的恢复率，许多服务平均需要 8 次或更多的会谈）；

- 当初始干预不足时，好的做法是转介到更加专业的服务机构；

- 好的指导方针得到严格遵守。

因此，如果我们认真培养治疗师的能力，相信治疗的效果并尊重来访者的需求，那么相对简短的干预会有效。在最近的一次认知治疗中心大会上（Clark, 2015），提高心理治疗可及性项目的主要发起人之一戴维·克拉克（David Clark）教授呼吁提高心理治疗可及性项目干预，应该以来访者敏感型的 CBT 程式为指导，让来访者接受他们所需要的，而不是服务机构强制规定的治疗水平。这的确是一个好建议。

三、提供长期干预

毫无疑问，有些来访者比其他人需要更多次数的会谈，Clark 教授呼吁严谨的表述也与此有关。一旦人们参与 CBT，如果他们有以下情况，则可能需要更长的时间：

- 复杂的来访问题（存在慢性病、共病或人格障碍）；
- 资源匮乏（内部资源，如良好的问题解决技能；外部资源，如社会支持）。

你的程式不仅能让你深入了解 CBT 是否适合你的来访者，而且也会开始指导你的工作。请记住，针对几乎所有来访者的来访问题，我们都可以确切地表述，但并非所有来访者都做好了接受 CBT 的准备。

有时漫长的认知行为治疗过程仅仅反映了一个没有成效的参与阶段。有时绝对有必要投入更多的时间与来访者接触，但这需要仔细检查。事实上，仔细检查是长期治疗的指导方针。应该每 6—10 次会谈后审查清晰目标的进展情况。不要陷入对目标和进展有模糊概念的陷阱，因为不精确目标的达成范围很容易变动，这使得很难对后续认知行为治疗是否符合来访者的最佳利益做出正确评估。如果不让需要体验独立性的来访者离开，或者不转介给其他更能满足其需求的人，那么可能会对他造成伤害。

总 结

由于 CBT 具有结构性和集中性，因此对典型治疗过程的描述相对直白易懂。

- 会谈可能要持续 6—15 次，对于更复杂的问题会持续更长时间。
- 会谈的时长虽有不同，但平均为 50—60 分钟。
- 前两到三次会谈的重点是评估并得出初级的程式，同时建立起工作联盟，鼓励来访者成为积极的、愿意配合的参与者。
- 接下来的会谈集中于解决来访者的问题。
- 最后几次的会谈重点是修订复发处理，并制定一份在出现深层次的问题时用于应对的蓝图。

在整个治疗过程中，每一次会谈都将包括：

- 议程设置；

- 自我监测；

- 挫折应对；

- 程式更新；

- 来访者和治疗师的总结。

议程设置很重要，因为它有助于会谈的安排。议程通常包括：

- 回顾上次会谈之后发生的事件；

- 回顾上次的会谈；

- 情绪评估；

- 复习家庭作业；

- 就当前的主题开展工作（约 35 分钟）；

- 家庭作业 / 任务；

- 会谈反馈。

议程设置的困难包括：

- 太过模糊；

- 没有排好先后顺序；

- 议程太满；

- 来访者没有参与其中；

- 偏离议程；

- 误解来访者的意思；

- 在设置议程的同时开始会谈；

- 从一个话题跳到另一个话题。

目标设置很重要，目标应该是：

● 具体的；

● 可测量的；

● 可行的；

● 现实的；

● 有时限的。

应高度重视家庭作业，因为家庭作业与治疗成功与否密切相关。如果采取以下做法，家庭作业更容易得到落实：

● 在会谈中产生；

● 和来访者相关；

● 不能太过繁重；

● 计划要详细，并针对困难做过探讨；

● 不会被认定为"失败"；

● 要写下来；

● 仔细检查。

在 CBT 的模型中分析了"低动机"。它的出现可能是由于：

● 时间尚早，没有达到"愿意改变"的程度；

● 对治疗的预期不准确；

● 缺乏对程式的理解 / 接受；

● 绝望；

● 与 CBT 不相容的信念；

● 改变的弊大于利。

治疗的中间阶段用于讨论当前情境的细节，包括四个系统——情感、认知、行为和生理——以及来访者生活的环境。

后一阶段用于制定未来出现问题时的行动蓝图。这一阶段的目标是让你的来访者能够像你一样，在处理问题时能自己熟练地运用 CBT。

学习和练习

这些学习和练习资料可从配套网站下载。

回顾和反思

如果你有不同类型的治疗经验，而 CBT 比你习惯的更有条理，你对在治疗过程中强加的结构感到舒适吗？

因为 CBT 无法满足来访者的需求而让来访者流失，你觉得舒适吗？

是否有你觉得无法跨越的桥梁——例如，如果你要谈论议程上没有的事情，请明确说明你觉得无法跨越的内容。

你对短期或长期 CBT 的建议有何看法？考虑这一点是否与临床经验相关？

如果您回顾本章的相关部分，是否会让您感觉更舒适？是否足够舒适到可以尝试？

进一步探讨

从审查练习中找出任何可能令人不适的地方，并尝试为三四个来访者采用建议的程式。如果你在任何时候对自己尝试的工作方式感到不舒服，请保留一个想法记录——你可能只能记下关键词／短语来提醒自己的想法，但你需要注意负性自动思维，以便在会话结束时更完整地写下它们。会议结束后，花一些时间评估你的认知，你可以自己或与督导师／同事一起评估。

想想你想改变自己生活的事情，看你是否可以为它做一个目标设定练习，得出 SMART 目标。记下你在进行练习的过程中学到的任何要点。

在接下来的 5 次与不同来访者的治疗中，评估（用你自己设计的评分表，见

第五章）你在家庭作业的选择和设计中参与了多少。确定这是否处于可接受的水平，如果不是在特定的情况下，你可以在哪些方面改进？看看有多少来访者真正完成了作业，并考虑如何改进这一点。

第十二章
抑郁症

引 言

CBT 早期的成功很大程度上得益于贝克等人（Beck et al., 1979）出版的关于抑郁症的书籍，同时，一些实验研究也证明了这种新方法的有效性。本章我们将介绍一些使用 CBT 治疗抑郁症的典型策略。另外，在第十七章中，我们还将简短介绍一些关于抑郁症的最新研究成果，其中包括行为激活、以反刍为中心的疗法和基于正念的 CBT。

你很可能会发现，自己会在职业生涯中的某些时候和患有抑郁症的来访者打交道。关于抑郁症患病率和复发率的统计数据的来源有很多，例如，疾控中心（CDC）、健康与社保信息中心（HSCIC）和精神健康基金会（MHF）给出的患病率相当一致，通常估计在 10% 左右，而且女性比男性更容易患抑郁症。终身患病率则比这一预估数据高得多。据估计，在英国每时每刻都有 150 万人正遭受抑郁症的折磨。令人震惊的是，在一次抑郁发作后，第二次抑郁发作的概率为 50%，而在两次抑郁发作之后，这一概率会上升至 70%—80%。因此，在治疗时加强对于复发处理的相关训练至关重要。由于抑郁症通常伴随着焦虑，因此尤其重要的一点是你要能够识别症状，这样才能准确地诊断出抑郁。

抑郁症的特征

关于抑郁症的文献非常多，根据美国精神医学会的《精神障碍诊断及统计手册》（APA，2013），抑郁症有几种表现形式，包括重症抑郁障碍、破坏性情绪障碍、经前情绪障碍、心境恶劣等。美国精神医学会还确认了抑郁症的常见症状或潜在表现：在活动中丧失兴趣或快乐；体重和食欲的变化；睡眠习惯的改变；焦虑不安或反应迟钝；没有活力；产生自卑感或内疚感；注意力不集中和犹豫不决；有轻生的念头和意象。在 CBT 中，我们处理的是来访者的问题，我们关注和描述的正是这些症状。作为一名 CBT 治疗师，无论抑郁症的表现形式是什么，你都要有信心将来访者的问题概念化。

经典的 Beck 抑郁症模式以"抑郁认知三角"为中心，也就是消极思维模式，主要包括：

● 关于自身（内疚、责备、自我批评）——"我很没用，很卑微，有很多不足，懒惰……"；

● 关于其他人 / 世界、现在和过去的经历（消极的选择性注意、整体性消沉等）——"没有什么是有价值的，一切事情都很糟糕，没有人关心我……"；

● 关于将来（悲观、绝望）——"永远都是这样，我再也好不起来了，我什么都做不了……"。

最近，意象形式的抑郁性认知成了研究的焦点（Holmes，Blackwell，Burnett Heyes，Renner & Raes，2016）。这些意象表现为对过去事件的消极看法和对未来的负面想象。当后者特别强烈并出现自杀意念时，我们称之为"闪进"。这些都可能增加自杀的风险，所以在评估时一定要询问这方面的情况。霍尔姆斯等人（Holmes et al.，2016）还指出，抑郁与缺乏积极意象以及无法自主生成特定意象有关。考虑到意象特别能唤起情绪，缺乏积极意象的抑郁症来访者会体验到较少的积极情感，得到这种情感体验的过程也更困难。对治疗的一种建议是，我们应该努力提供帮助，使抑郁症来访者不仅能做出更积极的表述，更能视觉化地想象新的可能性。

　　抑郁症来访者不仅要与内心世界的消极内容作斗争，同时还要与无益的认知过程抗衡。对事物的感知、解释和回忆都可能存在消极偏见，因此抑郁症患者更倾向于注意与他们的消极观点一致的信息，并消极地解释所有信息，也更容易记住消极事件。消极事件通常被来访者归因于稳定的、整体的、内部的因素，这会对自我价值产生持久的影响（Abramson et al., 2002），如"这是我的错""我总是把事情搞得一团糟""这只是说明了我有多没用"。相反，积极事件则被归因为暂时的、特殊的、外在的因素，且没有持久的影响，比如："那只不过是运气好""这是一般情况之外的特例""因为得到妻子的帮助我才完成了任务"。

　　此外，抑郁症的另一个特征是认知过程的反刍。就像忧虑一样，反刍可以是一种中性的，甚至是有些许益处的认知过程，但患有抑郁症的来访者容易陷入自责和怀疑的循环之中。这既加重了抑郁，又妨碍了问题的解决。

　　艾伦和恋人分手后很快就抑郁了。他总是回想起这段关系的结局（这让他很伤心），并饱受快乐回忆的侵扰（这使他体验着丧失）。每一段回忆都使他陷入沉思："要是我当时多留意就好了；要是我能预料到就好了；我有什么问题吗；我再也不会快乐了；我忍不住想象她和别人在一起的画面。"这些想法和意象日夜不停地侵扰着他。每一次都比上一次严重，他发现自己陷入了越来越悲伤的旋涡之中。当这种情况发生时，他睡眠变得很差，没有时间观念，失去了做任何事情的动力。

　　来访者容易因为抑郁症状而衍生出消极的想法或自我挫败的观念，这反过来又会使抑郁症状加重，从而陷入更严重的恶性循环。例如：

● 没有激情、缺乏兴趣就会产生这样的想法："不值得这么大动干戈，等到我感觉好些再说吧。"
● 记忆力差、不能集中精力等，就会让来访者认为"我很笨"或"我一定在衰老"。
● 对性不感兴趣、易怒，可能会被解释为"我的婚姻出现了严重问题"。

一般的维持过程

图 12-1 介绍了患有抑郁症的来访者身上常见的维持循环的过程（和前面一样，情况存在多种可能性，不能随意强加在来访者身上）。首先，对症状的消极偏见和解释与抑郁情绪之间可能存在恶性循环，这导致对自我的消极评价，从而维持抑郁情绪。其次，消极偏见和抑郁症状可能会导致活动减少（"我累了……毫无意义"），从而停止参与曾经提供快乐和成就感的活动，也会使得低迷的情绪得以维持。最后，抑郁的偏见和症状可能会导致来访者更少地尝试处理和解决问题，从而更加绝望、更加抑郁。

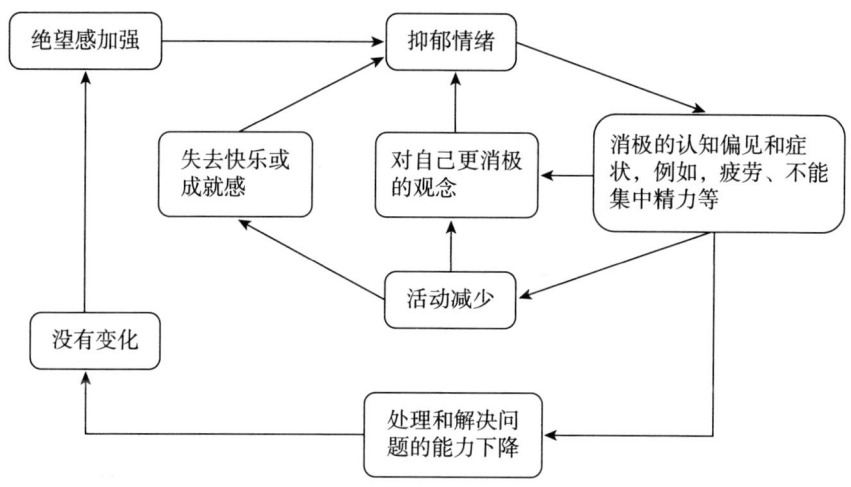

图 12-1　抑郁症的一般维持过程

莫里提出了抑郁症的六大维持循环过程，并视其为促使"邪恶之花生长"（Moorey，2010）的基础，也就是说他设计了一个和第四章所述的"邪恶之花"类似的维持程式。这些循环包括：

- 自动的负性思维。
- 反刍思维 / 自我攻击。
- 退缩 / 回避。
- 无益行为。

- 情绪 / 情感。

- 动机 / 身体症状。

这些循环过程形成了围绕着中心体验的反馈环，这样"抑郁"就变成了一朵具有诊断特异性的邪恶之花。虽然并非所有患有抑郁症的来访者都会感知到这朵花的所有"花瓣"，但这6个循环仍值得探究。

从以上分析可以得出，在使用 CBT 治疗抑郁症时，其治疗目标通常可以包括：

- 帮助来访者识别负性认知并从中抽离出来；

- 帮助来访者消除消极的认知偏见，使他对自身、对世界、对未来形成更客观的认识；

- 恢复活动的积极性，特别是参与那些带来满足感和成就感的活动；

- 增强积极参与和解决问题的能力。

总之，作为治疗师，你的任务就是构建一个对你和来访者而言均有意义的程式，并制定有助于打破维持循环过程的认知行为策略。关于抑郁症的认知策略和行为实验的主要方法与第七、第八、第九章概述的标准和方法基本相同，因此，本章在此基础之上，将聚焦对活动和问题解决的干预，这种干预是治疗抑郁症的特定策略。

治疗过程

使用 CBT 治疗抑郁症时通常包含以下过程，当然，对于特殊的来访者要因人而异，适当修改。例如，重度抑郁症患者可能需要使用更多的行为治疗策略，尤其是在治疗早期。

1. 确定来访者最初的目标问题清单（一个具体问题的清单，而不是像"抑郁"之类的一般性描述；一个问题清单可以包含如"睡眠不好""婚姻关系紧张""活动缺乏乐趣"等条目）。

2.建立程式，向来访者介绍认知模式以及如何将其用于处理他的问题（如第四章所述）。

3.通过行为治疗或简单的认知策略，努力减轻来访者症状。尽快引入复发处理的训练。

4.治疗工作的重心通常是通过思维记录、讨论和行为实验来识别和检验来访者对问题的认知。

5.在治疗结束时，有必要识别和修正来访者无益的假设或核心信念，以降低复发的风险。

CBT 治疗抑郁症包含的要素

CBT 治疗抑郁症通常包含以下要素：

- 基本行为策略，包括活动安排和渐进式任务分配。
- 早期认知策略，包括分心和想法计数。
- 主要认知行为任务：监控和检验负性自动思维。
- 复发处理，包括修正不良的假设、核心信念以及早期应对策略（关于更基础的信念系统的使用，请参见第十七章及以图式为中心的治疗的内容）。

贝克等人（Beck et al., 1979）主张治疗过程应持续 15—20 次，前几次治疗频率约为一周两次。很多临床治疗将其修改为每周一次，同时也减少了治疗的总次数。临床经验表明，该治疗方案已经足够完备，且可以承受这样的修改，但值得考虑的是，在特殊案例中进行这种频率的治疗是否可行。

活动安排

活动安排是 CBT 治疗抑郁症时使用的核心治疗技术之一（Beck et al., 1979）。它基于图 12-1 所示"活动减少"的恶性循环这一思想，即情绪低落的一个维持因素就是在情绪低落时活动也随之减少，进而导致乐趣和成就感降低，从而又维持了低落情绪。活动安排源于一种基本行为理念，即人们需要调动活动的积极性，随后这种行为理念又进一步发展成一种复杂的认知策略。事实上，目前的理论倾向于将活动日程安排作为行为实验的一种特殊形式（见第九章；Fennell et al., 2004）。

一、每周活动一览表

每周活动一览表（WAS）是进行活动监控和管理的基本工具，见表 12-1。它基本上是一个简单的时间表格，表格纵向靠边一栏是一天中的时刻，表格横向顶部一栏是一周中的每一天，以便于每天的每个小时都有格子进行记录。下面所示的表格，适用于大部分来访者，但是在某些情况下需要对表格进行调整，例如，一个严重早醒的来访者，其表格就可能需要从早上4点而不是6点开始填写。还要注意的是，如果你正在制作每周活动一览表的模板，那么最好是：

（1）做一张比这个大很多的表，以便有更多空白供来访者填写（通常一张 A4 纸或信纸就足够了）；

（2）空出填写"周几"的那一栏，例如，你在周三接待的来访者，那么在当天或第二天把表格上"周几"那一列填写恰当后，就可以开始做记录了。

表 12-1　每周活动一览表（WAS）

时刻	一周中的每一天						
	周三	周四	周五	周六	周日	周一	周二
6:00—7:00							
7:00—8:00							
8:00—9:00							

续表

时刻	一周中的每一天						
	周三	周四	周五	周六	周日	周一	周二
9:00—10:00							
10:00—11:00							
11:00—12:00							
12:00—13:00							
13:00—14:00							
14:00—15:00							
15:00—16:00							
16:00—17:00							
17:00—18:00							
18:00—19:00							
19:00—20:00							
20:00—21:00							
21:00—22:00							
22:00—23:00							
23:00—24:00							
24:00—1:00							

二、每周活动一览表的使用

活动记录的第一阶段是将每周活动一览表作为自我监测的工具，收集有关来访者活动的资料。同第九章中描述的两种行为实验方法一样，这些资料有两种用途：

● 每周活动一览表可用于探索发现，需要找出来访者发生了什么、来访者如何度过时间以及哪些行为能够给他带来满足感或成就感（见下文）。

● 每周活动一览表也可用于假设检验。例如，有一位来访者，他的消极想法导致他认为自己的努力是"无用的"或者"可悲的"，对于这样的来访者，每周活动一览表可以更准确地记录下他真正在做的事情，以检验他认为自己"是无用的"这一信念。

　　无论哪种情况，指导来访者运用每周活动一览表时都应注意以下几点：

　　● 在每个整点或最接近整点的时候完成记录（以避免因晚些时候再记而受到负面记忆偏向的影响）。

　　● 每小时的填写内容应包含：

　　（a）简要说明你如何度过这一个小时；

　　（b）两个数字，在前面分别标注好 P（愉悦感）和 A（成就感）。

　　● 使用一个数字来表示一段时间中你对所做的事情感到的愉快程度（愉悦感），使用另一个数字来表示你觉得你做成的事难度有多大（成就感）。这些数字可以是从 0（完全没有感觉）到 10（最强体验）的任何数字。因此，P1 意味着它只是稍微令人愉快，P8 就意味着它令人非常愉快。在评价你的愉悦感和成就感时，记得用你当前的活动水平作为标准。当你感觉很好时，起床穿衣可能不会获得很大的成就感（可能仅是 A0 或者 A1）；但当你情绪低落时，做这件事可能会获得很大的成就感（有时甚至可能达到 A8 或 A9）。

　　● 请注意，"P"和"A"不一定同时出现。有些活动让你感到愉快，但不一定能获得成就感（例如，吃一块巧克力）；有些活动能获得成就感，但却不一定让你感到愉快（例如，做家务）；有些活动则能两全其美（例如，参加你原本不太喜欢的社交活动，但最后你却很喜欢它）。

　　自贝克为评价每周活动一览表而制定初版指南以来，已经证实目标感和愉悦感在提升情绪方面都有重要意义，且目标感更胜一筹（Lejuez, Hopko, Acierno, Daughters & Pagoto, 2001；Lejuez, Hopko & Hopko, 2011），我们建议两者都要考虑到。

　　表 12-2 给出了每周活动一览表的一部分内容。

表 12-2　　每周活动一览表实例

时刻	周一	周二	……
7:00—8:00	起床，打扮 P0 A5 目标感 2		
8:00—9:00	为孩子做早餐，送孩子上学 P1 A6 目标感 8		
9:00—10:00	遛狗 P3 A4 目标感 6		

三、用每周活动一览表做记录

当完整的每周活动一览表呈现出来时，你和来访者应着重关注三个主要问题。

首先，你能更好地了解来访者的积极性如何。有时它能显示出来访者做的活动比自己最初预期的要多，甚至可能是超额完成。反之，记录也能显示出来访者的确做得很少（在这种情况下，随后增加活动将是有益的）。

其次，记录可以帮助你了解哪些活动能够给来访者带来些许成就感、目标感和愉悦感。当你开始考虑到要有所改变时，就有必要增加这些活动了。

最后，你可以使用这些信息来助推改变。记录中有什么东西需要改变？除了情绪低落，来访者长时间无所事事吗？来访者是否做了很多必须要做的家务，但很少做让他感到愉快的活动？是否有活动能给他带来哪怕只是一点儿的快乐，或对他的心情有一点儿改善，又或者有什么事他可以多做一些呢？

除了这些特定活动的观察报告，每周活动一览表还为你和来访者观察负性自动思维及表象提供了一个绝佳的"实验室"，以帮助你们关注认知、行为之间是如何相互影响的，并以此鼓励来访者在行动中注意这些认知（例如，阻碍活动的负性自动思维），并通过讨论或行为实验克服它们带来的障碍。例如，当某些类似"我不喜欢它"或者"我只会把事情搞糟"的预期阻碍了你的来访者完成某件特殊的任务时，你就可以设计一次行为实验来检验这些思维的真实性。

玛丽亚的每周活动一览表显示，她的生活被繁忙的活动占据，几乎所有的活动都是需要做但没什么成就感的家务，接着就发生了她所谓的"彻底崩溃"，这时她只能两眼无神地坐着（经常沉思自己有多没用）。这样的监测帮助她和治疗师明确了两点：（a）她需要寻找一些让她感到愉快或享受的活动；（b）虽然经常做家务，但她觉得这种活动没有意义，随后仍觉得自己"没用"。

四、用每周活动一览表作为计划工具

下一步是你和来访者用所学知识来计划将来的活动。通过活动改善情绪有三种常见的方法。

1. 如果情绪低落，要提高活动的整体水平。

2. 要重点关注能给来访者带来愉悦感、目标感和成就感的事情。如果目前没有任何事情能给来访者带来快乐，就要考虑来访者过去比较喜欢什么，然后制订重拾那些活动的计划。

3. 活动一览表可以通过行为实验的方式去检验有关活动的负面认知。例如，用每周活动一览表去检验和评估愉悦感、目标感和成就感，帮助来访者减轻"全或无"的思想——容易把成就感视为完全的成功或彻底的失败。

在这个阶段，每周活动一览表不只是简单地监测来访者想做的事，也可用作增加活动的时间计划表，特别是增加那些可以带来愉悦感和成就感的活动。需要多少细节，以及计划多少目标活动取决于来访者的自身实际情况。一般来说，来访者抑郁程度越重，计划就要越详细，初级目标也应定得低一些。在早期，你可能需要密切参与计划，之后更多时候可以由来访者独立完成。

玛丽亚同意和她的治疗师一起制订一项活动计划（见表12-3），该计划依然列出了做必要家务的时间，但也开始为她以前喜欢的活动留出一些时间，比如，在DVD播放机上看电影。对她而言，一项重要但又艰难的事情是重新建立社会联结。虽然她大体上是一个善于交际、喜欢与他人接触的人，但在多年的抑郁之后，她几乎彻底地社会性退缩了。

表 12-3 玛丽亚的活动计划摘录

时刻	周一	周二
……	……	……
19:00—20:00	做晚饭并就餐：选择做一份我以前很喜欢的快餐	
20:00—21:00	叫上妹妹一起出去散步，聊天叙旧	
21:00—23:00	看电影：选一张我想看的光碟	
……	……	

五、渐进任务分配

活动计划最佳的基本原则是"渐进任务"。换句话说，就是要逐步增加活动，而不是从很少活动或没有活动，突然转变为非常繁忙地活动。由于抑郁症患者对任何可能的失败都非常敏感，要求来访者完成过于冒险的任务，往往会适得其反。如果他没有完成任务，就可能认为自己很失败，甚至心灰意冷。通常来说，最好先制定一个较小且易于完成的任务。例如，在因为难以集中注意力而放弃阅读之后，来访者想重新开始阅读，那么直到下周他都不太可能读完整部小说。最好商定一个他认为能够实现的目标，比如，只是读一页小说（但要确保这一目标不能小到让来访者认为没有意义）。

为了鼓励你的来访者参与一项看似绝对有风险和挑战的活动，你需要先向他讲述原理。先明确起点（来访者当前所做的）和终点（确保这是真实可行的）。随后，一起建立一系列能关联二者的可操作性步骤。原则是进行其中一个步骤时要使来访者有点儿吃力，但又不能压力太大。在商定下一个步骤时，应该这样问："既然你可以完成刚才的步骤，那就说明你有了长进，你觉得现在可以做什么？"接着你需要为执行这一步骤做计划（如果可以，先在脑海中预演或者亲自试试），并准备好问题排除和应急预案，这样你才有把握让来访者得到充分的体验。

尽管玛丽亚想返回社会关系中，但她非常担心自己处理不好这一问题，以及如果她试着和他人取得联系，他们会作何反应。因此，她与咨询师商定了一项循序渐进的方案，第一步是给她妹妹打一个简短的电话（她与妹妹仍有一些联系）；然后努力接近那些没有联系的朋友，并试着安排和他们见面。她得到了众多积极反馈，只有一个老相识没有对玛丽亚的接近做出积极的回应。会谈中的讨论使她能够理性地看待这件事情。

六、锻炼

越来越多的证据表明，合理且高水平的体育锻炼（大约每周三次，每次 45 分钟到 1 小时）对抑郁症的治疗有很大的益处，有研究发现其效果相当于抗抑郁药（Greist & Klein, 1985; Martinsen et al., 1985）。最新的英国国家卫生与临床优化研究所（NICE）指南（2009）提出了一项建议，即将结构化的体育活动作为低强度的干预，在"持续性的阈下抑郁或轻中度抑郁"人群中使用，并提出此类活动应当：

- 在专业人员的帮助下，分组进行；
- 通常每周 3 次，持续时间适中（45—60 分钟），一个疗程 12 周。

因此，有必要鼓励来访者将体育锻炼纳入活动计划中（见第十章），特别是因为锻炼经常能使人体验到目标感和愉悦感。根据我们的经验，相比于某些需要动脑思考的 CBT 干预方法，一些来访者在治疗初期更容易参与到体育活动中。例如，某些青少年或有学习障碍的人可能更容易进行体育锻炼，并通过这种方式参与认知行为治疗。

活动安排中常见的问题

一、缺乏乐趣

有三件事很重要。第一，认识到在抑郁症的早期治疗阶段，来访者不太可能像患抑郁症以前那样享受他所做的事。第二，要给来访者打好预防针，即最初他们可能不得不强迫自己做一些没有什么乐趣的事情，但是坚持起码会给来访者带来一些成就感，最终会感到快乐。第三，告诉他们快乐是一个连续区间，并非绝对的有或无。我们希望来访者寻找到逐渐增加的愉快感，而不是瞬间的充分享受。

二、标准过高

让来访者认识到成就并不一定要达到获得诺贝尔奖这个程度才有意义，这一点也非常重要。让来访者花 10 分钟整理一个杂乱的厨房抽屉，他就可以感到今天做了一件有用的事情，与此同时就可能会产生比较大的成就感。重要的是鼓励来访者用符合实际的标准来评价自己的任务和活动。在他状态良好时很容易做到的事情，可能会在他抑郁发作时变得难以完成（因此需要更高的成就感分数）。

三、计划模糊

活动计划最好是具体的。换句话说，尽量帮助来访者将一些模糊的目标，比如"我必须做得更多"，转变成在具体时间做具体的事情，比如，"星期三早上去买生日贺卡"。如果一个目标是模糊的（"我必须做得更多"），抑郁的人很容易降低成就感或"改变目标"："我什么都没做，我在城里买了一些东西。那又怎样？任何人都能做到这一点。"如果购买生日贺卡被设定为一项特定的任务，那么毫无疑问，实现这个特定目标使来访者难以忽视它。

渐进任务分配的常见问题

一、过于激进，时间要求过紧

来访者同意采取激进步骤的情况并不罕见。这可能是因为他们对自己期望过高，又或是因为他们想借此来取悦治疗师，再或是因为两极化思维使他们步入极端。如果来访者没能完成任务，他们将体验到一种挫败感。但如果为了完成任务付出了情感或身体上的巨大代价，那么他们体验到的则是失望。

要让来访者弄清楚他们可以持续开展的且你也认可的活动有哪些。如果他们因太过激进而遭受了挫折，要抓住这个机会对复发处理的行为准则进行修订，并让来访者从失误中汲取教训。

二、过于谨慎，步骤过于简单

有时候可能是来访者的谨慎阻碍了任务的开展。如果你的来访者属于回避型人格，那么至关重要的是不要让他太过于谨慎。如果你和来访者不确定他们的能力如何，那就设计一个行为实验，并制定充分的应急预案来应对可能出现的冒险行为。通过这种方式，你可以鼓励胆怯的来访者冒险（实际上是安全的），同时更多地了解他的能力。

雅各布森的分解研究和行为激活法

为了避免人们对于使用活动安排和行为疗法治疗抑郁症的价值产生怀疑，雅各布森等人（Jacobson et al., 1996）进行了一项有趣的研究。在这项研究中，雅各布森等人在"分解"经典的贝克疗法的基础上，对 CBT 治疗抑郁症的三种版本进行了比较。第一种是正规的贝克疗法，与其他两种"精简"版形成对比；第二种是治疗师只使用 CBT 的行为治疗部分（包括活动安排）；第三种是治疗师使用行为和认知疗法两个部分，但仅在无意识思维水平上进行，并没有直接针对假设或核心信念。他们发现三种治疗方法取得了相似的结果，在消极认知变化的测量方面也得到了相似的结果。一个可能的结论是，不同的方法可以通过不同的途径最终导致认知和情感变化上相同的结果。根据这个研究，雅各布森的同事们将他们的行为疗法精心编制成治疗抑郁症的新方法，并将其称为"行为激活法"（见第十七章）。

抑郁症的认知策略

经典的 CBT 对抑郁症的治疗包括两个认知加工阶段。在第一阶段中，使用简单的策略减少负面认知对情绪的影响，从而减轻来访者的症状（次要目的是提供证据证明思维和表象影响情绪的过程）。在第二阶段中，将更加直接地处理无益认知，以帮助来访者更仔细地思考这些思维，并且，如果可以的话，还可以运用本书前面章节提到的方法（寻找替代法，找到依据，制定行为实验等）来找出可替代的观点。

早期认知策略

使用这些策略的目的是分散来访者对负面认知的注意，或改变对负面认知的态度。例如，反刍在抑郁症中是一个强大的认知过程，它会加重抑郁症状，而简单的分心干预（见第八章）已经被证明可以减少抑郁症中的反刍（Nolen-Hoeksema，1991）。这种干预策略和其他一些练习都可以用于帮助来访者改变负性自动思维和消极意象。其目的是让来访者与这些思维保持一定的距离，而不是被它们"吞噬"，让来访者认识到它们"只是想法"或"只是想象"，而不是公认的关于自己或世界的真理。想法计数是很有用的——不给予想法任何其他的关注，只是数一数，带着那种数一数身旁有多少只鸽子的态度："这有一只……另一只……哦，那儿还有一只！"用一个比喻来形容这种方法，就是把思想流想象成一个相当肮脏并被污染了的河流，同时还伴随着污水和各种垃圾。最初，来访者落入河中被河水席卷，并被各种垃圾所包围。新的想法就像来访者从河中爬上了岸，一切都过去了；垃圾仍然在那里，但它可能很少会影响到他。这类似于第十七章中介绍的正念疗法。

主要的认知策略

使用 CBT 治疗抑郁症的主要过程将采用第八章和第九章中论述的方法。根据治疗阶段和来访者对治疗的反应，疗程将包括以下内容：

● 识别无益认知，自我监测、记录思维、记录治疗期间的情绪变化等；
● 口头讨论这些认知，检验其正确性和有用性；

- 确定现实的替代方案；
- 使用行为实验收集证据，这将有助于来访者检验负性认知和新的可替代认知的可能性。

艾伦学会利用注意分散法来"控制"消极想法之后，他的情绪就稳定了，睡眠质量也得到了改善，焦虑也减轻了。他仍然抑郁，但他现在能更好地参与治疗。最初的活动安排也帮助他重新变得活跃起来，更有掌控感和目的性。仅这一点就帮助他打破了自己不会再感到快乐的预测。接着，他开始对思维和表象做记录，在治疗师的帮助下识别并处理了一些认知偏见。由于他的情绪正在改善，并且由于他得到了治疗师良好的指导，他很快发现自己能从烦人的想法和表象中抽离出来，以不同的方式看待它们。他可以通过分散注意力来应对侵扰，并开始反驳自己许多抑郁性的想法。"我现在意识到我为这份感情付出了很多，她的要求并不合理——我和朋友聊过了，他们很早之前就看到了这一点。"然后，他认为自己配不上恋人的想法很快就消散了。此时一个更难替代的负性自动思维出现了：他无法相信自己对人际关系的直觉，因为他完全看错了自己的前任。他通过做记录盘点了自己对人际关系的正确直觉，这让他开始消除自我怀疑。

药物治疗

当然，CBT不是治疗抑郁症的唯一有效方法，尤其是对于很多患有抑郁症的来访者，抗抑郁药物是很有用的。与抗焦虑药物相比，目前大家较少在意抗抑郁药物的依赖性和戒除，并且药物治疗和心理治疗之间没有冲突。事实上，有证据表明，患有重度抑郁症的来访者采用两种方法结合治疗的效果要好于单独一种（Thase et al., 1997）。

处理自杀倾向

抑郁症来访者的自杀风险不应该被高估——绝大多数抑郁症来访者不会自杀——但显然需要对其监视并认真对待这个问题，你应该对有自杀意念的任何迹象做出反应，即使有时这意味着要打破保密协议。出于这个原因，你应该在治疗开始时就要明确，如果你认为你的来访者对自己（或他人）构成风险，你有法律义务要打破保密约定。不要延迟告诉来访者这些信息。如果你在开始治疗时公开你的道德义务，就不太可能破坏你们的治疗关系。

专家达成的共识是，自杀的风险因素应包括以下几点（Peruzzi & Bongar，1999）：

- 强烈的自杀意念，甚至有自杀计划；
- 有自杀未遂史或家族自杀史；
- 先前医学检查的结果很严重；
- 彻底绝望；
- 渴望死亡；
- 近期有过丧失或解离；
- 过度饮酒。

我们在之前提到过，以"闪进"形式出现的自杀意象也会增加自杀风险。

一、对有自杀倾向的来访者的管理

你需要有一个基本的管理方案，以便你可以安全地继续进行认知疗法。这一方案的要点可能包括：

- 确保来访者有人监护或者在需要时能立即得到他人的帮助。
- 采取措施让来访者本人或他人撤走容易获得的自杀工具（如潜在的毒性药物、毒药、绳索、枪、车钥匙等）。

● 建立发生自杀危机时的管理方案。例如，安排来访者联系自己的朋友或家人，或联系危机小组人员。确保该管理方案是具体而明确的，可以让来访者随身携带一份书面复印件。

● 努力建立治疗关系，以便来访者觉得你是值得信赖的人，可以理解他并能提供可信的希望。

● 试想，如果来访者同意推迟自杀，这样就可以拖延一定的时间（比如，在你们下次见面之前不会实施自杀）。

● 利用治疗的各个方面来"拖延时间"直到危机过去。例如，鼓励来访者参与治疗，使他对治疗的进展保持好奇，在治疗结束时为下次治疗"搭建桥梁"（"这很有趣，我们下次再探讨这个问题吧"）。

二、探究和处理自杀的原因

重要的是给来访者提供谈论自杀想法的空间，做到共情且不带主观感情色彩地谈论这个话题，这样可以使来访者清楚地知道你理解他，而且使他明白自杀并不是禁忌话题。询问来访者关于自杀的想法，并不会加大自杀的可能性，且公开谈论反而让你有机会阻止自杀的发生。这一讨论将包括以下几个重要方面：

● 探究想法和意象，留意"闪进"的自杀意象，它会增加自杀风险。

● 探究来访者自杀的原因——其原因主要有两类：

（a）摆脱无法忍受的生活、抑郁（例如："我坚持不下去了，这是唯一的出路"），这可能是自杀最常见的原因，也是最危险的；

（b）解决外部问题（如维持关系、报复或得到关心）。

● 让来访者罗列生存理由和死亡理由，包括过去活着的理由，这对将来可能仍然有用。

● 探索导致绝望的信念，并引导来访者发现与那些信念不一致的信息。

● 迅速地解决很容易被解决的问题，以减少绝望——增加现实的希望在自杀应对中至关重要；

● 解决"现实生活"中导致绝望的问题（见下文）。

结构化的问题解决

有证据表明，抑郁症来访者在解决社会问题方面存在缺陷，教授结构化的问题解决方法对抑郁症来访者来说是一种有效的治疗方法（例如：参见 Nezu et al., 1989; Mynors-Wallis et al., 1997; Mynors-Wallis et al., 2000）。如果来访者的程式中包含了如图 12-1 所示的无法处理或令人绝望的维持循环过程，这种方式可能会尤为有益，且对处理上述的自杀意念也很有帮助。

来访者解决问题需遵循的主要步骤如下：

● 确定他希望解决的问题，重要的是弄清楚问题的本质。例如，不仅是"我的婚姻存在问题"，而且要表述得更准确、具体，如"我和妻子在一起交流不够"或"我们从未有时间一起出去"。

● 进行头脑风暴，想出解决这个问题的多种办法。这一阶段可能会很困难，尤其是对于那些长期存续的问题。来访者对于提出的每一个解决方法都可能会立即否决："那样不可行"或者"我试过了"。为了克服这一点，从"头脑风暴"开始可能是有帮助的，换言之，让来访者试图想出尽可能多的办法，而不是在这个阶段考虑这些办法是否有用、合理或可行。无论它们看起来如何疯狂或不切实际，其目的只是抛砖引玉。原则是记下可以作为解决方案的所有方法，无论它是多么愚蠢。这样做的原因是，即使是疯狂的解决办法也可能会引发其他有用的想法。对于病情更严重的抑郁症来访者，如果他完全不能思考，那么治疗师提出一些建议将会有所帮助。

● 列出可行的解决方案后，找出哪种方案或者哪几种方案的结合是最优选择。同样，最好对这个过程进行结构化，这样来访者能仔细考虑每一个可能的解决方案，而不会过早地否决其中任何一个。明显不能接受的解决方案应立即放弃。

● 权衡解决方案。系统地考虑每种方案的利弊，并且要同时从长期和短期两方面来考虑。选出最可行的解决方案，列出它的优点和不足。然后分析下一个方案，接着以此类推。使用这种利弊清单，挑选和排出最好的几个解决方案的顺序。

- 挑选出综合考虑最有利的解决方案。这里可能出现两个问题。第一，可能没有总体不错的解决方案：所有方案中的消极因素都多于积极因素。如果是这种情况，并且你已经认真考虑过所有可能的解决方案，那么来访者需要接受这个事实：只能选择危害最小的那个方案——它也许不是很好，但仍比其他方案要好。第二，你可能会发现，当你检查清单时，所有的方案都差不多，来访者也不知道哪种方案更好。如果是这样，那么只需随机选取一种去尝试。有时这个过程会让来访者意识到他其实更偏爱某种解决方案，因为他发现选出的那个解决方案正是自己所希望的。

- 一旦确定了解决方案，就使用"小步骤"原则。与往常一样，小步骤通常比大的跨越更好，因为它们更可能取得成功，从而带给来访者希望。请来访者考虑执行他的首选方案时第一步要做什么。例如，如果他决定解决找一份新工作这个问题，第一步可能是购买当地的报纸，看看目前有哪些工作可供选择。比起想象找到一份新工作的全部过程，完成第一步可能要容易得多。解决问题需要一步一步慢慢来。

- 将解决方案的第一步付诸实践，并回顾进展情况。这种解决方案是沿着正确的方向进行的吗？如果不是，原因是什么？是否需要根据所发生的情况修改最初的计划？即使解决方案看上去很好，但在实践中也可能行不通。如果发生这种情况不要着急。通过尝试，来访者可能已经学会了一些有用的东西，这能够帮助他找到一种更好的解决方案。如果当他试图将方案付诸实践时出现了一些重大问题，你要把它看作一个新的问题。然后重新开始整个过程以便你可以尽早找到解决问题的方案。

- 继续此过程直到问题解决，或者没有可行的解决方案。你可以在识别问题、寻找解决方案和执行方案这几个步骤之间循环往复，直到问题得到改善。当然，有些问题可能没有任何切实可行的解决办法，但要注意不要过早地下结论。如果确实没有解决方案，那么你可能需要回到认知策略的阶段，帮助来访者找到不同的应对方式。

治疗抑郁症来访者时的潜在问题

一、抑郁症的本质

很明显但也必须记住的一点是：抑郁症来访者往往思想消极、缺乏活力，对改变的可能性也不抱希望。抑郁症会导致"抑郁环境"，例如：来访者的抑郁症导致他失去了工作，或导致婚姻关系紧张，从而维持了他的低落情绪。因此，做好心理准备，你可能会发现自己很难再激发来访者的兴趣，他们可能很难采取任何行动，对每一种建议他们都会说"这么做肯定没用"，并在每次遇到真实的挫折或想象中的"挫折"时试图放弃努力。

在治疗抑郁症的过程中，治疗师也可能遇到困难。你可能会发现自己受来访者悲观主义情绪的"感染"，默默地认为他是对的，事情确实和他想的一样糟糕。当然，他的观点可能是正确的，但你应该注意，不要在没有足够证据的情况下轻易接受它。尽管有时候来访者可能面临着真正的困难，并且至少他的某些消极想法是正确的，但通常仍会有可质疑之处。情况也许是很糟糕的，但通常不会坏到所有人都和来访者有相同的感觉，所以可替代的观点一定有存在的空间。同样重要的是，不要让来访者觉得你不信任他，对他没有感情和耐心。来访者需要知道，在你努力帮助他找到去往的方向之前，你已经知道他从哪里来。在治疗慢性和重度抑郁症来访者时，解决这些问题可能更加困难，参见莫里和加兰德（Moore & Garland，2003）对这项工作做出的一些有用的指导。

二、绝望与"是的，但是……"

正如我们刚刚提到的，严重的抑郁症来访者不可避免地会把生活中的消极想法带到治疗中去。他们对改变不抱希望，容易对治疗产生消极想法。当你尝试帮助他们拓展思维的时候，他们的反应通常是"是的，但是……"。作为一个治疗师，重要的是不要过于受这种思维方式的影响，要保持（真正意义上的）乐观，并懂得来访者对于治疗的反应是他抑郁症的体现。正如本章前面所述，渐进任务分配是取得较小成功的很好的方法，它有助于来访者建立信心。行为实验也是一种很好的方法，通过它可以很好地将口头讨论付诸实践，这样，新的思维方式不只具有模糊的理论可能性，还能在实践中得到检验。诸如"是的，但是……"这样的表述有时反映了一些极其顽固的基本信念，因此运用第十七章的图式聚焦策略可能会有所帮助。

三、速度缓慢

抑郁症来访者的思维和行为可能会比较缓慢，即使他们不缓慢，疗程的节奏和治疗初期的改变速度也可能很慢。你要对此有所准备并与之相适应，但不要因此而气馁。使用一些诸如贝克抑郁量表（BDI，详见第五章）的方法来监测进展情况，也可能有助于取得一些小但相对稳定的变化。

四、治疗中的反馈

如第十一章所述，要求来访者向你提供会谈的反馈是 CBT 的标准部分。无论如何，鼓励抑郁症来访者公开这样做是非常重要的，因为来访者的消极偏见很有可能使你的话语和行为被曲解为对他的批评和排斥。出于同样的原因，如果在会谈期间来访者出现了明显的情绪低落，这时应该给予关注和询问："当这种情况发生时，你心里在想些什么？"

五、复发

我们之前提到过，复发是抑郁症的典型问题，据估计，多达 50% 的抑郁症来访者会在"成功"治疗结束之后的两年时间内复发。因此，制定复发处理方案（见第六章）尤为重要。或许还可以考虑提供低强度的"持续"治疗来帮助来访者维持和巩固治疗成果，这种方法已被证明对某些来访者有效（Vittengl, Clark & Jarret, 2010）。

总　结

抑郁症来访者认知的主要特征是"认知三角"，包括对自己、世界和未来的负性思维，他们倾向于用负面偏见来感知、解释和回忆事件。

治疗抑郁症的 CBT 的主要成分包括：

- 行为策略，如活动安排；
- 早期消极认知的应对策略，如分心；
- 通过探讨和行为实验来检验负性认知，这是主要的认知工作；
- 复发处理，包括在功能失调性假设和核心信念上开展工作。

每周活动一览表是一个很有用的工具，可用于监测抑郁症常见的缺乏活动的情况，并有利于之后恢复工作的开展，此外它还能提供关于负面思维的有用信息。

自杀想法是抑郁症的一个不寻常的挑战，需要与来访者坦诚相待和认真处理。

让问题解决的过程结构化，这在真诚地帮助来访者处理负面处境上很有用。

学习和练习

这些学习和练习资料可从配套网站下载。

回顾和反思

治疗师有时发现与严重的抑郁症来访者一起工作很有挑战性。你自己对和沮丧的来访者一起工作有什么反应？什么想法或信仰会影响你的工作？当你和一个可能有自杀倾向的人一起工作时，你的反应是什么——你在这里学到了什么可能对你有帮助的东西吗？

虽然普通情绪低落和临床抑郁症之间有明显的区别，但我们大多数人都有情绪低落的经历，抑郁症的高患病率意味着本书的一些读者也会有这种经历。想想你自己情绪低落或抑郁的经历，对你来说，什么样的思想和行为变化表现最为明显呢？它们与本章的大纲吻合吗？它们有什么不同吗？如果有，是什么？

一些治疗师倾向于不使用活动计划来治疗抑郁症，认为这是"认知不足"

或"过于简单"。你对它的价值有什么看法？对抑郁的来访者使用它可能有什么好处？

作为一名治疗师，你有没有发现自己被来访者的抑郁症"感染"了，也就是说，你会确信事情和来访者想象的一样糟糕吗？这对治疗有什么影响？

进一步探讨

如果你以前没有经常使用活动安排或问题解决，你可以制订什么计划来与下一个合适的来访者试用它？你将如何评估它对这个来访者的有效性？

如果你没有经常向沮丧的来访者询问表象和想法，那就试试吧。看看会发生什么，看看它如何影响你的程式，并观察它可能对你的沟通和治疗关系产生的影响。

你能做什么不同的事情，或者你需要什么样的思考来防止未来的"抑郁感染"？

试着在每次会议结束时，向每个来访者征求反馈意见，看看会出现什么问题。你从沮丧的来访者那里得到什么样的反馈？有什么共同的主题吗？你能从这件事中学到什么？

第十三章
焦虑症

引　言

1985 年，贝克和他的同事出版了第一本针对焦虑症的 CBT 治疗手册，这是认知行为疗法发展过程中一个振奋人心的里程碑。它预示着一场革命的开始，并逐渐将 CBT 应用于更广泛的问题中。

认知行为疗法已被广泛应用于焦虑症的治疗之中（占美国人口的 13.3%，NIMH，2001），其疗效也获得了令人信服的证据（例如：参见 Clark & Beck，1988；Heimberg，2002）。

焦虑反应

焦虑是应对威胁时的一种正常的且必要的反应，认识到这一点很重要。当我们感知到危险时，体内会迅速产生神经化学物质，促使我们对危险情况做出反应。典型的反应是"斗争"（直接挑战恐惧）或"逃离"（逃避或避免恐惧），"僵住"（在身体或思想上无法动弹）是第三种可能的反应。当面对可感知到的威胁时，我们将感到恐惧，同时身心也会做好应对准备。脑海中会考虑最坏的情况，身体则在做应对的准备：呼吸急促以提供更多的氧气；心跳加快并将富含氧气的血液输送给关键的肌肉；汗腺变得活跃以使身体降温；皮肤中的血液转移至别处，这可能导致面色苍白和不舒服的感觉。

第四章提到，焦虑反应涉及情感、认知、生理和行为四个系统。同时，这种相当复杂的反应每天都在迅速而有效地发生着。

一位母亲站在路边，她的小儿子紧挨着她。一辆公共汽车正向他们驶来。这位母亲脑海中闪现出这样一个画面：他的儿子冲到马路中央就要被公共汽车撞倒。她感到恐惧，肾上腺素上升，也开始变得紧张、集中注意力并准备行动。她迅速拉住儿子的手臂，使他靠近自己，以确保车开过时他们是安全的，尽管她的小儿子不太愿意这样做。

因此，焦虑反应是正常的且多半是无意识的过程，它经常出现在我们的身上并保护着我们。只有当正常反应被过分夸大，或在没有真正威胁却出现焦虑反应的情况下，焦虑才会成为问题。

莎莉脑海中经常会有她的孩子在街上受伤的画面和想法。一天中，她有好几次都会对此感到紧张。因此，她从不让他们单独外出，总是亲自驾车带他们去所有地方。

杰夫曾遭受过一次惊恐发作的折磨，现在他生活在焦虑和恐惧中，生怕再次发作。为了减少这种可能性，他试图控制呼吸以避免过度换气，缓慢行动以避免头晕，并且他竭力避开那些他预测会有压力的情景。他的生活因此受到了很大的限制。

在以上的例子中，夸大恐惧或高估危险导致个体认为必须采取强有力的措施来减轻恐惧。因此，他们都患上了焦虑症。重要的是，来访者认为他们的焦虑反应是正常的，实际上它是被过分夸大了，并且对来访者产生了消极影响。治疗的目的不是消除焦虑反应，而是让来访者学会如何应对它，使它可以服务而不是阻碍个体。

有时，产生病理性恐惧是因为高估了风险，例如：

- 如果我不检查厨房设备，有些东西可能会过热，房子就会着火。
- 飞机真的可能会坠毁。
- 我会被抢劫的。
- 我可能感染了艾滋病病毒。

有时，产生病理性恐惧是因为低估了应对能力，例如：

- 如果房子被烧毁了，我将无法忍受因自己的愚蠢而让家人无家可归的耻辱。
- 一想到要离开家人，我就受不了了——孩子们怎么办？
- 如果我被袭击了，这会让我回忆起十几岁时被性侵的情景——我无法忍受关于这一创伤性记忆的再一次闪回。
- 如果我感染了艾滋病病毒，我无法忍受自己，因为我会传染给我的爱人。

有时两种原因会出现在同一个人身上，所以在你的评估中一定要检查这一点。

个体对事件的解释决定了他的反应，因此，在本章中，你会注意到一个术语的使用，即"感知到的危险"或"感知到的威胁"。这意味着，两个人在其他条件完全相同的情况下，会因自己的预期后果不同而作出不同的反应。

两位音乐家正在等待音乐会开幕。第一位音乐家感到紧张，心跳加速，她认为这是不好的迹象。她充满了恐惧：她害怕自己会犯错，或观众会怀有敌意。这会进一步降低她的自信心。

另一位音乐家感到紧张，心跳加速，但他认为这给他带来了表演所必需的能量。他期待着表演的机会，期待着一次愉快的经历。因此，在相同的情况下，第一个音乐家很焦虑，并把她的反应解释为一件坏事，而第二个音乐家很兴奋，并认为他的身体反应是有益的。

焦虑和焦虑症的特征

通常情况下，处理焦虑是一个自然而然得出结论的线性过程：诱发物→感知到威胁→焦虑反应→成功应对反应→焦虑消退。

例如：

司机看到一个孩子跑到汽车前面→产生肾上腺素→司机迅速集中注意力及时刹车和转向→焦虑消退。

学生即将应考→产生肾上腺素→集中精神、提高能量水平有效地学习→焦虑消退。

然而，焦虑症表现为一个循环的过程（见图 13-1），其中认知与行为反应起到维持或加重焦虑的作用。

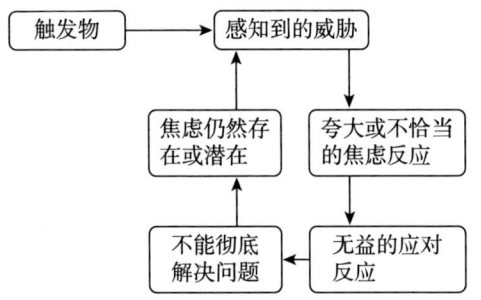

图 13-1　问题焦虑的循环

例如：

患有焦虑症的司机认为自己看到一个孩子即将撞上他的汽车→他高度焦虑，身体紧张且无法正常思考→他突然转向以避开一个实际上不在路上的孩子，并因危险驾驶被另一位驾驶者斥责→这证实了驾驶是危险的，他仍然是一个高度焦虑的司机。

一个患有焦虑症的学生得知口试评估即将到来→她觉得很恐怖并经历着高度焦虑→她的思维过度集中在考试上，她很紧张以致不能有效地学习→她在考试中表现不佳，这促使她认为自己没有能力，她仍然是一个高度焦虑的学生。

"最糟糕"的恐惧维持循环可能是"对恐惧本身的恐惧"，在这种情况下，焦虑的经历变得有害，因此在最后的促发因素消退很久以后，焦虑才会消退。

罗杰认为他经历了一次心脏病发作，但医院给他再三确认，这只是惊恐发作。罗杰并没有对此完全释然，因为他发现惊恐发作是如此令人不快。现在他生活在恐惧中，担心它再次发生。这进一步增加了他的恐惧，使他感到更加恐慌，并且更容易惊恐发作。

正如前面所阐述的，焦虑感为我们应对危险做好了身心准备：思想集中于可能发生的坏事，且身体准备采取行动。因此，焦虑包括心理和躯体症状，这些症状在焦虑症中变得夸大而无益。表 13-1 对此做出了概述。

表 13-1　焦虑的症状

从焦虑	到焦虑症
危机感	高估威胁和（或）结果；低估自己处理事情的能力或可利用的资源
聚焦威胁	反刍、过度担心、不能灵活思考、持久而危险的想法和想象
忧虑	担心失控、担心会发疯、担心身体出问题。不断地检查
临时夸大想法	习惯性地夸大想法，如不断重复出现灾难的画面，高度地选择性注意，有着"全或无"的想法
躯体症状变化的过程	
从焦虑	到焦虑症
心跳加快	心悸
肌肉紧张	疲劳、颤抖、肌肉疼痛；例如，胸腔、头
呼吸加快	头晕、轻微头痛、现实感丧失或自我感丧失
消化系统的变化	恶心、着急去厕所
血液循环的变化	脸红或苍白、皮肤感觉不适
出汗量增加	过度出汗
此外，慢性焦虑还与失眠和抑郁有关	

我们已经知道，焦虑症的特点是对某些经历的危险性的扭曲信念。它们可以

由一些特殊情境（如在高楼上或在人群面前讲话）或内部刺激（如胸痛或令人担忧的想法）所引发。

焦虑症有很多类型，但不容易区分它们。下面是临床实践中可能遇到的与焦虑有关的问题，详细呈现了《精神障碍诊断和统计手册》（DSM）对焦虑症和其他常见焦虑症的分类（APA，2013），它通常（尽管不是唯一）用于区分不同症状的特异性表现。为了确认一种"障碍"，DSM 要求问题性焦虑至少存在 6 个月。该列表不包括物质 / 药物引起的焦虑和其他疾病引发的焦虑症状，但它确实包括疑病症（现称为"躯体疾病"或"疾病焦虑障碍"）、强迫症（现归入"强迫症及相关病症"）、急性应激障碍和创伤后应激障碍（现归入"创伤和应激源相关病症"）。

一、《精神障碍诊断和统计手册（第 5 版）》（DSM-V）对焦虑症和其他常见焦虑症的诊断

（一）特定恐惧症

特定恐惧症描述的是对一个物体或情境的持续恐惧，而且往往对某一事物产生恐惧反应。虽然个人应该认识到自己不再需要因焦虑过度而接受诊断（APA，2013），但这种恐惧通常会被夸大，来访者倾向于避免恐惧刺激（公开或隐蔽的），从而会导致功能失调。

（二）恐慌症

恐慌症是指反复经历惊恐发作（惊恐发作被描述为焦虑突然增加，并伴有心悸、呼吸困难和头晕等症状）。这种症状常常被认为是可怕的，通常被误解为即将发生的或当前健康欠佳的迹象，如心脏病发作或中风。恐慌症可能伴随广场恐惧症，而广场恐惧症现在是一种独立的精神疾病。

（三）广场恐惧症

这是一种持续的恐惧，来访者害怕处于易受伤害和难以逃脱的环境，且回避这种恐惧。与其他焦虑症一样，广场恐惧症也伴随着过度恐惧。

（四）健康焦虑或疑病症

其特点是对现在或将来患严重疾病的关注和恐惧。躯体症状障碍被定义为对慢性躯体症状的过度担心；疾病焦虑症的特点是指一些人对可能患有但未确诊的

疾病有着高度的躯体感觉和强烈的焦虑反应。

（五）社交恐惧症 / 焦虑症

其特点是对社交或工作环境有着强烈而持久的恐惧，在这种情况下，个体感到被他人一直盯着，并伴随有害怕、尴尬或羞辱的感觉。这种恐惧仅限于社交场合，且个体非常关注躯体症状和行为表现。

（六）广泛性焦虑症（GAD）

表现为持续且过度地担心、恐惧和对未来的消极想法，这会导致痛苦或身体机能受损。它通常与易怒、肌肉紧张和睡眠障碍有关。

（七）强迫症（OCD）

其特征是反复出现的强迫观念（持久性和侵入性的想法、表象或冲动）和 / 或强迫行为（强制性的重复行为或仪式或心理活动，以纠正或消除强迫观念）。来访者意识到他们的恐惧可能是没有根据的，但仍被迫采取行动，他们试图忽略、抑制或用其他想法或行为来"中和"强迫思维。

（八）急性应激障碍（ASD）

当一个经历过创伤事件的个体出现焦虑的症状，反复体验创伤事件，并明显地回避引发创伤回忆的刺激时，即被诊断为急性应激障碍。症状发生在创伤性事件发生后的四周内，如果持续时间超过四周，则被诊断为创伤后应激障碍。

（九）创伤后应激障碍（PTSD）

此障碍发生在自己或他人经历了一件或一系列有严重威胁的事件之后。症状包括创伤事件的闯入记忆（如噩梦、闪回等）、回避、消极认知和情绪，以及高度的生理唤醒。

这些定义都很准确，但受焦虑症困扰的患者会有什么表现呢？

特定恐惧症

患有特定恐惧症的人倾向于对"危险"的迹象保持警惕。因此患有蜘蛛恐惧症的人会经常查看房间的角落，患有恐高症的人会警惕地注意指示桥梁的路标。恐惧症集中于一系列的事物上，包括动物、自然环境、特殊情况等等。特定的恐惧会使血压升高——恐血症除外（它会导致血压下降）。因此，与其他恐惧症不同，恐血症会导致昏厥。

卢卡斯害怕青蛙。从他的哥哥把一只青蛙扔进他的衬衫，他被吓坏之后，他就觉得青蛙让人无法忍受——它们有着黏糊糊的皮肤，最可怕的是，它们行动快速且不可预测。由于工作的原因他经常要去乡下，这带来了一个问题——恐惧限制了他进入潮湿地区的能力，他经常忙于寻找青蛙以致注意力受到影响，他的身体紧张、心情不快，分散了对工作的注意力。

广场恐惧症

广场恐惧症是一种特殊形式的恐惧，即来访者害怕离开容易逃跑的地点和安全的地点。在《精神障碍诊断和统计手册（第 4 版）》（DSM-Ⅳ）中，它本身并不被视为一种疾病，而是与恐慌症（见下文）有关，广场恐惧症通常与害怕远离安全基地时，出现惊恐发作或类似恐慌的症状有关。然而，广场恐惧症在DSM-V 中被认为是一种焦虑症。广场恐惧症行为可能与其他恐惧有关，如社交焦虑或创伤后应激障碍（见下文），这可能是一种寻求安全的行为，以避免社交尴尬或触发闪回。

恐慌症

恐慌症来访者有一种持久的倾向——把中性体验误解为灾难的征兆（如即将到来的死亡或疯狂），这会导致反复的惊恐发作。广场恐惧症是常见的共病，因为它是一种来访者认为会避免引发惊恐发作的方法。

莫妮卡称自己是一个敏感、高度紧张的女人，最近，她对自己的事业一直很有信心，也似乎应对得当。几个月前，工作压力和不确定性让她付出了代价，她因心悸、头晕和恶心去看医生。莫妮卡认为她得了心脏病。家庭医生向她保证这是一次惊恐发作。起初，她发现自己难以接受这并不是心脏病发作，尤其是症状随着时间的推移而不断恶化，她的胸部疼痛变得更加剧烈。每一次"发作"似乎都变得更严重，她的恐惧也在加剧。渐渐地，她开始考虑自己是惊恐发作——这并没有给她带来多少安慰，因为她现在对这种可怕的感觉感到恐惧。她对胸部的轻微不适变得非常敏感，对胸痛的意识通常会升级为惊恐发作。她试着不去注意胸部的感觉，并拒绝与她的治疗师谈论恐慌问题，以防引发惊恐发作。

疑病症、躯体症状障碍、疾病焦虑症或健康焦虑症

以上所有术语都被用来描述与健康有关的恐惧。来访者往往对良性的身体症状过度警惕，并将其误解为疾病的迹象。然而，这种体验不同于惊恐障碍，惊恐发作是极其急性和直接的，而健康焦虑症来访者则经历更多的长期担心和预想。健康焦虑症来访者也倾向于积极地寻求安慰，但通常来说，这种安慰不持久，健康问题会再次出现。

玛雅担心患上癌症。她定期检查身体，寻找疾病的外在迹象，她注意到任何可能预示癌症的感觉。她特别提到了头痛，她担心这是脑瘤；腹部不适，她担心是卵巢癌；排便变化，她担心是肠癌的征兆。她在避免阅读有关健康的文章（以防她产生新的担忧）和花几个小时在网上阅读关于癌症症状的文章之间摇摆不定。她定期去全科医生诊所，讨论她的"症状"。在通常情况下，当她被告知自己很健康时，她会感到初步的宽慰，但这种宽慰很快就消失了，怀疑和担忧又会出现。她尽量不向朋友寻求安慰，因为她知道这样做会激怒他们。

社交恐惧症或社交焦虑症

DSM 中对社交焦虑症的描述是具体的，但对于那些不符合 DSM 诊断标准（Butler & Hackmann，2004）的人来说，极度羞怯也是一个问题。逃避是社交焦虑障碍和病态羞怯症中常见的应对策略（包括微妙地回避，如在社交场合饮酒或避免目光接触），这使得问题持续存在。有时也会因为焦虑症状损害行为（如无法清晰思考或颤抖）而得以维持，这会增强来访者的自我意识和社交恐惧。

只要不需要和一群同龄人说话，也不需要向潜在的顾客展示自己，莉莉娅对自己的工作完全有信心和能力。她特意避免公开演讲。如果她知道自己必须在同事们面前发表讲话，她就会开始担心他们会觉得自己无能，她会变得紧张，以致无法集中注意力或正常入睡。她会先试着把任务委派给其他人，如果没有成功，就会倾向于"把头埋在沙子里"，忽视这一挑战。因此，她经常对演讲准备不足，而演讲从来没有像她所期待的那样顺利。这更加证实了她的无能，而且现在这已经变成众所周知的事情了！当她需要见新同事时，也会有类似的担心。

广泛性焦虑症（GAD）

通常，广泛性焦虑症来访者会被"如果……会怎样"的担忧困扰，这种担心充斥着他们生活的许多方面："如果我错过了来电怎么办？""如果我不能回答这些问题怎么办？""如果我的孩子受到伤害怎么办？"担心是主要的认知特征，来访者不断担心并认为自己要疯了。另外，一些来访者将积极的特质归因于他们的担心，例如，"担心意味着我会做好准备"。然而，担心阻碍了问题的解决，因此广泛性焦虑症来访者往往不善于应对挑战。他们往往难以忍受不确定性——这是寻求安全行为的基础。

科林经历了高度的担心和焦虑，有时甚至达到恐慌的程度：身体紧张、呼吸急促。他"带着一种恐惧感"醒来，并将其描述为"担心一切：一个担心似乎会融合到下一个担心中"。他担心女儿的健康和学业进展，担心财务问题，担心自己是否会被裁员以致无法偿还贷款，他还担心自己的健康。他发现在工作中他很难做出决定，他经常向老板寻求安慰。他担心自己的担心会导致"精神崩溃"。他避免看新闻、读报纸，尤其是与健康和金融有关的内容，以防自己"沉迷"其中。

强迫症（OCD）

强迫症来访者认为他们要对自己或他人的安全负责，例如，他们的恐惧集中于污染上（例如，不充分洗手会传播细菌）；因忽视做恰当的事而导致灾难（例如，关闭开关）；因想法不当导致行为不当（例如，幻想在教堂里说脏话招致咒骂）。一些强迫行为代表了夸张的有益行为，比如，为了避免污染而过度洗手；其他则代表更多的迷信行为，比如仪式性的计数。在 DSM-V 中，强迫症现在被归类为注意障碍和重复性行为，如身体畸形、囤积、拉头发和皮肤搔抓等。

约阿金总是有用一种仪式化的方式去触摸事物的冲动。他有一种可怕的预感——某种不好的事情将会发生在他或他所爱的人身上——这种预感只有当他用胳膊肘轻敲一个平面，或者当他经过一个门口摇晃三下（在约阿金看来，这就像是用脚轻敲地板）时才会减轻。他对自己的行为感到尴尬，因为他知道这些行为是不理智的，而且他在学校也因此被嘲笑过。然而，如果他不这样做就感觉会发生不好的事，这种感觉是如此强烈、如此令人不快，以至于他总是屈服于这种冲动，以获得精神上和情感上的解脱。

急性应激障碍（ASD）

急性应激障碍最多持续四周。四周之后，这种表现被诊断为创伤后应激障碍（见下文）。大多数急性应激障碍病例会自然缓解。

艾莉森遭到了性侵犯。尽管第二天她就重新装修了房间，试图消除被性侵的记忆，但两个星期后，她仍不能在事发现场的床上睡觉。她请了假，因为她发现自己无法集中注意力，她泪流满面并对每个人都破口大骂。然而，待在家里让情况变得更糟：她很烦躁，吃不下饭也睡不好觉；每当她闭上眼睛，就能看到侵犯者的脸；晚上，一丁点儿声响都能把她吓坏；有时她觉得那个人好像就在那里，甚至好像能闻到他的气味。

创伤后应激障碍（PTSD）

在创伤后应激障碍中，会有羞耻、厌恶和愤怒，但关注的焦点是持续的危机感。通常，患有创伤后应激障碍的来访者能够回忆起创伤事件的片段或细节，但整个画面是错位的、混乱的或不完整的（Foa & Riggs, 1993）。一种常见而可怕的创伤记忆是十分生动的"闪回"，它使人重新体验创伤事件发生时的感觉，但创伤后应激障碍来访者也会经历噩梦和其他不太生动的回忆。一个常见的应对策略是避免这些记忆的触发因素。DSM-V引入了创伤后应激障碍的分离亚型，适用于病症具有显著的分离性症状时。

安东目睹了一场致命的枪击。六个月后，他仍然会做噩梦，甚至在清醒时，他也会经历短暂的杀戮"闪回"。他觉得自己一直处于身体紧张的状态，一点儿刺激都会让他跳起来。任何听起来像枪声的声音都会引发恐慌反应和记忆重现。他无法走过发生枪击的购物中心。最近他开始完全避开购物区——这勾起了他太多的回忆。他认为自己要疯了。

也有不属于常规诊断类别的焦虑障碍，DSM-V 使用"未明确说明的焦虑障碍"（Anxiety Disorder NOS）类别（APA，2013）。这提醒我们不要假设来访者会被自动归为一个类别，我们当然也不应该试图将他们"随意"划分为一个类别，而是在他们描述各自的困难时，对其进行阐述或概念化。

维持过程

为什么焦虑症会持续存在？问题的关键（以及处理问题的关键）是找到能够解释其持续存在的维持循环过程。

焦虑问题的维持有一个基本模式（见图 13-2）。焦虑症来访者在对内部或外部刺激作出反应时，会假定存在威胁或危险，并得出灾难性结论（坏事已经发生，这对未来有可怕的影响）或做出灾难性预测（坏事即将发生）。可以理解的是，之后来访者会尝试避开可感知到的威胁。例如，广场恐惧症来访者会逃到一个"安全"基地，健康焦虑症来访者会寻求安慰。这样的反应会使症状立即得到缓解，但不会挑战恐惧信念的准确性。因此，广场恐惧症来访者不会意识到在公共场所可能不会发生可怕的事情；健康焦虑症来访者不相信自己是健康的。总之原来的恐惧仍然存在，随时可能被触发。

从本质上讲，焦虑障碍因我们的感觉、想法和行为而存在。克拉克（1999）提出了六个过程，认为即使有证据表明世界是安全的，他们仍会保持着对某些（非理性）危险情况的扭曲信念。其概述如下，可能会为你提供一些关于来访者问题本质的假说。

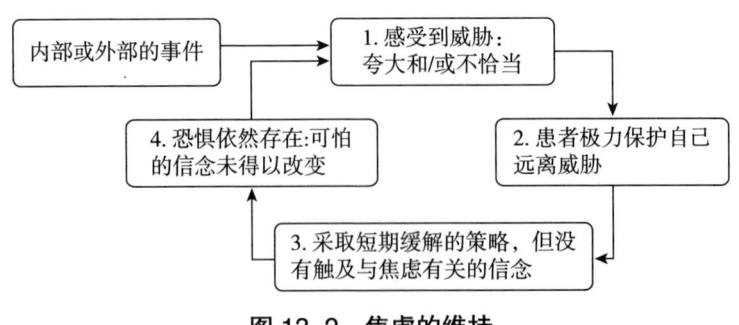

图 13-2　焦虑的维持

一、安全寻求行为

安全寻求行为（Salkovskis，1988）是为了尽量减少或防止坏事发生而进行的行为或心理活动（见第四章）。当然，以安全的方式行事并不是功能失调：过马路时左右看是一种高度适应性的安全寻求行为。然而，站在路边反复检查车辆，不能冒着危险过马路，则是一种夸张且无益的安全寻求行为——萨尔科夫斯基描述的正是后者，如图13-2中框2所示。这些反应会阻碍人意识到自己高估了危险，因为每一次"安全"的经历都归结为安全寻求行为的成功。如此得出的结论是"只有这么做，我才能应对好"而不是"我可以应对了"。

例如，一个患有呕吐恐惧症的年轻女性在没生病的情况下可能一整天都没有感到恶心，这表明她没有处于呕吐的危险之中。然而，如果她将吃薄荷糖作为安全行为，她会把健康归功于吃糖这一行为。或者，害怕得心脏病的恐慌症来访者可能会缓慢行走以确保安全，他可能把健康归因于缓慢行走，而不是意识到他有一颗健康的心脏。

在以上的例子中，科林和玛雅都参与了无益的寻求安慰的安全寻求行为，乔金斯的仪式化触摸则是他的安全寻求行为。

"有益的应对行为"和"无益的安全行为"之间的区别反映了行为背后的意图和对行为结果的看法。例如，一个人可能会因为感到紧张而放松肩膀、减慢呼吸，随后平静下来。如果他将此解释为"我感觉好些了，因为我做了放松训练，如果我不这样做，就会发生可怕的事情"，他就无法产生信心去控制紧张，让自己不再怕它："放松训练"将是一个安全寻求行为。然而，如果他得出的结论是"如果我紧张，我可以做些事情来缓解——放松"，那么放松只是一种高效的应对行为，这有助于他增强自己可以应对问题的信心。拉赫曼等人（2008）提醒我们不要将所有的安全寻求行为都视为反治疗的，因为正确地使用它们，尤其是在治疗的早期阶段，可以给予来访者信心，使其迈出参与治疗的第一步从而促进其改变。随着时间的推移以及应对技能的提升，可以鼓励来访者逐渐放弃无益的行为。

二、集中注意力

集中注意力可以分为两类：注意力直接指向威胁线索和注意力回避威胁线

索。前者的例子如卢卡斯，由于他的青蛙恐惧症，他会搜寻可能隐藏青蛙的灌木丛或潮湿区域；或者莉莉娅，由于她的社交焦虑，她会反复思考自己在工作中的行为，集中于所有令人不满的方面。这会加强恐惧，使它一直存在于脑海中，因为时刻查找威胁的人很容易产生最坏的假设：一丛苔藓会被认为是青蛙，水面上的气泡会被认为是青蛙卵。这样会让来访者体验到更多不应有的恐惧。

回避威胁线索的例子包括莉莉娅的"头埋在沙子里"策略，或者社交恐惧症来访者回避目光接触，或者道路交通事故的受害者在接近事故现场时转移目光。在这个过程中，来访者没有面对内心深处的恐惧，甚至不敢提起它，从而不可能审查或测试"感知到的威胁"的相关信念。

三、无意识意象

有研究表明，心理表象会增加威胁感（Ottavani & Beck，1987；Clark & Wells，1995）。例如，社交恐惧症来访者可能会在脑海中产生一幅自己看起来无能的图像，恐慌症来访者可能会产生自己失控的灾难性图像。这些图像会增加焦虑。意向与创伤后应激障碍的维持特别相关，其中，逼真的创伤性侵入维持了个体对当前威胁的感觉，阻碍了焦虑减退。

四、情绪化推理

情绪化推理指的是相信"如果我觉得这样，事实就是这样"的过程。早在1995年，阿恩茨等人的研究表明，即使提供了确保他们安全的信息——与控制组相比，焦虑症来访者仍会将情况评估得更加危险。焦虑症来访者因感到焦虑而断定存在威胁。因此，基于她的感觉，一个高度紧张的女子，可能无法识别是何种危险，但她会认为它一定存在；一个男子可能对他的想法感到焦虑，从而假设他的想法是危险的。这种假设通常会进一步加剧焦虑。

五、记忆过程

克拉克（1999）认为，记忆扭曲是问题性焦虑长期存在的主要原因：记忆扭曲是指对威胁和对引发焦虑情境的选择性回忆。"选择性回忆"是指对事情的发展有着有限的、盲目的回忆。与不焦虑的人相比，焦虑症来访者往往对自己的过去经历有着更多的负面的和创伤性的回忆（Mansell & Clark，1999）。这使来访者维持了一种个人受到威胁的世界观。

选择性回忆会妨碍个体看到事物的全貌。如此一来，就不能全面客观地看待恐惧。这个过程突出的示例表现在创伤后应激障碍中，来访者对整个事件进行不精确的回忆时，就会产生引发威胁感的强烈回忆或闪回——正常人会将这种强烈回忆纳入情境中，并减轻当前的危险感。

六、对威胁事件反应的解释

有焦虑症状的来访者得出的结论往往会加剧问题的严重性。例如，如果一个对威胁反应正常的人突然得出"这意味着我要疯了"或者"这意味着我要晕过去了"这样灾难性的结论，那么就会增加焦虑，并引发预期焦虑，从而采用回避策略，这很可能延长恐惧时间。

担心（Borkovec，1994）是与延长或夸大焦虑有关的另一心理过程。短期的担心是有益的，因为它可以引导我们注意潜在的威胁（Davey & Tallis，1994），但长期的担心却是无益的，甚至是有害的。例如，度假时我可能会担心丢失护照。于是我提高警惕，检查是否带了护照，并考虑把它放在安全的地方。有焦虑倾向的人担心护照丢失，即使不断地检查，他还是会一直担心。他可能会一直想"可是假如……"，这样的疑问每重复一次（通常得不到答案），就会提高一点他的焦虑水平。这在以下几个方面都是无益的：担心本身会让人分心，造成新的问题（担心护照的问题时，旅行者可能会忘记他的机票，没有注意到登机口的变化，落下了一些行李）；担心是解决问题的障碍（对护照的关注会削弱旅行者关注和处理安全问题的能力）；担心往往会加剧困难，因为它妨碍了更加核心的问题的解决（担心护照的问题使旅行者在面对婚姻问题时获得了逃脱的机会，他再次推迟考虑婚姻状况）。

汤姆非常担心他在东欧家乡的村子里感染了性病，所以来到治疗中心求助。他对恐惧的探索和质疑总是在以下的假设中结束："会不会我已经得病了，但后面才出现症状呢？"在几次治疗后，他开始谈论假如得了性病他将会遭受的侮辱，后来他谈到了当他看到军警车辆时，就想到自己逃出村庄的丑事。他后来回忆道，那天他的家人被军警射杀，他对感染的积极关注使他回避了这件事所带来的痛苦，然而，这也阻碍了他感受悲痛以及解决痛苦和羞耻的决心。

显然，第八章中描述的几组思维偏差（选择性注意、极端思维、依赖直觉、自责）在问题性焦虑的维持中也起到了一定的作用，所以当你理解来访者的问题时，也需要记住它们。

总之，了解主导问题焦虑的维持循环是应对问题焦虑的基础。这对治疗有什么作用呢？识别维持循环的好处是，我们可以设计干预措施，打破这些无益的模式，下一节中我们将探讨这个问题。

治疗方法

正如我们在本章前面指出的，在试图对来访者的问题进行归类之前，必须进行一个彻底的评估。你可以在第四章找到详细的评估指南，麦克马纳斯（2007）和巴特勒等人（2008）提供了简短但有用的焦虑评估指南。在明确问题确实属于可识别的 DSM 类别的情况下，你就可以使用制定好的认知模式和治疗方案来治疗该障碍。这些将在下一章中详述。

先前我们概述了一般的焦虑循环：刺激引发恐惧，个体以一种自我保护的方式作出反应（通常是逃避），恐惧未受到挑战，保持原状，未来随时可能被触发。

约翰非常害怕狭窄的空间，他不能乘坐飞机或公共交通工具旅行，不能乘坐电梯，不能坐别人的汽车。他的猜测是这样的：在密闭的空间里，他将无法获得足够的空气，从而导致窒息。约翰尽他所能地保护自己，例如：如果必须去旅行，他就会开自己的车；选择按照他的意愿可以随时停车的路线；他可以打开窗户，确保能呼吸到足够的空气。他使用安全行为的结果是避免了他所害怕的空气稀缺，但会发生可怕事情的信念保持未变。

帕梅拉害怕自己和亲人受到污染，她有着灾难性的预测，有人可能会死于污染。像约翰一样，她尽力消除恐惧，进行仔细清扫的仪式性行为，用塑料覆盖家具来防尘。她还要求她的家人将鞋子放在屋外，然后迅速进入门边的洗手间，"彻底清洗"后才能进入房间。这些策略使帕梅拉避免面对恐惧，因此，她从来没有获得可以降低清洁标准的信心。她的家人和她一起参与了回避，使问题更加严重且处于不断地恶化之中。

从根本上说，如果约翰和帕梅拉想要克服焦虑，就需要通过解决恐惧来打破这个循环（见图 13-3）。

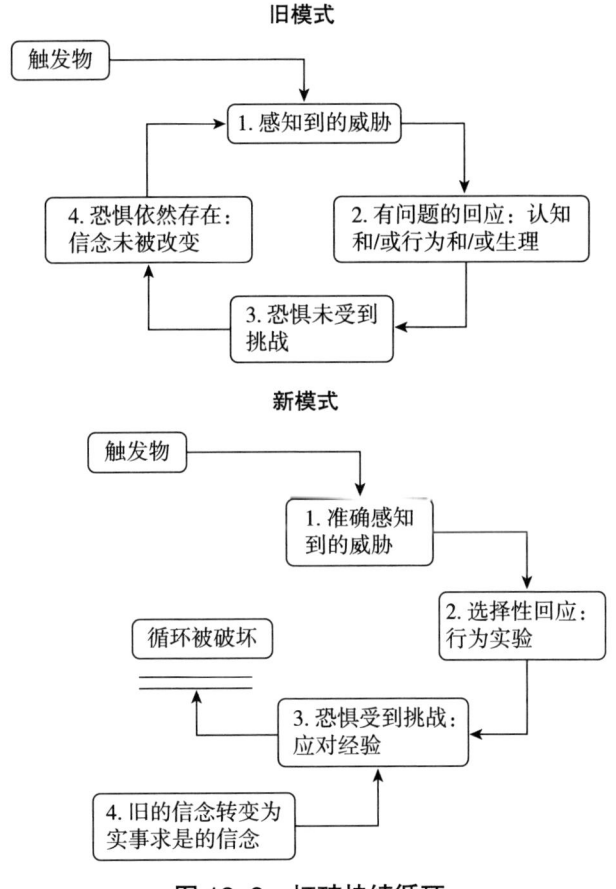

图 13-3 打破持续循环

约翰在治疗师的帮助下，同意放弃他的一些安全行为（从一开始便放弃所有安全行为对来访者而言太具威胁性了），他试着关窗驾驶。他发现他能够呼吸到充足的空气，只有几次感到呼吸困难是因为开车本身的挑战使他的焦虑加剧，而不是因为车内空气不足。这开始削弱他的恐惧信念，他敢于放弃更多的无益行为。他和治疗师制定了一个行为实验方案，他开始在高速公路上行驶，这代表着需要行驶数英里后才有机会休息一下。之后他开始接受越来越富有挑战性的任务，很快就能在任何一段高速公路上驾驶自如。到现在为止，他对灾难的可怕预期大大削弱，维持恐惧的循环也被打破。因此，他能够相对容易地乘坐公共交通工具了。

在约翰的案例中，行为改变的结果推动了认知的改变，他的行为结果改变了他的早期信念，治疗师没出多少力。

帕梅拉的过度清洁和她对家人的要求，最终使家人无法忍受，她的丈夫和孩子劝说她寻求治疗。起初，帕梅拉既怀疑治疗又害怕改变。在没有一些强有力的保障来确保值得冒险时，几乎不可能让她改变行为。于是，她的治疗从强调认知（见第八章）、数据收集和使用行为实验调查法开始（见第九章）。她为她的朋友们做了一个检查表，询问他们采取了哪些预防措施来避免家中的污染。她给出的选项包括：用塑料覆盖家具，让家人把鞋子放在外面等。她还问他们或其家庭成员的生病频率。通过这种方法，她首先发现她的朋友们不仅没有采取精心的预防措施，而且他们和他们的亲人很少生病，也没有产生致命的危险。这使她不那么害怕改变自己的行为，接着她能够进行一系列的行为实验，系统地帮助她放弃寻求安全行为。

当旨在打破无益循环时，你总会面临着应该采取何种干预措施的问题。作为认知行为治疗师，我们有一系列认知、行为和生理策略可以使用（见第八、第九和第十章）。关键是确定维持循环的有关组成部分以及相应的"匹配"技术。

当焦虑的躯体症状影响到行为（如颤抖），或当身体活动因身体不适而产生厌恶感并需要避免时，放松等身体策略是特别有用的。行为技术在解决回避问题上是很有效的，这也可以用于自我检测和规划，如活动计划。认知方法有助于来访者客观看待问题以及识别维持循环的组成部分，帮助他们评估某些信息处理方式的有效性以及帮助来访者重新评估无益观念。

另一种适宜的技术是"A 理论与 B 理论"策略。由萨尔科夫斯基和贝斯（1997）提出的这种合作干预技术可以促进治疗，因为行为实验为测试两种对立的理论提供了机会。一个理论是"有危险"，另一个是"我对危险过于担心"。作为一名治疗师，你需要采用一种新奇的、实验性的方法来考虑这两种理论。与其说来访者持有某种固定信念是不正确的，不如说来访者可能是正确的，但也许有另一种可能性的存在，然后在治疗过程中对这些替代方案进行探讨。A 理论反映了来访者预期信念（例如，"我病重了"），而 B 理论陈述了另一种解释（例如，"这些症状是由于焦虑引起的"）。你和来访者可以用回顾性的（通过审查以往的信念、行为和结果）和前瞻性的（通过设置行为测试）方式来检验这个理论。这既能使来访者认识到正确的理论，又能收集数据支持它。

总之，焦虑症反映了对压力和威胁的正常反应，这种反应由于身体反应加剧、思想扭曲和 / 或问题行为而变得夸张，形成了无益的循环，可以采用技术来克服问题感觉、认知和行为，从而打破这种循环。

表 13-2 展示了认知行为技术的几个例子以及与之相关的问题类型。

表 13-2　技术实例和问题实例

技术实例	问题实例
身体	
放松	肌肉紧张会影响睡眠或公共演讲
运动	预期会对健康造成威胁而避免运动
行为	
渐进实践	避免感知到威胁
活动安排	不能觉察到相关模式或焦虑水平的变动
行为实验（A 理论与 B 理论）	聚焦最坏的预言
认知	
去中心化	对维持的过程缺乏了解
分心	长期无效的焦虑循环
挑战认知	维持焦虑的扭曲信念或意向
问题解决	无法做出决定并提前计划

治疗焦虑症来访者过程中的问题

一、自我实现的预言：认知

高度焦虑的心理状态阻碍了清晰的思维，这并不罕见。我们都可能遇到过这样的来访者，他们报告自己的大脑"一片空白"，或者抱怨有很多问题在脑海中飞快闪过而无法有效思考。在这样的情况下，采用分级的方法，并辅之以降低压力水平的策略（如建设性的自我对话），可以帮助来访者学会管理焦虑水平，从而锻炼他们清晰思考的能力。通过这种方式，可以系统地测试来访者的预期，并直面恐惧。

二、自我实现的预言：生理或行为

同样的，我们经常遇到一些人报告说焦虑的生理反应影响了他们的表现：公开演讲时难以清晰地表达观点，在公共场合书写时会颤抖，等等。同样的，帮助他们学习自我镇定的策略，尽量减少焦虑对身体的影响，然后通过一系列渐进的和系统的行为实验来帮助他们收集大量的正面数据，以巩固其信心。

三、回避的力量

回避是最难以抗拒的安全行为。它往往是一种阻力最小且能提供巨大短期回报的方式。回避可以是被动的，来访者只是不与他们的恐惧接触（例如，不离开房子，不使用公共交通工具，不参加社交活动），也可以是主动的，来访者竭力避免面对恐惧（例如，强迫症来访者进行仔细或费时的仪式行为，以避免面对污染或造成伤害的恐惧）。回避也可能是微妙的，例如：一个人在执行一项可怕的任务前喝一两杯酒；一个患有社交焦虑的人帮忙做一些杂事，以避免加入正常的对话；一个患有广场恐惧症的人看起来要出去走走，实际使用手机作为联系安全基地的纽带。需要彻底地评估以澄清回避的复杂性——可以问这样的问题："还有什么其他东西可以帮助你/让你度过这种时期吗？""如果没有这个问题，你会做些什么？""这个问题的存在使得你不能做什么呢？"

为了帮助来访者重新评估回避的作用，我们可以：

● 鼓励自我监控，包括监测长期回避的后果；

● 共享程式，清楚地说明这种应对方式的缺点；

● 对于特别不情愿改变的来访者，可以通过协商逐步减少使用回避（使用一系列行为实验）。然后，成功的积极反馈将支持进一步地减少回避。

四、"我一直都很焦虑"

这种常见的说法很难经得起自我监测。尽管回顾性评价可能是"我一直都头痛"或"这种想法时刻伴随着我"，每日的思维记录（见第八章）和活动网格（第九章）都可以揭示身体紧张程度和表象闯入水平的变化。一旦明确了这些变化，就可以确立模式和相互关系，了解维持循环的因素并进行有效管理。

五、"我做了我们之间约定的所有事情，但我的焦虑并没有降低"

如果是这种情况，就需要寻找微妙的回避方式和安全寻求行为，包括迷信行为，诸如为了"不违抗命运"而做或说的事。还可能包括分散注意力的方法，从而得出"只有分散注意力才能让我渡过难关"的结论，而不是"我把注意力从担忧上移开了，我让自己平静下来了"。此外，你可能会发现增加思考面对恐惧情境的频率是有益的；虽然渐进练习是有帮助的，但如果过于温和谨慎，来访者将很难获得成就感。同时，还要检查其他人是否在帮助维持问题：医生在安抚病人，伙伴在批评和削弱（恐惧），邻居为你的来访者购物。

六、没有真正面对恐惧

这同时适用于你和你的来访者。当来访者不愿接受高难度的挑战时，你要问："这对来访者来说是一个合适的任务吗？"虽然鼓励来访者参与具有挑战性的任务很重要，但不应要求过高，因为这可能会导致来访者失去信心或流失。然而，也会出现任务的要求恰当，但来访者却不愿配合的情况，这可能是因为他对感到焦虑有排斥的信念，如"焦虑感是坏的或危险的，我必须避免"。所以要确保他意识到焦虑感不代表失败或身心受到威胁，在面对恐惧的行为任务中，期待焦虑的出现。此外，请确保你们的基本原理是相同的，即要清楚说明忍受任务带来的不适感的好处。

同样，你可能需要处理有关行为任务的无益假设（例如，"这对我不起作用——我的焦虑不同于其他人"，或者"这没什么意义——知道理论应该就足够了"），其中可能包括检验这种假设的行为实验。

作为治疗师，我们也需要检查我们是否持有阻碍性的信念，例如，"这对我的来访者不起作用——她的焦虑与众不同"或者"有什么意义呢，理论我们都已经讲过了，但它并没有什么作用"。作为一名治疗师，你还需要考虑你自己对涉及不舒适感的任务的信念——你有时会简单地假设你的来访者无法忍受这种压力吗？你有时会串通来访者回避吗？你是否偶尔也会有回避心理呢？

七、依赖药物来控制焦虑

只有当来访者真的对药物治疗很有信心，使得他几乎不相信认知行为疗法且参与度极低时，才会成为问题。此外，有一些证据表明，一些抗焦虑药物对认知行为疗法治疗焦虑有干扰作用（Westra & Stewart，1998）。如果你认为来访者过度依赖药物，那么就要探讨来访者对于药物和认知行为疗法的假设，看看是否有可能让他参与行为实验，从而帮助来访者对心理治疗产生更多的信心。即使是动机良好的来访者，在开始治疗时服用抗焦虑药物也是正常的。他们通常很乐意学习认知行为技术，然后系统地减少药物——这始终都应该在医疗督导下进行。

总　结

焦虑症反映了对压力或威胁的正常反应，这种反应因身体反应加剧、思维扭曲和 / 或问题行为而被夸大。

问题性焦虑是由认知偏差和经验回避行为所驱动的无益循环维持的。

焦虑症有许多表现形式，仔细地评估会让你明白哪种病症最能描述你的来访者的状况。然而，有些焦虑症的表现并不完全符合诊断类型，一些来访者会表现出一种或多种类型的焦虑症，你需要为此做好准备。

作为一名认知治疗师，你有一系列的干预措施可以用来帮助你的来访者处理他们的焦虑问题。这些措施包括躯体、行为和认知策略。采用合适的干预措施取决于制定适当的方案，当然这些需要建立在合理评估的基础上。

来访者的焦虑有时会阻碍治疗，但这通常可以通过密切关注无益想法和行为来克服。

学习和练习

这些学习和练习资料可以从配套网站下载。

回顾和反思

对焦虑症的描述中，你能认出你自己的来访者吗？你的来访者在哪些方面是相似或不同的？

焦虑症是"正常"焦虑的无益发展，这一描述符合你的经验吗？你如何利用这种理解来更好地帮助来访者？

你在自己的来访者身上看到本章所述的认知偏差了吗？你能想起自己工作中的例子吗？

翻阅管理焦虑相关问题的策略摘要——你是否熟悉它们？你的知识有缺口吗？

进一步探讨

回顾你患有焦虑的来访者，并根据本章内容重新表述他们的困难。

考虑你将如何分享对问题焦虑发展的理解。

检查你的维持循环对你和你的来访者是否有意义。确保你已经考虑到认知、行为、身体和其他有可能助长恶性循环的因素。

阅读更多关于管理焦虑的策略——再回到源资料，以确保你正确理解它们。

随时更新你的方案。假设在与非常焦虑的人一起工作时可能会有一些困难，准备好随时修改你的方案，了解为什么这些困难的存在是有意义的，而不是假设治疗没有效果或来访者不服从。

第十四章
焦虑症：具体模型和治疗方案

引　言

　　许多焦虑症状可以归入不同的诊断类别，因此，在临床实验中逐渐发展出特定的认知模型和治疗方案。表 14-1 中总结了关键模型和方案的主要参考文献。通过其中一些参考文献的出版日期可知，许多模型早在现有的 DSM-V（APA，2013）之前就建立起来了，因此我们保留了一些在 DSM-V 之前建立的模型。

　　本章中，我们对这些疾病的认知模型以及相关的治疗指南进行介绍。你可能会注意到各种模型之间的相似之处，但重要的是了解它们之间可能存在的细微差异。根据经验，这些细微差异很重要，当我们回顾基于不同模型的治疗方案时，你会认识到这一点。

表 14-1　焦虑症的主要模型和治疗方案的参考文献

焦虑症	参考文献
特定恐惧症	柯克和勒夫（Kirk & Rouf, 2004）
恐慌症和广场恐惧症	克拉克（Clark, 1986, 1999）；韦尔斯（Wells, 1997）
健康焦虑症	萨尔科夫斯基和沃威克（Salkovskis & Warwick, 1986）；沃威克和萨尔科夫斯基（Warwick & Salkovskis, 1989）

续表

焦虑症	参考文献
社交焦虑症	克拉克和韦尔斯（Clark & Wells, 1995）；韦尔斯（Wells, 1997）；克拉克（Clark, 2002）
广泛性焦虑症	韦尔斯（Wells, 1997, 2000）；博尔科维茨和纽曼（Borkovec & Newman, 1999）；博尔科维茨等（Borkovec et al., 2002）
强迫症	萨尔科夫斯基（Salkovskis, 1985, 1999）；韦尔斯（Wells, 1997）
创伤后应激障碍	埃勒斯和克拉克（Ehlers & Clark, 2000）

特定恐惧症

虽然至今还没有已评估过的特定恐惧症的"认知模型"，但是柯克和勒夫（2004）提出了一个初步的模型。总的来说，他们认为存在特定恐惧症（例如，恐惧某种特定的动物、情境或血液）的来访者对威胁线索保持着高度警惕。因此，维持循环开始于：

● 专注于感知到的威胁并选择性地注意恐惧线索。这增加了以下可能性。

● 觉察到威胁，无论这种威胁是他们真正害怕的东西（如蜘蛛或血）还是一种误解（如地毯上的一片绒毛或喷溅的番茄酱），都会引发身心的恐惧反应。

● 这反过来使来访者高估伤害概率，低估应对能力（Beck et al., 1985），进而导致这种伴随高度警惕的恐惧得以持续。

初级认知（对物体或情境的恐惧）会加剧：

● 生理唤醒，这可以进一步解释为威胁；

● 安全寻求行为，如公然回避某些地点（如商店、动物园）、情境（如在公共场合写东西），或秘密回避某些害怕的情境（如涂抹过量驱虫剂以驱赶蜘蛛）。这使得焦虑预期没有被推翻，恐惧未受到挑战，来访者仍然高度警惕。

对恐惧症状意义的信念（次级认知），如"我很蠢"或"我要疯了"（见图14-1）等，也会增加焦虑。

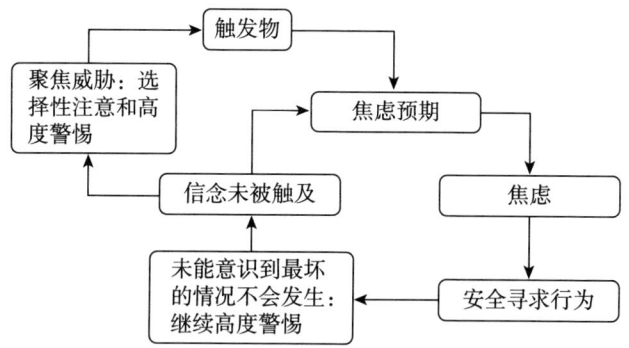

图 14-1　特定恐惧症的认知模型

卡蒂亚一直害怕黄蜂。一想到它们，她就会发抖，哪怕看到一只都会导致她惊恐发作。如果真的看到黄蜂，她会不假思索地跑开——最近她为了躲避黄蜂，把最小的孩子留在了商店外面。她尽可能地躲避黄蜂：夏天她从不待在花园里；不允许孩子们在户外吃甜点，以免引来黄蜂；室内保持门窗紧闭。她很难用语言形容是什么让她这么害怕。但她脑海里总有一幅画面：愤怒的黄蜂缠住了她的头发，她无法摆脱它。

克服特定恐惧症的方法包括：

● 暴露：个体只有面对恐惧才能克服恐惧。这可以在想象和现实中进行——尽管暴露在现实中通常更有效。面对恐惧通常是以渐进的方式进行的，这样来访者虽会受到挑战，但不会被其压垮。在认知行为疗法中，暴露之后是会谈，以便来访者和治疗师可以充分利用暴露带来的认知和情感，重新进行评估和做出改变。

● 减少对感知到的威胁的关注：这可以通过分散注意力（见第八章）来实现，也可以通过设置行为实验（见第九章）来评估用于检查或预测最坏后果的时间。许多来访者会持有这样的信念，比如，"如果我不注意观察蜘蛛，我会被它吓一跳"，而且这种想法通常会朝着灾难性方向发展——"我将无法应对"。我们可以鼓励他们通过行为实验来检验这个信念，这样往往可以使来访者获得信心，并意识到没有必要保持高度警惕。

● 减少安全行为：这也可以通过行为实验（通常是渐进的）来检验预期的危害。

● 处理误解问题：通过教授来访者去中心化和对情境的认知重评技术来处理误解问题。这与初级认知和次级认知都有关。

卡蒂亚想"正面"解决她的恐惧问题，她准备尝试与黄蜂对抗。她和治疗师设计了一系列渐进的行为实验，并预测了她在各个等级的黄蜂任务中的反应。实验从观看黄蜂的照片开始，一直进行到将黄蜂从罐子里放飞到花园中。当她成功放飞黄蜂后，她才意识到黄蜂会飞走，而不是朝她飞来：她所想象的黄蜂缠绕在她头发上的画面随之消失。这次的成功增强了她放弃安全寻求行为的勇气。她检验了各种安全寻求行为，她通过实验发现自己的焦虑因过度警惕而加剧。她还意识到，即使开着窗户，或者让孩子们在户外吃甜品，她遇到的黄蜂比想象中要少得多，而且她的应对能力比预期好许多。

血液和注射恐惧症与其他恐惧症不同，因为它们有不同的生理维持模型。在这两种疾病中，血压下降时，病人会经历不愉快的身心体验，而且昏厥真的有可能发生。我们已经在第十章中讨论了这些恐惧症。

恐慌症

克拉克（Clark，1986）的认知模型是一个典型的恐慌症的认知模型（见图14-2），他将维持循环确定为：

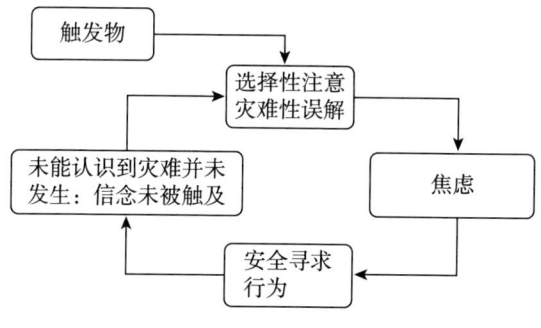

图 14-2 恐慌症的认知模型

● 对身体感觉（特别是那些与焦虑有关的感觉）的灾难性误解，即将其错误地解读为即将发生精神或身体的伤害，如将要中风或心脏病发作。

● 为了减少灾难的可能性而采取安全寻求行为。这些安全寻求行为包括直接回避，如不去某些地方或做某些事，以及不易觉察地回避，如扶着别人避免摔倒，或含着生姜避免呕吐。

● 选择性注意，即来访者对"危险"的感觉或情境变得高度敏感，并将注意力指向它们。

温迪惊恐发作时，她的胸部收紧，呼吸费力、身体颤抖。她的胸口和手臂疼痛，并且视野变窄。她认为自己心脏病发作，可能会死去。她避免了任何可能会引发心脏病发作的情况。例如，她不再每周去超市购物，也不带孩子去公园。她感觉到自己的身体越来越不适，这加剧了她的恐惧。

对恐慌症的处理通常包括：

● 减少灾难性解释：对最初恐惧症状的灾难性预测减少，对后果的灾难性预测就会变少，比如，将胸口疼痛或心跳加速归因于焦虑而非精神或身体的伤害，这样做是无害的。

● 设置行为实验：以发现不愉快感觉的良性来源。例如：要求来访者自己触发害怕的感觉，如肌肉疼痛或心悸；通过认知实验来检验新观念的正确性，如"我感觉到的是焦虑症状，这都会过去"。

● 减少安全寻求行为：可以通过认知和行为治疗来实现。认知干预可以用于产生和探索一种新的假设性应对方式，而不是寻求安全的行为。反过来，这可以通过行为实验得到加强。例如，通过初步的认知行为治疗，一位来访者开始认为她逛超市时，可能不需要靠在手推车上以确保安全。事实上，不用手推车购物确实提升了她的信心。

温迪的治疗师提出了一个问题：她的肌肉疼痛和呼吸困难是否可能是由与高度焦虑状态相关的肌肉紧张造成的。温迪最终相信了这一点，并同意在这次治疗中进行检验——尽管可能发生的事让她感到害怕，而且最初还引发了预期的症状。有一次，她在治疗中发现自己有些喘不过气，但其他方面还不错，于是，她的信念转变为"我没有心脏病发作，我只是非常焦虑，一切将会过去"。她获得了这种新观点后，开始进行一些剧烈的身体锻炼。一开始是在治疗中进行，之后在治疗以外的时间进行，她逐渐相信心跳加速和肌肉紧张对她没有伤害。最终，她定期去健身房，不再回避那些她担心会过度劳累的活动。

健康焦虑或疑病症

对健康焦虑的认知理解，集中于对未来健康问题的长期灾难性预期和对身体症状的关注（将注意力集中在觉察到的威胁上）。就其本身而言，对身体疾病的恐惧会加剧令人担忧的身体症状，此外，选择性注意会导致高水平的焦虑。健康焦虑来访者倾向于反复求证，或回避那些可能加剧其焦虑的预测性信念。

反复求证对于改变健康焦虑是无效的，因为它反映出对外部支持的依赖。来访者未能学会自我确认，那么健康方面的担忧仍然存在——"也许我没有向我的医生充分解释我的症状""也许我没有完全理解他说的话——也许他说我可能得了癌症！"。此外，一个反复抱怨身体有潜在有害症状的人，通常会进行各种的检查，而且这些检查被他解释为健康不佳的证明。

维持循环有以下几种形式：

● 避免引发健康恐惧的情境，这意味着来访者过度担心，不知道这种情况是可以忍受的。

● 向其他人寻求确证，如医学专家或家庭成员（寻求安全行为）。

● 仔细观察：专注于感知到的威胁，对身体感觉，如心率、麻木、疼痛等高度敏感。这意味着中性的感觉可能会被误解，且会强化来访者对健康的关注。

● 检查：可能与检查来访者的身体（如寻找痣、肿块等）或外部信息（如阅读医学文献）有关。无论哪种方式，都很容易发现引起来访者警惕的信息。

蒂娜每天早上醒来都觉得自己可能患了乳腺癌。她试图避开媒体和书报，但没有成功。由于她的高度关注，她注意到了每一篇关于癌症的文章。她强迫自己每天检查乳房、腋窝和颈部是否有肿块或腺体增大的迹象。她认为不检查是很危险的，因为被忽略的肿瘤很可能恶化。她总会发现一些让她担心的东西，于是她说服伴侣为她"再三检查"。每次她消除恐惧后都很愉快，虽然这种愉快的感觉是短暂的。

与广泛性焦虑一样，健康焦虑也需要探索来访者对这种忧虑的理解，因为有些来访者对持续的关注持有这样的信念："如果我对疾病的迹象保持警惕，我就不会有事"或"如果我想到我的疾病，我就会一直关注着它"。

图 14-3 说明了健康焦虑如何得以维持：

● 回避；

● 寻求安慰；

● 仔细观察。

健康焦虑的治疗方法要反映维持循环并包括：

● 界定并检验灾难性预测的内容。作为治疗师，你需要找出来访者所预测的最坏的结果（例如，被他人抛弃或长期的身心折磨）。对于某些来访者，最坏的情况不是简单的疾病甚至死亡，而是疾病或死亡的性质及后果。因此，理解疾病或死亡对来访者意味着什么很重要。例如，来访者可能不担心死于心脏病发作

（被认为是快速而有尊严的），但有可能担心慢慢死于神经系统疾病、贫困、大小便失禁，或者他可能不担心死于心脏病发作，而是担心在心脏病发作中幸存却留下残疾。

● 可以去探讨可能的唯心思想（元认知），例如："如果我没想到这种疾病，我就会免受其害。"

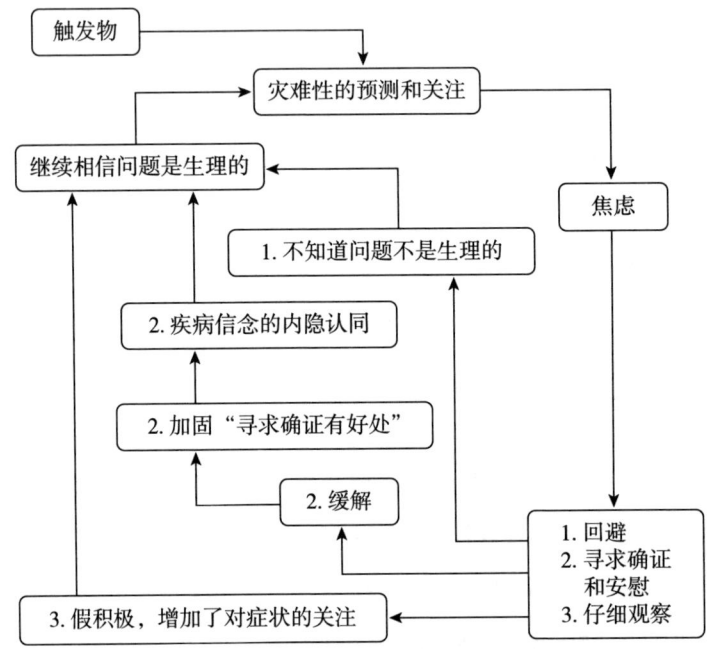

图 14-3 健康焦虑的认知模型

● 可以通过认知干预和行为实验来检验有关健康的无益信念，如"胸痛意味着我的心脏很弱"或"必须让医生检查我所担心的每一种症状"。

● 减少安全寻求行为（寻求确认、仔细观察和回避），有时，对这些行为后果的解释可以让来访者减少这些行为；在其他情况下，有必要通过行为实验来检验来访者对安全行为的信念。与来访者一起完成无益行为的人也要注意这一点。

● "A 理论与 B 理论"是帮助来访者获得可替代观念的有用方法（见第九章和第十三章）。

蒂娜最害怕的想法是她会死得很痛苦，让她和她的亲人都受到折磨。在治疗师的帮助下，她能够重新审视这一预测，但她的放松仅源于她对自己应对能力的重新评估，而不是基于她死于癌症风险的统计数据。一旦她相信她能忍受慢性死亡（无论这会有多么难受），她对健康的关注就会减少，忧虑也减少了。

她还认为，如果不能消除忧虑，她将无法承受不确定性，这会影响她正常工作的能力。她对"正常工作"进行了定义，详述了哪些活动会受影响以及如何受影响。然后，她进行了行为实验，以检验预测的准确性，并学习运用分散注意力的方法来帮助自己完成需要完成的任务，当她保持对健康的担忧时，她通常表现得更好。然后，她在一系列行为实验的基础上检验了她的预测，即"如果她阅读或看电视，她的头脑就会不受控制地被有关癌症的想法占据"。她发现她能应对。

此外，蒂娜的朋友同意停止给她安慰，尽管蒂娜最初反对，但她很快学会了自我安慰。

在她的第一次回顾性会谈中，蒂娜反思了她对 A 理论（她会得乳腺癌且无法应对）与 B 理论（她的关注和安全寻求的想法使她把健康问题放在第一位）的信念。最后她觉得 A 理论是不可能的，她对 B 理论的相信度达到 80%。

社交焦虑

正如我们在第十三章中所说，社交焦虑可以是更严重的社交恐惧症，也可以是轻度的"羞怯"。有些社交焦虑是非常具体的，例如，只有在遇到陌生人或有吸引力的人时才会出现，或只有在执行特殊任务，如在公共场合写字或吃东西时才会产生。有时，这种焦虑更普遍。

社交恐惧症的认知模型已经被开发出来，其中最著名的是由克拉克和韦尔斯（1995）所建构的模型（见图 14-4），这也启发了巴特勒和哈克曼（2004），他们认为这个模型非常适用于"羞怯"。社交恐惧症的模型包括以下内容：

● 感知到的社会危险：社交焦虑来访者典型的假设和预测是："如果我和他们交谈，他们会觉得我很无聊并排斥我"或"如果我做得不好，就很丢脸"。从本质上来讲，来访者主要是害怕负面评价以及自己无法应对。

● 自我关注：社交焦虑的循环由强烈的自我意识推动，自我意识可以表现为与自我相关的表象（Hackmann, 1998）。这种高度的自我意识会分散注意力，降低来访者分析情况以解决问题的能力。例如，一些专注于在朋友面前表现自身能力的人可能无法处理好一个小危机，因为他们将注意力集中于自我评价。如此专注于自我会妨碍来访者客观地看待情况，更容易（消极地）误解他人的反应。

● 情感推理：对焦虑感的高度内省使来访者敏锐地觉察到诸如颤抖和脸红等症状。这提高了他们的自我意识，并使其越来越强烈，他会认为其他人可以像他一样清楚地看到他的症状——他还认为别人会对他做出负面评价。

● 安全寻求行为：可以理解的是，社交焦虑的来访者试图通过回避社交接触的方式来避免在社会交往中所预测的羞怯或窘迫。例如，专注于一项任务（类似于聚会期间在厨房帮忙），或在交谈中避免与他人眼神接触。然而，这样做的时候，社交恐惧并未得到解决，而是被完整地保留到下一次社交中。在某些情况下，安全行为会产生双重反作用。例如，晚上聚会时躲在厨房或避免与他人眼神接触可能会给人留下一个非常古怪的印象。

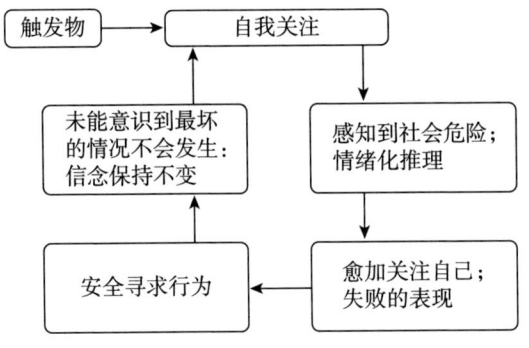

图 14-4 社交焦虑的认知模型

贝特预料自己会遭到排斥。她的社交预测是：别人会觉得她没有什么好聊的，也不想认识她。如果有人对她表现出兴趣，她会否认道："他们并不是真正了解我"或"他们只是出于礼貌"。她尽可能不参加社交活动，即使参与了，她也会避免与他人的目光接触，然而这样她也能"感受到"他人批评性的眼神。她喜欢招待来宾，但一旦加入谈话中，强烈的负性侵入性想法会让她无法与他人继续交谈。

社交恐惧症的干预措施包括：

● 转移对内省的注意。这种策略主要是由韦尔斯和马修斯（1994）特别阐述评估的，涉及在不同的感官来源信息（听觉、视觉、感官等）之间转换注意力。首先在治疗中练习，然后在治疗的间隔期练习，直到来访者可以熟练地转移注意力为止。

● 用坚定或善意的内部声音去回应预期来自他人的严厉批评（Padesky，1997；Gilbert，2005）。所以，你应该鼓励来访者以善意和理解的方式与自己对话，例如，"我有这种感觉是可以理解的，我只是不够自信""掌握好自己的节奏就可以，我不需要马上应对最困难的情况"。

● 用行为实验对与感知社会威胁和情感推理有关的认知进行重评。特别有用的方法是：

（1）观看视频，让来访者评估自己明显的焦虑症状的严重程度；

（2）治疗师模拟恐惧的结果。后者意味着，作为治疗师，你可能需要在公共场合脸红、出汗甚至打湿自己——令人欣慰的是，这些并不会招致公众的非议（见第九章）。

● 还可以问一系列有价值的问题，它们通常用于帮助社交焦虑来访者更加客观地看待脸红、颤抖、口吃等问题：

（1）你所担心的症状是否如你预测的那样容易发生？

（2）即使它们真的发生了，会像你想象的那么严重吗？

（3）即使是这样，其他人真的会注意到吗？

（4）即使他们注意到了，他们会按照你担心的方式去解释吗？

（5）即使他们真的这么认为，那又怎么样？你是否有可能挺过来，继续你的生活？

贝特学会了几种策略来对抗社交焦虑。首先，她描述了最糟糕的情境，并检验她的预期：（1）她肯定会受到批评、排斥；（2）她不能有效地应对批评，只能接受并变得沮丧。认知重构，形成一种强大但善意的内部声音以及治疗师的角色扮演帮她总结出：她不可能受到公开批评，即使被批评了她也能维护自己，而不是陷入绝望。她还学习了一些策略，将注意力从有关自我的消极想法转移。此外，她还进行了行为实验，她让治疗师和她一起参加社交活动时，记录下对她指手画脚的人——令她惊讶的是，并没有人这样做。最后，她采取了一系列措施，使自己不再忙于招待来宾（放弃她最主要的安全行为）。随着任务的升级她逐渐取得了进步，并树立起参与社交的信心。

广泛性焦虑症

如前面章节所述，在 DSM-V 中，广泛性焦虑症被定义为对许多事件或活动的长期的过度焦虑与担忧（APA，2013）。

山姆，64 岁，他觉得自己应该期待着退休——他妻子也这样认为。但是，像往常一样，他对此产生了担忧：如果他和妻子相处不好怎么办？如果他们的财务规划不充分怎么办？他发现他的担忧是可耻的，但又摆脱不了它，他记不清什么时候没有担心过，只是时好时坏。

担忧是广泛性焦虑症认知模型中一种关键的认知因素。持续担忧有几种可能的机制：

● 将注意力集中于感知到的威胁上，可能是为了避免解决更令人痛苦的恐惧，如"如果……怎么办"的陈述难以表达真正的担忧，但对"如果……怎么办"的回答可以揭示真正的担忧（Borkovec & Newman，1999）。

● 它也可以反映出来访者在试图避免一种难以容忍的不确定性，哪怕只有一丁点儿的不确定性也不行（Ladouceur et al., 2000；Dugas, Buhr & Ladouceur, 2004）。

● 担忧本身的含义（元认知）使得担忧延续下去（Wells, 1997, 2000）。韦尔斯称之为"二类担忧"，区别于对日常问题的担忧（一类担忧）。一类担忧，比如，"如果我的钱不够怎么办"，可以被二类担忧延续。二类担忧可以是积极的，比如唯心（"如果我在担忧，坏事就不会发生"）或对担忧的误解（"如果我在担忧，那么这种担忧是有用的"）。这种信念会增加担忧的可能性，这样持续的担忧就成为一种寻求安全的行为。在山姆的案例中，他相信担忧会让他更好地应对——不会被坏运气"逮住"。所以，尽管不舒服，他还是会担心。二类担忧也可能是消极的、令人惊恐的（例如，"我会疯掉"），这可能会引发更多的担忧（Wells，1997，2000）。同样，在山姆的例子中，他为自己的担忧倾向感到羞愧，他觉得这是软弱和没有男子气概的表现。因此，这让他更担忧，并提高了焦虑水平，更易受焦虑困扰。这是一个恶性循环。

● 担忧会损害个体解决问题的能力，使个体对自己丧失信心并进一步加深担忧（Dugas et al.，2004）。

治疗广泛性焦虑的重点是通过了解和消除无益的担忧来打破恶性循环，从而帮助来访者处理潜在的恐惧（见图 14-5 关于 GAD 的认知模型）。

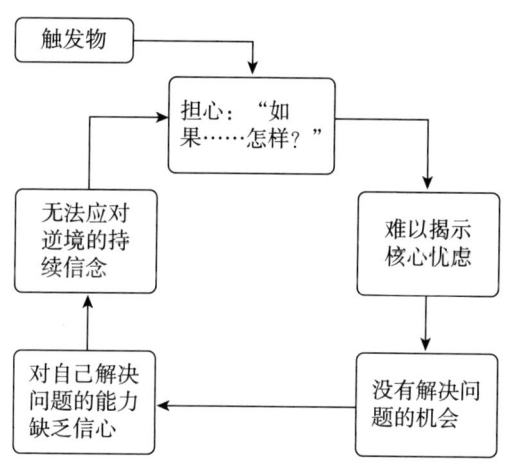

图 14-5　GAD 的认知模型

所需的步骤包括：

● 忧虑正常化和忧虑意识训练。前者意味着帮助来访者理解一定程度的忧虑是正常的且有益的，但他们的忧虑水平可能被无益地夸大了。忧虑意识训练对习惯性忧虑的人很有效。它只需要自我监控，从而明确忧虑频率、触发因素和模型。

● 克服回避，通过鼓励来访者说出"如果……怎么办"之下的恐惧（如人身伤害或至亲伤害），然后帮助来访者解决这些恐惧。

● 接受不确定性。巴特勒和勒夫（2004）建议将实验的重点放在检验来访者反映出的难以容忍不确定性的认知上，而不是试图审查担忧事件真实发生的概率。所以，他们强调帮助来访者接受不确定性的重要性。这意味着，作为一名治疗师，你要重点澄清令人担忧的对"如果……怎么办"的回答，而不是对其最坏的可能性作解释。通过行为实验检验来访者对不确定性的长期负性预期，然后帮助他们接受不确定性（Butler & Rouf, 2004）。

● 对忧虑的无益认知进行识别和检验。这首先包括识别元认知，如"担忧会对我的心脏有害"或"我必须提前做好准备以防患于未然"，随后用行为实验检验其合理性。行为实验的目的不是控制忧虑，而是改变对忧虑的信念。

● 教授针对忧虑的替代性策略，如解决问题或转移注意力，或限制允许忧虑的时间，其目的是帮助来访者从忧虑中解脱出来，并意识到并不会发生什么事情。例如，有一个来访者每晚要花 5 个小时来担忧第二天的事，那么他可以制订一个计划，只在回家后和吃晚餐前的 30 分钟内忧虑，而将其他担忧的想法"搁置"到第二天。分散注意力可能是一个有用的策略，这可以帮助他抵抗忧虑，所以他会有这样的体验：自己可以安心地度过一个夜晚。另一个有用的策略是可以把忧虑写在纸上，然后销毁，这样可以帮助来访者学会"抛开忧虑"（Butler & Rouf, 2004）。需要进行密切的交谈，确保这些策略不会被用作寻求安全的行为。

● 忧虑决策树（Butler & Hope, 2007）巧妙地将这些策略结合在一起，作为应对担忧的结构化手段。它引导人们通过一系列具体的问题，从"我担心什么？"开始（这准确地指出了恐惧），然后是"对此我能做些什么吗？"。如果答案是否定的，那么转移注意力就是最好的选择；如果答案是肯定的，接着有第三个问题："我现在能做些什么吗？"同样的，如果结果是否定的，就应该分散注意力；如果结果是肯定的，就应该去应对问题并制定方案。方案一旦制定，分散注意力就可以阻止进一步忧虑。

治疗师鼓励山姆清晰地表达他的忧虑：他说害怕妻子会在意识到他一无是处后离开他；怕他们把钱用完后，付不起昂贵的医疗保险；害怕做出错误的退休决定会让他丧失婚姻和安全；最糟糕的是，这将证明他一无是处。通过使用认知策略，他既能消除特定的消极想法，又能让他发现自己的坚韧性（过去他曾处理过许多个人和事业上的危机），这使他能够容忍未来的不确定性。关于羞耻、无价值、责任等普遍的负面主题也得到了重新评价。

山姆进行了一个行为实验，比较了他专注于忧虑和不关注忧虑时的问题应对能力。他以前认为忧虑可以用来抵御厄运，通过实验他明白忧虑会起到反作用，而且意识到忧虑已经成为自己的一种习惯和安慰剂。一旦明白了这一点，他就很容易从忧虑中转移注意力，从而打破无益的循环模型。

强迫症

以文字、图像或冲动形式出现的不必要的侵入性想法本身并不是病态的，但我们对它们的反应可能是无益的，所以我们不要试图改变它们（Rachman & de Silva，1978）。强迫症的认知模型有一个基本前提，即侵入性想法本身是正常的，但当它们被解释为可能有坏事将要发生，并且来访者有责任阻止它发生时，就会成为问题。为了应对这种恐惧，来访者会采取安全行为（回避、一再求证以及认知或行为仪式），这使他们无法了解到忧虑是不正确的，或在不进行仪式的情况下忧虑实际上会减少。认知行为疗法的目的是让来访者意识到这种侵入性想法并不表明需要采取行动，而是可以放心地忽略它。

最常见的强迫性焦虑包括：

- 对脏污的恐惧（如因接触肮脏的布料或桌面而引起感染），导致清洗或清洁仪式；
- 担心错过有潜在威胁的东西（如电器未关或门未锁），这会导致检查或重复的仪式；
- 过度关注秩序和完美，导致重复行为，直到感觉事情"做得很满意"才停止；
- 担心自己会失控，做出不恰当行为（例如，当众骂人，性行为或攻击性行为），导致来访者为控制想法做出无用的尝试。

最常见的寻求安全的行为有：

- 行为仪式（如清洁、检查和重复动作）；
- 认知仪式：思考其他想法（如祈祷或"安全"咒语，或其他"好"的想法）来消除"坏"想法；
- 回避引发强迫性忧虑的某些情况、人或物；
- 一再要求家人、医生或他人安抚自己的忧虑；
- 压抑自己的想法。

大多数强迫症来访者都有行为或动作仪式，但一些来访者主要是认知仪式（所谓的"纯强迫观念"——这种表现可能更难治疗），几乎很少有动作仪式。

文斯一直非常谨慎，而且他以自己的工作拥有很高的安全标准为荣。然而，升职（负责确保部门安全）后，他的安全检查变得非常夸张，他尽量留到晚上才离开工作地，常常返回五六次去重复地检查——有时还会从家中开车回来检查。他试图不去想那些令人担忧的想法，但没有成功。他担心如果不够谨慎就会导致灾难，那样他就会遭到别人的怪罪。他认为"怪罪"这样的耻辱会摧毁他。

强迫症认知工作组（1997）指出，强迫症的关键认知是：

- 思想和行动的融合：认为有"坏"想法就可能导致"坏"的结果（例如，如果我认为某人将会受到伤害，那很可能会在现实中发生），或有"坏"的想法与做出坏的行为一样糟糕；
- 责任放大：认为自己有责任和义务阻止坏事的发生；
- 关于思维可控性的信念：例如，认为自己应该能够控制"坏"的想法；
- 追求完美：一种二元对立的假设，只有最好的才是有效的或可以接受的；
- 高估威胁，往往与对不确定性的反感有关；

● 难以忍受不确定性：认为事情应该且必须是明确的（例如，"我应该能够确保行动是安全的"）。

与其他焦虑症一样，对消极想法的思考（如"我有这样的想法肯定是一种根本性的错误"）会加剧焦虑（Wells，2000）。对强迫症来访者而言，非理性推理（将感觉视为关于某种情况的可靠信息来源，例如，"我感到焦虑，因此这一定是一个危险的情况"）也很常见（Emmelkamp & Aardema，1999）（见图14-6）。

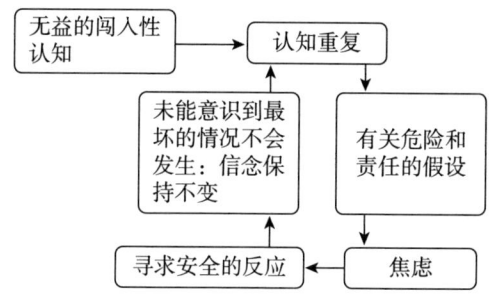

图 14-6 强迫症的认知模型

强迫症的干预措施包括：

● 暴露和反应预防（ERP）：这是治疗强迫症的最佳方法。其目的是让来访者将自己暴露在恐惧的情境中（如一些"被污染的"东西），并且不去做他经常进行的寻求安全的行为（如清洗）。最初这被看作一种行为干预，但暴露和反应预防也很容易被调整为认知方法，在这种方法中，它被视为一种行为实验，通过实验，来访者可以认识到他对灾难的强迫性预期并不合理，他是可以忍受痛苦的。习惯反应本质上是寻求安全的行为，因此暴露和反应预防可以减少其他焦虑症中的寻求安全的行为。来访者的家人、朋友或专业人士均有可能助长无益行为，因此也需要让他们参与到治疗中。

● 质疑无益信念：通过使用前几章描述的认知和行为策略，检验无益信念和想法，如"如果我想它，它就会发生"或"我应该为别人的幸福负责"。连续体技术或等级法有助于解决完美主义者的极端观念（见第十三章和第十七章）。

在强迫症中，侵入性想法本身在这种情况下并未受到挑战（因为它们被看作正常现象），需要检验的是侵入性想法所隐含的负面性。

● A理论与B理论：与健康焦虑一样，这种干预在强调正确观点时是有效的。这样做的目的是让来访者明白强迫症并没有预防真正的威胁，而是过度担心这种威胁。

文斯的无益信念是："我应该对工作中出现的任何危机负全部责任。"他通过对自身思维中认知偏见的认识，并绘制有助于他切实分配责任的"责任饼图"（见第十七章）来挑战他的无益信念。然而，他还是有二分法思维，这使他以不切实际的高标准要求自己：连续体技术（见第十七章）帮助他变得更加灵活。他采取标准的认知干预措施解决了关键信念，如"如果有人指责我，我就毁了"。

他觉得自己有信心容忍最坏的情况以后，同意了一项减少安全行为的计划。这包括一项协议，即要求他的妻子不能因他在家担心工作而安慰他。他努力让自己不去想那些灾难性的可能结果，并（细致地）记录自己的经历。记录能够清楚地表明，在他减少安全行为和灾难性想法的日子中，他的焦虑变少了，生活满意度也提高了。他还认识到，在那些日子里灾难并没有发生，证明他的安全寻求行为是不必要的。

创伤后应激障碍

创伤后应激障碍（PTSD）是一个独特的诊断类别，因为DSM-V（APA，2013）定义了什么是"创伤"，使得诊断变得非常具体。DSM-V将创伤性压力源定义为个体经历了涉及真实死亡、濒临死亡或严重伤害的事件，或对自我和他人的躯体完整性造成威胁的事件，其中包括间接创伤。无论一个人看起来有多痛苦或者他们将某个事件描述得有多痛苦，如果不符合DSM-V的"创伤"标准，就不能被诊断为创伤后应激障碍。

过去的10年中，研究者已经开发出几种创伤后应激障碍的认知模型，最突出的可能是埃勒斯和克拉克（2000）的模型，它的开发主要根据DSM-Ⅳ（APA，

2000）的创伤后应激障碍标准。其认知模型着重强调：

● 恐惧或恐惧情绪是该模型的主要情感成分（与 DSM-Ⅳ 一致），尽管 DSM-V（APA，2013）认为内疚、悲伤、厌恶、愤怒和羞耻等情绪可能也很重要；

● 生动的记忆使人感觉好像危险就在眼前；

● 这些记忆与来访者对创伤的理性认识相分离，而理性认识可以帮助来访者正确看待创伤，并更好地接纳它们；

● 记忆是侵入性的，且通常是视觉上的，创伤性事件的回忆也可以通过其他感官形式（如声音、身体感觉和气味）来体验；

● 记忆也会以噩梦的形式体现。

创伤记忆对情感极具煽动性，原因如下：

● 安全寻求行为：为了应对高度焦虑，患有创伤后应激障碍的来访者经常使用行为和精神回避来抑制记忆。

● 这妨碍了对记忆的处理（回顾创伤内容，以便将其与有关时间、地点和结果的信息联系起来），记忆仍是一些不连贯的、情绪化的回忆，其本身会引发高度的痛苦和唤醒。

● 记忆处理的神经学抑制：在记忆闪回时，将会过度唤醒大脑中情绪产生的部位（边缘系统），这本身就阻止了记忆的自然处理，使情绪性回忆过于强烈，脱离现实（简单回顾见 Kennerley & Kischka，2013）。

● 误解：对创伤经历的无益评价（例如，"这证明没有人值得信任""是我的疏忽导致了这些"）或对创伤后应激障碍症状的无益评价（例如，"我很虚弱""我快要疯了"），会进一步恶化与侵入性思维有关的痛苦感受，从而导致高度的唤醒和安全行为的增加。

此外，创伤后应激障碍的循环可以通过以下方式维持：

● 生动且自动触发的意象会让来访者非常不适，因此来访者会尽量避免触发它们的情境；

● 选择性记忆过程可能扭曲回忆，使其偏向于创伤的消极方面，从而加剧痛苦；

● 高估危险：创伤受害者往往会高估当前情况对其安全的威胁，这反过来进一步促进了高度唤醒和安全行为。

见图 14-7 创伤后应激障碍的认知模型。

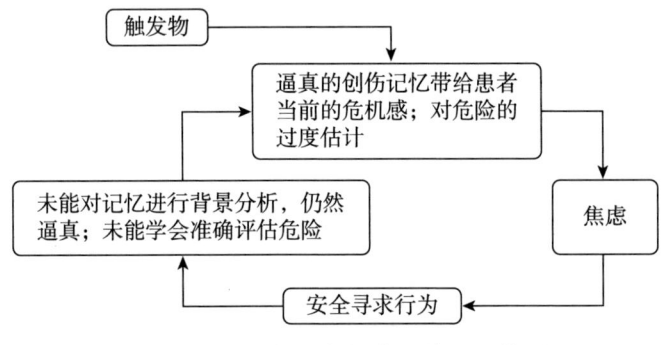

图 14-7　创伤后应激障碍的认知模型

阿利斯塔尔的汽车轮胎在高速行驶时爆炸，他卷入了一起道路交通事故。他幸运地脱险了。但 8 个月后，他仍然清晰地记得翻车的瞬间，那种场景、声音和气味再次出现。对他来说，一切仿佛回归黑暗，他闻到了燃料的味道，听到了金属在路上摩擦的声音，这听起来就像一辆老式火车在刹车；他觉得自己好像被倒吊着，每当这时他会产生"我要死了"的想法。当闻到汽油味或经过事故现场时，他特别容易经历闪回。因此，虽然他仍开着自己的车，但他会拜托朋友给车加油，也从不在事故现场的附近开车。

基于认知模型的创伤后应激障碍治疗包括：

● 处理自发表象：使用一些策略可以降低与这些表象相关的高唤醒水平，以便对它们进行加工和情境化。这样产生的记忆是理性评估的结果。然后通过将表象置于当时的时间、地点和长期结果的背景之中，从而消除当前的危机感。这往往是通过在"重温"创伤时使用认知重组疗法（Grey, Young & Holmes, 2002）

或认知加工疗法（Resick & Schnicke，1993；Ehlers et al.，2003）来实现的。在认知加工疗法中，当事人要写下对创伤经历的详细叙述。在构建对创伤性记忆的更多有益理解时，还要鼓励来访者多将自己暴露在与创伤有关的现实生活情境中，以便他们可以管理引发焦虑的认知。

● 与其他焦虑症一样，可以通过审查无益信念和现场检验新的可能性，来减少寻求安全的行为。

● 可以重新评估错误的解释，方法有：评估误解的后果、产生合理的替代性方案、再次运用"标准"的认知行为干预。

● 与所有的认知偏差一样，选择性记忆过程可以通过教授来访者去中心化技术，或退后一步，在远处观察认知而得到有效解决。帮助来访者以一种更广阔、更平衡的视角看待问题，从而减少他的痛苦。

●"重塑你的生活"：许多创伤受害者忽视了创伤前有助于他们保持健康的活动，比如社交或锻炼等。因此，经过协商设置一些任务，旨在让幸存者重新参与有意义的活动，以此改善他们的生活质量和情绪，并帮助他们重新建立起正常的生活方式。

认知重组对阿利斯塔尔的侵入性记忆很有效，简而言之，他"更新"了记忆。最终，治疗师协助他从头到尾回顾经历，就像这些事正在发生一样，然后在情绪"热点"处停下来，根据他现在具有的知识去回顾他的认知。通过这样做，阿利斯塔尔能够对抗他最突出的想法——"我要死了"。他能够提醒自己，他从车祸中逃脱而且几乎没有受伤，同时这也减少了他闪回的强度。他还纠正了事故发生后形成的一个不好的信念，即他应该对事故负责。这进一步减少了由记忆唤起的焦虑。

他逐渐能够重返事发地点。首先是有人陪伴，后来是单独的，并与他人谈论这起事故和阅读有关的报道。他对自己会出现闪回的预测没有被证实，他的信心也恢复了。但他对闻汽油味的回避更难解决，因为与气味相关的恐惧特别顽固，但由于他已经学会不那么害怕偶尔出现的生动记忆，所以他可以平静地回忆，也不再刻意回避汽油味。

创伤后应激障碍的诱因可能是非个人的，如自然灾害，也可能是高度人为的，例如一个人以某种方式受到攻击。在人身攻击的情况下，需要特别注意来访者的人际关系。如果来访者经历过性侵犯，那么在讨论这种性创伤以及其他性关系时，治疗师要保持敏感。

共病现象

焦虑症可以作为独立的问题出现，也可以与其他种类的焦虑症共同出现，或与其他问题共病。例如，强迫症来访者的高标准和完美主义可能会引发饮食障碍，长期焦虑问题可能会引起抑郁情绪，一些诸如安慰性进食或饮酒行为等应对措施本身可能会引发问题。记得在你的评估和治疗中把这些考虑在内，并在整个治疗过程中要意识到来访者可能存在其他问题。

关于共病焦虑症，麦克马纳斯等人（McManus，Clark，Shafran and Muse，2015）最近发表了一项跨诊断干预的初步评估。虽然只是基于一个小的病例系列，但它清晰地表明，跨诊断方法便于诊断共病焦虑症。

结　论

上一章探讨了对焦虑症的一般性理解，本章则主要是探讨焦虑症的具体模型和与之相关的治疗方法。在实践中，你需要了解一般的和具体的方法，这样你就可以灵活地满足来访者的需要。这些模型提供了一种关于焦虑症的极好的、有价值的解释，通用概述则为你提供了"首要原则"，如果这些模型和治疗草案不能满足来访者的需要，你可以回头求助"首要原则"。

使用特定模型和治疗方案时的潜在问题

一、不经全面评估而假定诊断是正确的，然后遵循一个治疗方案

尽管你的许多来访者符合某一特定诊断体系的标准，并在该体系的治疗方法中受益，但在没有进行适当评估前，不要轻易下结论。很多时候转诊者的诊断和你的第一印象都是错误的。

二、将一个特定的模型强加于来访者的经历中

在评估过程中要始终保持着好奇和开放的心态。如果来访者的表现不符合你预期的相关模型，那么这个模型可能对这个人是无效的。在这种情况下，可以使用一般性的描述（Beck et al., 1979），帮你选择更合适的干预措施。

三、当来访者反应不良时，仍拘泥于一个方案

虽然坚持一个方案很重要，但来访者之间会有个体差异，他们的表现在某些方面可能不符合方案的要求。一些情况下，这些偏差非常明显，你必须对来访者重新评估，并考虑正在使用的方案是否最为合适。在其他情况下，坚持方案符合来访者的最佳利益，但你可能需要稍微做出调整。例如，引入一个特定技能训练的课程（自信、时间管理等）。或者是暂时转移注意力以解决一个似乎阻碍进展的问题，如过度愤怒、未解决的悲痛或闪回等。

总　结

总的来说，理解焦虑症的不同表现，有着完善的、具体的模型，并有经过验证的方案来应对这些疾病。

在可能的情况下，使用方案是干预的第一原则。因此你需要熟悉它们。

你还需要熟悉焦虑的"首要原则"。这意味着你需要：对引发和维持焦虑的有关因素有一个全面的了解，以便对不符合标准模型的来访者提出问题；了解你

可以使用哪些应对策略来打破维持焦虑症的循环，这样你就可以在必要时灵活地选用合适的治疗策略。

学习和练习

这些学习和练习资料可以从配套网站下载。

回顾和反思

看到焦虑症的模型时，你有什么反应？它们与你的经验相符吗？它们对你有意义吗？如果没有，你在将这个理论和临床经验联系起来时有什么困难？

方案怎么样？同样，它们对你有帮助吗？你的来访者有从你更积极地应用这些方案中受益吗？你觉得把它们运用到你的来访者的身上有问题吗？如果有，你预测会有什么困难？

进一步探讨

阅读更多关于治疗模型和方案的内容——回归原始资料，确保你正确理解它们。

在对焦虑障碍背后的认知模型有更多了解的基础上，回顾你的焦虑症来访者，审查你对他们的困难的描述。

如果你的来访者符合一个模型，检查你是否已经充分运用一个方案来作为指导。

如果你不习惯严格遵循方案，可以尝试一个"检验案例"。让自己真正熟悉相关的干预措施，并尽可能严格遵守方案。了解这对于你和来访者有什么作用。如果你很难坚持对来访者有用的方案，那么探索你对于治疗模型和方案的假设。

如果你的来访者不符合一种模型，基于你对焦虑症的性质和可用策略的理解，你将如何制定方案并帮助你的客户处理问题。

获得你的督导的支持，如果有必要，留出时间来讨论你在与焦虑症来访者打交道时遇到的问题和困难。

第十五章
认知行为疗法的广泛应用

引　言

在过去的 35 年里，CBT 在许多心理问题中都得到了广泛的应用，而不仅仅局限于焦虑症和抑郁症。本章将对 CBT 在临床实践中的应用做简单地回顾。这样做有以下两个目的：

- 突出疾病的显著特征，以便识别；
- 概述处理此类问题可能涉及的内容，由此可以判断是否需要对该来访者进行转介。这里需要注意，在对此类疾病进行治疗时可能需要培训以及督导的干预。

在每小节末尾，我们将列出推荐阅读的书目：

我们并不打算用认知行为疗法解决所有的心理问题，但我们将简单回顾几种常见的情况：

- 进食障碍；
- 心理创伤；

- 愤怒；

- 精神病性症状；

- 人际关系困难；

- 物质滥用。

进食障碍

对患有进食障碍的来访者，传统治疗采用的是行为疗法，这些干预措施在恢复并稳定来访者的体重，以及改善饮食习惯方面是相对有效的。不过这种效果并不持久，20 世纪 80 年代，进食障碍治疗的重点转向了修正不良认知（如 Fairburn, Kirk, O'Connor&Cooper, 1986）。

CBT 是针对进食障碍（EDs）（尤其是神经性贪食症研究）的最为详尽的一种治疗形式。有证据表明，这是一种经得起考验的治疗（见 Hay, 2013 年的综述），这在日常的临床实践中可以得到良好的体现。成功的进食障碍治疗可以帮助到其他的共病问题（Turner, Marshall, Wood, Stopa & Waller, 2016）。近年来，认知治疗师们已经对进食障碍形成了一种跨诊断的认识（Waller, 1993; Fairburn, Cooper & Shafran, 2003），并完善了治疗模型与方法，但 CBT 治疗师主要聚焦神经性厌食症、神经性贪食症以及暴食症。尽管这些疾病之间有共同的特征，但在疾病的表现方面仍然有明显的差异，因此我们在理解和治疗这些情况时要考虑到这些差异。

DSM-V（APA, 2013）将其归于"喂食与进食障碍"这一分类中，之前未被归类的暴食症（BED）现在也被纳入了进食障碍的类别中：

- 神经性厌食症（AN）：低体重，过度关注体重和身材，身体状态紊乱。神经性厌食可分为限制性神经性厌食（单纯限制热量的摄入）和暴食 / 引吐性神经性厌食（过度饮食之后做出极端的补偿行为）。过度运动在神经性厌食中并不少见。

- 神经性贪食症（BN）：过度关注体重和身材，另一个重要的标准是暴食症的周期性发作（在间断的时间内，不受控地快速食用大量食物）。在神经性贪食中，一些行为对暴食症有重大的补偿作用，例如，自我引吐、服用泻药、节食或过度运动。

● 暴食症（BED）：没有极端补偿的情况下反复发作的暴饮暴食。可能会与超重有关联，也可能没有关联。但它经常与失控感、厌恶或羞耻感等情绪有关。

● 其他可诊断的进食障碍：DSM- IV -TR（APA，2000）中有一个"未另作分类的饮食障碍"或"EDNOS"。值得注意的是，EDNOS 是进食障碍治疗中最常见的诊断标准（Palmer，2003）。现在 EDNOS 已被广泛修订为 DSM-V。其他进食障碍也被明确定义为：异食癖、反刍障碍、回避型 / 限制性食物摄入障碍（ARFID）、其他特定的喂食或进食障碍（OSFED）和非特定的喂食或进食障碍（UFED）。

● 肥胖：虽然经常将肥胖症归在精神疾病之内，但它只是指医学上的超重状态，这种状态可能由心理或非心理因素引起。

进食障碍常发生于年轻女性，但注意也不要忽视其在男性和老年妇女中的发病率。同时还要注意不要与其他疾病混淆，如抑郁和高度焦虑所引发的"真"厌食行为，或者过度控制食物摄入导致的强迫症等。

在临床实践中，通常用体重指数（BMI = kg/m^2）来评估体重。体重不足和超重的分类见表 15–1。治疗进食障碍通常需要跟踪记录来访者的体重指数，特别是当体重指数偏低或过高时。有些来访者会反复称重，应将其作为一再求证的行为进行处理；有些来访者不愿意称重，这是治疗的潜在障碍，这就需要在早期进行一些干预。如果来访者不称重，行为实验的结果推广就会受限制，治疗关系也会受影响。更重要的是体重指数较低会危害健康，所以必须予以监测。这个过程可以由治疗师、全科医生或多学科团队的成员共同来完成。不要相信你的来访者可以对她的体型有一个准确的估计——众所周知，人们对肥胖程度的感觉极不可靠。

患有进食障碍的来访者共有的特征如下：

表 15-1　体重指数

BMI（kg/m^2）	分类
< 18.5	偏瘦
18.5—24.9	健康
25—29.9	一级超重
30—39.9	二级超重（"肥胖"）
≥ 40	三级超重（"病态肥胖"）

一、认知、情绪和行为的相互作用

无论诊断结果是什么，要想帮助患有进食障碍的来访者，识别这些模式至关重要。当来访者的问题不属于明确的诊断类别时，你可以将认知行为的维持循环作为指导。在图 15-1 中阐述了三个例子：（1）禁食的循环；（2）对进食的过度补偿的循环；（3）暴饮暴食的循环。

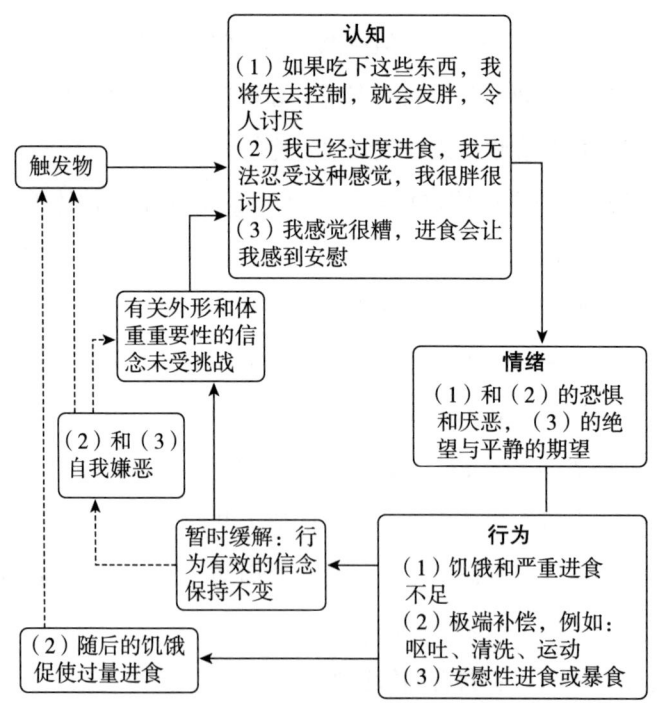

图 15-1　饮食障碍循环

二、常见的核心主题

如你所知，来访者的自动思维中经常会冒出这样一个问题："这样做有什么不好吗？"进食障碍不太可能纯粹是出于对身材和体重的担忧，所以我们要搞清楚，正常体重、超重、过轻等意味着什么？临床报告和研究中出现的主题包括：

● 社会及人际关系问题：其中包括对被抛弃、社会评价、羞耻和低自尊的恐惧（参见 Waller & Kennerley，2003 年的综述）。因此，在评估时需要考虑系统性的因素（尤其是家庭因素），在治疗中将同伴或者父母考虑进来可能会对治疗有效。

● 控制：这早已被公认为是进食障碍的病因及其维持的一个重要因素，近年来其作用也已得到了详尽阐述（Fairburn，Shafran & Cooper，1999）。但通常情况下，来访者常常试图过度控制，因此会有失控的风险。

三、认知过程

和其他心理问题一样，极端的认知过程也与进食障碍的形成和持续有关。具体来说，已经有研究证实，完美主义和分离在问题维持过程中发挥了重要的作用。

● 二分法思维：这种"全或无"的观点很普遍，而且往往表现为完美主义，常见于对瘦的极端追求、暴饮暴食或饮食不足等现象中。它常常基于消极的自我评价，这种评价会激发一种试图超额完成目标的补偿行为。感知到的"成功"往往助长形成"行为表现等同于价值"这一信念，而消极的自我观念是不容置疑的：感知到的"失败"助长了低自尊（见图15-2）。

● 解离：也就是"忽略"或者脱离当前的情绪和认知经历的一种心理过程。它可以由禁食和暴食诱发，所以往往与进食障碍有关（Vanderlinden & Vandereycken，1997）。在感知到消极情绪时，反复的解离会导致个体不知道情绪是可以忍受的，因此会把食物滥用作为主要的应对策略。

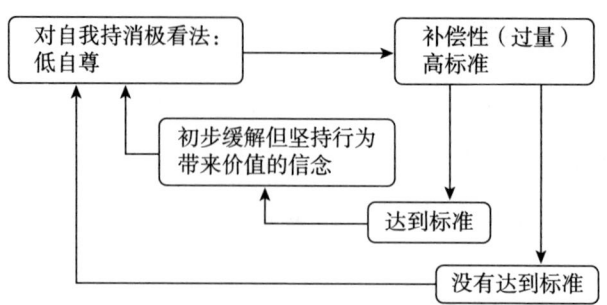

图 15-2　完美主义导致了饮食障碍的持续

四、情绪

目前，有大量的证据表明情绪对进食行为有驱动作用（Waters, Hill & Waller, 2001），且与暴食或节食都有关系。有研究表明，情绪会淹没饥饿感或饱腹感。情绪对于来访者起到何种作用还需要通过细致地分析以及记录自动化思维来确定。但简单来说，你需要注意：

● 无法忍受情绪或情感：暴饮暴食或过度节食有助于缓解来访者难以忍受的情绪。这在短期内非常有效，因此也是产生极端饮食行为令人信服的一个理由。

● 凌驾于饥饿感或饱腹感之上的情绪：进食或停止进食的意识会受到焦虑、愤怒或兴奋等高唤醒状态的干扰。

● 情绪被误认为是饥饿：当来访者将愤怒、焦虑、激动或痛苦误认为是饥饿时就会想吃东西。由于吃东西有一种舒缓情绪的效果，因此来访者感受到愤怒、焦虑、激动或痛苦在减弱，这就强化了他们"确实很饿"的信念。

五、动机

进食障碍来访者对改变会产生矛盾的心理，甚至会有明显的抵触情绪。所以，治疗师通常不得不努力增强来访者加以改变的动机。这很需要时间，而且目前几乎没有证据表明将动机因素加入 CBT 中会提高治疗效果（Treasure, Katzman, Schmidt, Troop, Todd & de Silva, 1999）。

然而，患有进食障碍的来访者，尤其是限制性神经厌食症来访者，对于行为改变会非常矛盾，这一点必须承认。沃勒等人（Waller et al., 2007）制定了明确的指导方案，通过站在来访者的角度并用有效的方式去理解和共情来访者，来帮助他们克服矛盾心理。

六、健康风险

急性和慢性进食障碍都可能对身体造成严重损伤。因此，对来访者的治疗应该谨慎一些，且需与内科医生协商进行。对于大多数在英国执业的治疗师来说，治疗师便是来访者的全科医生，主要的关注点有：

- 饥饿、暴饮暴食和 / 或服用泻药：营养不良及其影响、心血管并发症、胃肠道问题、免疫系统缺陷、生化异常、中枢神经系统的变化、闭经、骨质疏松症、肾功能衰竭。
- 肥胖：代谢并发症、心血管并发症、呼吸系统疾病、骨关节炎。

七、用 CBT 治疗进食障碍

无论诊断结果如何，你都需要进行彻底的评估。由此获取的程式将指导你采用适当的认知和行为干预策略。当你发现来访者并不符合 DSM 现有的诊断模型时，对来访者的全面评估则显得尤其重要。运用连续体任务（见第八章）可以解决进食障碍来访者典型的二分法思维模式。而复发应对策略（见第六章）可以有效帮助来访者处理强烈的食欲和绝对思维模式——可能导致来访者陷入暴饮暴食或禁食危险中。

和其他问题一样，治疗应包括打破维持问题的循环。有关治疗进食障碍最主要的 CBT 方案建立在非常具体的"维持循环模型"之上（参见 Vitousek, 1996）；通用模型和包含图式水平的模型已经有所进展（综述请参见 Waller & Kennerley, 2003）。在临床上，你需要注意到进食障碍来访者的特殊需求，并衡量自己是否有足够的资源来帮助他们。

对神经性厌食症的治疗应考虑到：

- 长期体重过低的影响——普遍认为厌食症来访者应该定期进行医学检查（Zipfel，Lowe & Herzog，2003）；

- 饥饿的影响，包括行为和认知方面的变化，这会降低来访者参与治疗的积极性和行动力；

- 来访者否认或不重视厌食症的医学风险，这也降低了他们参与治疗的行动力。

当来访者认为他们的行为是恰当的并且认为不存在功能失调时，会进一步削弱他们参与治疗的积极性。

神经性贪食的治疗应考虑到：

- 对感知的暴饮暴食进行极端补偿的医学风险（呕吐、服用泻药等）。
- 暴食和肥胖的治疗需要考虑：暴食和超重的医学风险。

本节推荐读物

1.《进食障碍手册（第2版）》【Treasure，J.，Schmidt，U.，& van Furth，E.（2003）. *Handbook of eating disorders*（2nd ed.）. Chichester: Wiley.】

2.《进食障碍的认知行为疗法：综合治疗指南》【Waller，G.，Cordery，H.，Corstorphine，E.，Hinrichsen，H.，Lawson，R.，Mountford，V.，& Russell，K.（2007）. *Cognitive behavioural therapy for eating disorders: a comprehensive treatment guide.* New York: Cambridge University Press.】

3.《进食障碍的认知—行为理论》【Vitousek，K.B.，& Brown，K.E.（2015）. Cognitive-behavioural theory of eating disorders. In L. Smolak & M.P. Levine（Eds.），*The Wiley handbook of eating disorders.* Chichester: Wiley-Blackwell.】

心理创伤

心理创伤有多种形式：可以是急性的也可以是慢性的，可以有不同的严重程度，可以发生在童年也可以发生在成年，可以由不同类型的事件引发（例如目睹暴行、遭遇自然灾害或被性侵犯）。在某些情况下，一些事故的幸存者往往会患上创伤后应激障碍（PTSD），即使创伤经历很复杂，我们也要首先考虑创伤后应激障碍，而非更复杂的诊断。因为 PTSD 较为常见，在治疗患有 PTSD 的来访者上已有完备的模型和方案。但创伤经历的后果不总是 PTSD，临床医生需要认识到创伤的后遗症可能非常多样。我们也能发现有一些来访者没有经历过 DSM 所定义的"创伤"，但他们却努力地应对着创伤带来的心理后果。我们还能发现那些不符合 DSM 中创伤后应激障碍标准的来访者似乎承受着心理创伤带来的后遗症，如重新体验创伤和情感麻木等。心理创伤的后遗症可能远远不只是创伤后应激障碍，临床医生及其研究人员对创伤后反应的分类中也有所体现。如："复杂的创伤后应激障碍"（Herman，1992），"复杂的创伤"（Courtois，2004），"发展性创伤障碍"（Van der Kolk，Roth，Pelcovitz，Sunday & Spinozzol，2005）。

特尔（Tcrr，1991）在区分两种类型的创伤受害者时做出了高度相关的区分：

- Ⅰ型：经历了单一创伤性事件的人。
- Ⅱ型：反复经历创伤的人。

特尔最初在有关儿童的问题中提出了以上区分，然而这种区分同样适用于成年人。罗斯柴尔德（Roihschild，2000）建议改进成人Ⅱ型的定义，以区分有稳定背景和没有稳定背景的人，以及只能回忆起部分创伤记忆和能正常回忆创伤事件的人。斯科特和斯特拉德林（Scott & Stradins，1994）做了更进一步的分类，即用长期胁迫应激障碍（prolonged duress stress disorder，PDSD）对经历了持续压力而非具体创伤的来访者进行了描述，如慢性疾病或儿童时期的情感虐待。

这些分类提醒我们，创伤幸存者并不是一个同质群体。研究认知的治疗师倾向于关注那些患有 PTSD 的创伤受害者，对这类来访者来说，目前已有成熟的治疗方法（见第十四章）。如果你正在治疗的创伤幸存者不符合创伤后应激障碍的条件，治疗的第一原则就应是：制定干预方案，而不是先入为主地推断创伤后应激障碍的治疗方案适用于所有的创伤幸存者。

那些遭受创伤的儿童在成年时更容易有心理问题（Mullen et al., 1993）。因此，童年创伤的幸存者可能表现出许多并发的心理问题，如饮食障碍、抑郁症或人际困难。认知治疗师对童年创伤幸存者反映出来的困难都比较熟悉，并且对这些问题有自己的认知和理解。

在与创伤幸存者一起工作时，有几个关键问题需要考虑。这些将在下面讨论，并由肯纳利进一步阐述（即将出版）。

一、创伤记忆

正如上文提到的，创伤的症状是多种多样的，对创伤经历可回忆的范围就体现了这一点。

● 创伤记忆的缺失。有些来访者根本没有创伤记忆，有时受害者处于分心或解离的状态，这使得他们无法回忆起事件的完整情况，这时他们会说，"我脑子一片空白，我不记得他说的话／做的事"或者"我可以看见刀子，但其他的东西都不记得了"。在这种情况下，可能没有更多的记忆内容可供检索。但是也不要试图强迫来访者去回忆，因为其潜在风险是可能会生成错误记忆（见下文）。也有人提到，创伤记忆可能受到抑制（British Psychological Society, 1995）：创伤的记忆其实储存在头脑中，但同样不要强行回忆，因为这有引发记忆扭曲的危险。

● 侵入性记忆：虽然这并非不可避免，但许多创伤幸存者都有侵入性记忆，这些记忆可能牵涉某一种或所有的感官体验。有些记忆来访者能够较好地回忆，有些回忆能合理准确地反映事件，而随着时间的推移，有些记忆已经开始出现错误（这是一种正常现象，所有人都如此），有些则是几个事件掺杂在一起，形成"代表性回忆"，人们会记住事件的意义，但对于特定的事件则很难回忆。基于经验的方法适用于治疗Ⅰ型创伤后应激障碍中侵入性记忆（例如，Ehlers & Clark, 2000），可能并不适合治疗Ⅱ型和／或发展性创伤侵入，但我们目前还不清楚其原因。

● 错误记忆：目前已有大量研究证明错误记忆的存在（British Psychological Society，1995）。所有的记忆都容易被扭曲，因为它们并不像录像般储存在大脑中，而更像是一堆拼图碎片，每一次回忆都会被重新组合。这意味着，每当我们回忆起某件事情时，都会有"碎片错位"的风险，我们回忆的次数越多，细节就越有可能被扭曲。我们都知道，尽管细节性记忆很不可靠，但总体性记忆不然。这也是为什么我们很容易就能记得假期过得是否愉快，但对其细节却记不得多少。由此，临床上的基本原则是不要太拘泥于细节，因为细节可能不太准确，治疗师要着重关注这份回忆对来访者来说意味着什么。

二、自我意识（和其他图式驱动的信念）

童年创伤，特别是慢性创伤，会影响一个人对自我、他人和未来的认知，从而形成强大的信念体系（或图式），成年之后，这些信念体系可能顽固又无益，而且它们往往是负性的。图式和图式聚焦疗法在第十七章中有所描述，你要牢记：来访者所报告的一系列困难可能都源于他对自己、对周围世界以及对未来僵化的信念系统。

发展性创伤所造成的与自我相关的其他后果，可能意味着自我意识已经是支离破碎的，甚至是缺失的。例如，一名男子形容自己"不断地从一个'我'切换到另一个'我'。有时我知道我很刻薄，但我无法阻止自己；有时，我又觉得待在自己的皮囊里很舒服，但下一分钟我就感到害怕和脆弱"。一位在童年时期曾长期被忽视的女性有着不同的感受，她说："我从来不觉得自己属于这里，我只是一个空壳。我照常生活，但我真不觉得我有什么目标或身份。"治疗师需要注意的是，来访者可能没有强烈的自我意识。第一步是要在试图了解来访者的自我信念体系之前，建立起关于"我是谁"这个与自我意识相关问题的信心。正如我们的同事吉莉安·巴特勒博士所说："如果我不知道我是谁，我怎么知道我在想什么呢？"

三、人际关系和系统问题

许多经历过人际创伤的幸存者很难与他人建立信任关系（包括与治疗师的关系），这并不罕见。所以为了让 CBT 的效果更加明显，有必要花几次会谈时间来建立工作同盟（见第三章）。我们认为，经历过非个人攻击和自然灾害事故的幸存者更容易形成良好的治疗关系。

人际创伤的幸存者通常会在现实的人际交往中遇到困难，对来访者的情况进行系统地概述有助于治疗的进行。这意味着你需要不断了解来访者与子女之间的关系（儿童有被遗弃或虐待的危险吗？），或与其他重要他人的关系（你的来访者有没有被伤害的危险？他们的伴侣会不会有危险？）。同时你可能还需要考虑到职业、社会制度以及文化因素等对问题的延续所造成的影响。

更深入地探索后发现，早期反复的生活创伤往往与人格障碍有关（Terr, 1991；Layden et al., 1993；Beck, Freeman, Davis & Associates, 2004），而人格障碍通常与人际交往困难有关。

作为一名临床医生，你要准备好面对各种可能性，然后建立延伸到超越个人认知和行为的"全局观"。这将拓展你的治疗思路，而且这种治疗的基本原则（见第四章）适用于任何复杂的情况。

四、症状的复杂性

有时，在治疗复杂性或慢性创伤幸存者时，你可能会发现整体情况是棘手的。来访者表现出来的一系列问题很常见：许多人同时患有多种心理疾病，一些人还因创伤而患上身体疾病，导致许多人处于功能失调的环境中，以上这些情况都会削弱治疗效果。需要提醒你的是，要通过提问来获得更多的信息以实现"全局性认识"："你的生活中还有其他困难吗？""是否有其他事情影响这件事？""还有其他情况吗？""你的工作怎么样？""你的家庭生活如何？"

五、对创伤幸存者实施 CBT

尽管我们着力于对创伤后应激障碍 I 型的研究，然而对于创伤幸存者的 CBT 评估依然不够丰富和系统，而且缺乏随机对照试验。幸而在经验丰富的治疗师的指导下，你可以形成一套自己的治疗方案来治疗患有人格障碍的创伤幸存者（如：Layden et al., 1993；Davidson, 2000；Beck et al., 2004；Arntz & van Genderen, 2009）。有越来越多的研究支持吉尔伯特的同情治疗法（CMT），对于有顽固性自责和自我攻击信念的来访者，它可能是一种有效的干预手段（综述请参见 Gilbert & Irins, 2005）。还有证据支持，认知技术可以在来访者的特定陈述（例如：Arntz & Weerlman, 1999；Geisen-Bloo et al., 2006）和特定类别创伤的干预（例如，Resick & Schnicke, 1993）中使用。

如何最好地为具有复杂性创伤和发展性创伤的来访者进行认知行为治疗呢？关于这个问题的探讨，一个质的飞跃是分级或"分阶段治疗"的提出（Herman, 1992；Chard, Weaver & Resick, 1997；Cloitre, Koenen, Cohen & Han, 2002）。

他们主张在转移到以创伤为重点的治疗之前，先设置一段稳定期。稳定阶段通常包括学习基本的情绪和压力管理技能，使用治疗主题（无益的）图式，发展人际交往技能。在我们指导 CBT 治疗师的经验中，我们经常发现，对于情绪和认知不太稳定的来访者，治疗师更喜欢使用这种分步且谨慎的方法。最近，研究结果表明，这种方法对具有更复杂的创伤相关症状的来访者具有治疗优势（例如 Cloitre et al., 2010）。

总之，对于Ⅱ型/发展性创伤没有单一的治疗方案，你会用到认知疗法的一般技能，这些技能可以通过目前可用的理论和研究来获取。但是，我们提倡以下原则：

● 树立全局观，从人际关系、体系甚至文化的角度进行探索，以了解创伤带来的全部影响，尤其是慢性创伤和童年创伤。

● 牢记记忆的特点，不要强行回忆。

● 尽可能以 DSM 诊断轴Ⅰ中已有的问题为中心，使用恰当的治疗方案。

● 请记住你可能要应对人际困难问题、图式驱动问题和多重问题的并发。

● 如果来访者情绪失控就需要考虑采用渐进式的方式治疗，尽早关注来访者的情绪、压力和人际交往技巧，这可以稳定来访者的症状。

● 在治疗过程中要坚持对风险进行动态评估。

本节推荐读物

1.《人格障碍的认知治疗（第 2 版）》【Beck, A.T., Freeman, A., Davis, D., & Associates（2004）. *Cognitive therapy of personality disorders*（2nd ed.）. New York: Guilford Press.】

2.《与儿童虐待有关的创伤后应激障碍的治疗：一项随机对照试验》【Cloitre, M., Stovall-McClough, K.C., Nooner, K., Zorbas, P., Cherry, S., Jackson, C.L., Gan, W., & Petkova, E.（2010）. Treatment for PTSD related to childhood abuse: a randomized controlled trial. American *Journal of Psychiatry*, 167, 915–924.】

3.《创伤应激反应的认知疗法案例集》【Grey, N.（2009）. *A casebook of cognitive therapy for traumatic stress reactions*. Hove: Routledge.】

4.《认知行为治疗师》杂志特刊：认知行为疗法、督导和服务中的复杂性主题【Kennerley, H.（in press）. Special Issue of *the Cognitive Behaviour Therapist* on the theme of Complexity within Cognitive Behavioural Therapy, Supervision and Services.】

5.《边缘性人格障碍的认知行为治疗》【Layden, M.A., Newman, C.F., Freeman, A., & Byers-Morse, S.（1993）. *Cognitive behaviour therapy of borderline personality disorder*. Needham Heights, MA: Allyn & Bacon.】

6.《回忆创伤》【McNally, R.J.（2003）. *Remembering trauma*. Cambridge, MA: Harvard University Press.】

7.《性侵犯的创伤：治疗、预防与实践》【Petrak, J., & Hedge, B.（2002）. *The trauma of sexual assault: treatment, prevention and practice*. Chichester: Wiley.】

愤　怒

愤怒是一种情绪，像其他的情绪一样，它不一定会成为问题。然而，当愤怒过于频繁或严重且对自己或他人是危险的，或者阻碍了目标的实现时，它就可能会成为一个问题。焦虑可能会成为一系列人际关系问题的核心，如家庭暴力（身体或情感上的）或者在工作场合、街上、社交场合等的攻击性爆发。这也可能是一种创伤后反应——有时一些闪回记忆的情绪主题包含了愤怒，还有在丧亲之痛中占主导地位的情绪也是愤怒。

虽然与其他情绪相比，愤怒受到的关注较小，但有证据表明，CBT 可以有效治疗愤怒问题（Beck & Fernandez, 1998; Naeem, Clarke & Kingdon, 2009; Henwood, Chou & Browne, 2015），因此针对这个问题目前已经可以拥有一套标准的体系去帮助治疗师更好地理解和治疗。贝克学派对此的解释是，愤怒是当人们感受到本应遵守的神圣"规则"被违反时产生的反抗，或者是在感知到威胁情况下的防御性反应。贝克曾说过，愤怒的背后往往隐藏着伤害或恐惧（Beck, 1999）。因此，你需要运用苏格拉底式技巧来发现愤怒和愤怒背后的含义，然后下诊断，但要注意来访者可能会对你的评价比较敏感，所以要避免先入为主，保持批判性思维，密切关注你们的咨访关系。

格林伯格和帕德斯基于 2015 年提出了一种贝克式愤怒控制法来治疗来访者，他们同时也提到了经常与愤怒联系在一起的内疚和羞耻（Greenberger & Padesky, 2015）。当内疚感和羞耻感的问题较为突出时，可以参考吉尔伯特所著的将移情焦点纳入 CBT 的治疗指南（Gilbert, 2005）。

自信心训练也与管理愤怒高度相关。市面上有很多自信心训练的资料，尤其是自助指南，但在肯纳利（Kennerley, 2014b）的文章中可以找到一种明确的认知行为疗法。这虽然是一个很简短的自助指南，但它是一个简单的起点，可以改善你的 CBT 工作。

不过，目前最有名的控制愤怒情绪的 CBT 方法是由诺瓦科（Ncvaco, 1979, 2000）发明的。其主要源于梅肯鲍姆（Meichenbaum, 1975）的压力免疫训练，而不是贝克学派的认知模式。简而言之，治疗通常包括三个阶段：

● 准备阶段：通过常规的评估和程式，帮助来访者识别愤怒的模式，包括触发因素和典型的思维、情感和行为。

● 技能习得阶段：来访者要学习一些技巧以降低在愤怒情绪被激起时的唤醒水平。这可能包括放松和"自我指导技术"（见下文）。

- 应用培训阶段：在难度逐步上升的情况下排练这些技巧，可以从想象力训练开始，通过角色扮演逐步过渡到在实践中应用技巧。

诺瓦科（Novaco）方法的核心是自我指导，他教导来访者如何应对不同阶段的愤怒诱发情境。包括认知方法和躯体方法，这些在本书中都有提到。

- 为愤怒做准备（例如，识别可能产生困难的情况，降低对他人过高的期待）；
- 应对生理唤醒（例如放松和 / 或控制呼吸）；
- 应对认知唤醒（使用"生气对我毫无益处"等自我指导语句）；
- 对抗后的反思（评估结果，并思考如何进步）。

当然，这只有在与来访者进行合作的情况下才会有帮助。但遗憾的是，在需要应对愤怒情绪时，治疗关系往往比较紧张。来访者可能会对治疗很迷茫，因为他们在犹豫是否改变自己的攻击性行为。过去，愤怒常常被认为是对他们有用的，而且在短期内是有效的。这也告诉我们评估的必要性，要探究愤怒背后的意义是什么，而并不仅仅着眼于愤怒情绪所带来的后果。可以询问来访者诸如"这种感觉对你来说意味着什么"或者"生气对你来说有什么好处"之类的问题，这可以帮助我们更好地理解来访者容易愤怒的原因。

- "我小时候生活在恐惧中，但当我愤怒时，我就感受不到恐惧，这让我感觉很好——我感到安全。"
- "我看到红色的薄雾，感觉自己是无敌的：我不感到害怕，也不会觉得痛苦。"
- "我唯一感到自信的时候是我生气的时候——那时我觉得自己是强大的，对自己充满信心。"

可以理解的是，任何一位来访者可能都不愿意放弃让他感到安全、强大、自信的体验。这本身就是很好的目标，因此我们也希望能够保留它们。但我们需要帮助来访者通过其他方式来实现这些目标，因为一旦他们可以通过其他方式获得安全、强大、自信的感觉，那他们可能会更愿意冒险把愤怒化解掉。

有些来访者可能因为其他人（如家人或者法院）认为自己的愤怒是一个问题而被转介接受治疗，在这种情况下，激励来访者可能会比较困难，治疗起来也相对吃力，这时候你可以倒回去看第七章和第十一章，以获得更多关于采取激励性方法的指导。当然，指导方案应该更全面，要包含人际和社会互动，以说明愤怒如何破坏关系。然而，有时（但也不总是）一个容易生气的人会认为这是一种批评（"所以这是我的错，是吗？"）。你可能会发现，以积极的方式制定愤怒管理的良性循环，可以让来访者自发建立起合作模式，意识到自己发生改变的益处，避免产生认知冲突。

另一个导致治疗师难以与来访者建立合作的原因可能是治疗师的反应，有些治疗师在听到别人严厉的批评或评价时，情绪可能会激动或由此引发不安，可能会丢失自己罗杰斯式的立场和好奇心。如果你发现自己处于这种情况，试着去觉察你的反应对你来说意味着什么，必要的时候，可以寻求督导的帮助。如果没有一个良好的治疗联盟，可能会导致来访者产生更多的愤怒情绪，因此为了避免治疗陷入僵局，我们要在这种情况出现之前及时采取相应措施。

不言而喻，所有的治疗都要对风险有敏锐的意识——对来访者周围的人、对你自己的察觉。因此，一定要确保你在安全的环境下、在最大限度保证安全的条件下练习。如果你正在见一个有愤怒问题的人，让你的同事知道，确保可以使用警报装置，确保有明确的出口，与来访者通过书面协议达成一致，规定在一次会谈中的行为预期。当治疗开始时，做好"基础工作"，明确愤怒的早期迹象可能是什么，以及你们双方将如何应对。例如，你会提议，当来访者感到愤怒时，他/她会告诉你，然后你们可以暂停一下，转而进行控制呼吸和分散注意力的练习，以恢复平静和控制感；或者你们可以约定，让来访者走出房间休息一两分钟——独自或由你陪同。

本节推荐读物

1.《仇恨的囚徒》【Beck, A.T.（1999）. *Prisoners of hate*. New York: Harper Collins.】

2.《一项关于 CBT 对愤怒管理的有效性的系统回顾和元分析》【Henwood,

K.S., Chou, S., & Browne, K.D.（2015）. A systematic review and metaanalysis of the effectiveness of CBT informed anger management. *Aggression and Violent Behaviour*, 25, 280–292.】

3.《愤怒和压力的认知调节》【Novaco, R.W.（1979）. The cognitive regulation of anger and stress. In P.C. Kendall & S.D. Hollon（Eds.）, *Cognitive-behavioral interventions: theory, research, and procedures.* New York: Academic Press.】

4.《愤怒失调》【Novaco, R.W.（2007）. Anger dysregulation. In T. Cavell & K. Malcolm（Eds.）, *Anger, aggression, and interventions for interpersonal violence.* Mahwah, NJ: Erlbaum.】

精神病性症状

精神病性症状在几种精神疾病中很常见，尤其是在精神分裂症和双相情感障碍中。

精神分裂症的特征是妄想、幻觉、言语及行为混乱以及其他导致社交功能或职业功能障碍的症状。精神分裂症的复发率很高，来访者一生中往往要经历多次复发。根据 DSM 的诊断标准，这些症状必须持续 6 个月，并且至少有 1 个月症状明显（APA, 2013）。有不到 1% 的人患有精神分裂症，这类患者的自杀风险也很高（Birchwood et al., 2014）。

双相情感障碍的特征是抑郁期与躁狂期交替出现，即异常的情绪高涨或低落、思维奔涌以及过度乐观或悲观。对于躁狂症的诊断，这些症状至少要持续一周，并导致明显的社交、职业功能障碍或需要住院治疗（APA, 2013）。约有 2% 的人患有双相情感障碍，并且复发率很高，该病在两年内的复发率约为 60%（Geddes & Miklowitz, 2013）。

虽然双相情感障碍的认知行为治疗越来越受到关注，但是大部分有关精神病的 CBT（CBTp）的早期治疗主要集中在精神分裂症对药物的抵制上（参见例如 Basco &Rush, 1996; Lam, Jones, Bright & Hayward, 1999; Scott, 2001）。

虽然第一代心理治疗对精神病仅有 0.4 左右的治疗效果（Wykes, Steele,

Everitt & Tarrier, 2008），但当我们采取专注于特定的精神病性症状的"精准的医学范式"，而不是宽泛的如"精神分裂症"这样的诊断，就能获得更大的治疗效果（Freeman et al., 2015）。正如一位同事所说，"现在虽然为时尚早，但却令人振奋！"

最近的一项令人振奋的关于精神病认知行为治疗和双向情感障碍的综述（Thase, Kingdon & Turkington, 2014）中指出，还有许多问题有待解决，但已有证据表明，CBT 的介入在临床上的益处具有统计学的意义。精神病或双相情感障碍患者在药物治疗的同时会辅以 CBT，因此你要定期了解药物并熟悉其效果和副作用。精神病或双相情感障碍患者通常接受 CBT 作为药物治疗的辅助手段，因此你需要定期询问来访者使用了何种药物，并熟悉其效果和副作用。同时要注意，来访者在没经过医生同意的情况下减药造成的影响（这种情况有时会发生）。

研究者和临床医生意识到，对实际经历（精神和/或身体）的评估至关重要。有异常的体验，如幻听、现实感丧失或思维奔涌等体验并不代表就患有精神病或双相情感障碍，最重要的是如何去评价这种体验及其所伴随的痛苦或功能障碍以及相应的行为后果。此外，被高估的想法、幻觉、妄想这些都属于认知范畴，所以它们的存在并不是"全或无"，而是一个连续体，会给不同的来访者带来不同程度的痛苦。这也再次提醒我们，要敏锐地评估来访者的问题，这样我们才不会妄下诊断。

重要的是要认识到，对精神病或双相情感障碍来访者进行 CBT 有助于解决一系列困难，这些困难往往超出了精神病或双相情感障碍的预期症状：

● 幻觉，特别是幻听（体验到不寻常或者扭曲的感官知觉，这些知觉似乎并不存在于个人感知觉之外）；

● 妄想（尽管缺乏证据，但虚假信念持续存在，且常规文化并不能对其作出解释）；

● 情绪问题，如抑郁或焦虑，这些问题通常是在遭受幻觉、妄想或精神病及双相情感障碍的社会心理后遗症的情况下产生的；

● 其他相关困难，如睡眠问题、药物滥用、自卑、人际问题和社会退缩等。

此外，与家人或者其他监护人的交流可能会起到重要作用，相关综述请参见匹林等人（Pilling et al., 2002）对 CBT 和家庭疗法治疗精神分裂症的论述，以及格迪斯和米克洛维茨（Geddes and Miklowitz, 2013）对双相情感障碍的论述。

患有精神病或双相情感障碍的来访者往往不只是与妄想、幻觉和躁狂症等困难作斗争，认知行为治疗师在此时还可以提供很多帮助。即使你觉得自己没有能力帮助正处于发作期的来访者，你仍然可以有效地帮助处于恢复期的来访者——一个可能继续与其他社会心理困难作斗争的人。

然而，由于精神病的治疗存在许多风险和复杂性，我们极力主张的是在治疗精神病症之前，你要确保自己能在较为简单的问题中熟练地运用 CBT，并且有适当的督导资源支持和精神医疗支持。必须注意的是，针对精神病和双相情感障碍的认知行为治疗几乎都只是综合护理方案的一部分，该综合疗法还包括药物治疗和心理健康团队的支持，而不是将认知行为疗法作为单独的治疗手段。

精神病和双相情感障碍的心理治疗已经逐渐摆脱目标诊断，转而专注于特定的症状和问题维持循环，有充分的证据表明 CBT 对精神分裂症中的迫害妄想症（Freeman, 2016）和命令性幻觉（Birchwood et al., 2014）非常有效，越来越多的迹象表明 CBT 对双相情感障碍中与焦虑相关的问题（如广泛性焦虑障碍和创伤后应激障碍）也有效（Stratford, Cooper, Di Simplicio, Blackwell & Holmes, 2015）。

与其他认知行为治疗一样，CBT 的首要任务是帮助来访者克服影响他们福祉的障碍，以实现健康的共同目标，治疗的目标是一个人评价其经历并保持不评判的模式。

被认为处于极端评估（精神病中的妄想和双相情感障碍中的高估想法）的关键过程包括：

- 归因偏差；
- 自我确认信念（SB）；
- 担忧；
- 睡眠不佳；
- 消极的自我认知；

- 强烈的意象。

和以往一样，作为 CBT 的践行者，你的任务是建立一种关系，构建一个范式，并将 CBT 的治疗策略应用于范式中的问题维持因素上。

我们的目标是通过减轻症状造成的痛苦和功能障碍，降低复发的风险，帮助来访者实现自己的目标。本书前面介绍的 CBT 的一些基本要求在精神病治疗中尤其重要。与来访者建立合作关系和给予其一种能够对症状给出替代性的、无威胁且无侮辱的解释方案是至关重要的。该方案可以用来识别和检测有关症状的起源、意义以及可控性的认知。行为实验是探索的关键部分（参见 Close & Schuller, 2004），但需巧妙地计划和执行。

其他需特别注意的因素包括：来访者可能有疑心，他们有时候会正确或错误地认为他们受到精神病治疗系统的伤害；轻度躁狂的愉快体验可能会阻碍来访者对它进行控制；特殊的思维过程可能会使你很难跟上来访者的思路；有时来访者的家人或者监护人可能表现出需要关注的特征。

这些复杂的因素意味着针对精神病的认知行为治疗往往是长期的，操作时步调要相对缓慢，而且你还需要成熟的督导和其他技术支持。

本节推荐读物

1.《对妄想、幻听和偏执的认知疗法》【Chadwick, P., Birchwood, M., & Trower, P.（1996）. *Cognitive therapy for delusions, voices and paranoia.* Chichester: Wiley.】

2.《认知行为疗法预防对命令幻觉的有害依从性：一项随机对照试验》【Birchwood, M., Michail, M., Meaden, A., Tarrier, N., Lewis, S., Wykes, T., Davies, L., Dunn, G., & Peters, E.（2014）. Cognitive behaviour therapy to prevent harmful compliance with command hallucinations（COMMAND）: a randomised controlled trial. *The Lancet Psychiatry*, 1, 23–33.】

3.《双相情感障碍的认知行为疗法》【Deckersbach, P., Eisner, L., & Sylvia. L.（2016）. Cognitive behavioural therapy for bipolar disorder. In T. J. Petersen, S.E. Sprich, & S. Wilhelm（Eds.）, *The Massachusetts General Hospital handbook of cognitive behavioural therapy*. New York: Springer.】

4.《迫害妄想：理解和治疗的认知视角》【Freeman，D.（2016）. Persecutory delusions: a cognitive perspective on understanding and treatment. *The Lancet Psychiatry*，3，685-692.】

5.《双相情感障碍的治疗》【Geddes，J. R.，& Miklowitz，D.J.（2013）. Treatment of bipolar disorder. *Lancet*，3813，1672-1682.】

6.《精神分裂症的认知疗法》【Kingdon，D.，& Turkington，D.（2004）. *Cognitive therapy of schizophrenia*. New York: Guilford Press.】

7.《双相情感障碍的认知治疗指南：概念、方法和实践（第2版）》【Lam，D.，Jones，S.，& Hayward，P.（2010）. *Cognitive therapy for bipolar disorder: a therapist's guide to concepts*，*methods and practice*（2nd ed.）. Chichester: Wiley.】

8.《创伤和精神病》【Larkin，W.，& Morrison，A.（2006）. *Trauma and psychosis*. Hove: Routledge.】

9.《精神病的认知治疗：一种基于程式的方法》【Morrison，A.P.，Renton，J.C.，Dunn，H.，Williams，S.，& Bentall，R.P.（2004）. *Cognitive therapy for psychosis: a formulation-based approach*. Hove: Brunner-Routledge.】

10.《双相情感障碍患者辅助性心理治疗与常规精神治疗的复发率的元分析》【Scott，J.，Colom，F.，& Vieta，E.（2006）. A meta-analysis of relapse rates with adjunctive psychological therapies compared to usual psychiatric treatment for bipolar disorders. *International Journal of Neuro-psychopharmacology*，10，123-129.】

人际关系困难

人际关系困难在求助者中很常见。有时这是主要问题，或至少是显著的问题，但有时你会发现来访者的焦虑、抑郁或者情绪障碍也会对关系产生影响。在新近发现中，这对于离散性障碍来访者、长期存在此问题的人来说都是如此，尤其是人格障碍来访者。

例如：一个有社交焦虑的男性可能很难坚持自己的观点；自卑的来访者可能

过度依赖他人；一个抑郁的来访者可能变得孤僻；一个过分关注健康问题的女性可能会给她的丈夫和孩子带来压力，一个患有慢性强迫症的男人也是如此。有一种认知行为方案认为这些问题的解决方法和其他问题的解决方法一样——观察认知和情绪、行为和生理状况之间的联系，其中的认知和行为部分主要涉及对人际关系的认知。

　　一名抑郁数月的女性与朋友的联系越来越少，如果她被邀请，她会觉得"我很无聊，也无话可说。如果我以这种状态去见我的朋友，我就会失去他们"。因此，她拒绝了大多数的邀请，最终她的朋友减少了与她的联系，她的情绪也受到了影响。

　　像这样的来访者，自动思维是抑郁状态下所特有的，一般情况下不会发生，她的问题能够在自动思维的层面上得到很好的解决。对于患有人格障碍的人，人际关系的困难可能更加普遍且持久，这也是该障碍的核心特征。但是 CBT 仍然强调关于自我、他人和人际关系的认知以及它们与行为、情绪之间的联系，尽管处理潜在的信念可能更重要。

　　一个有情感忽略史的人持有一个强烈而普遍的信念——"没有人为我存在"。对此，他的内心形成了一条法则："如果我承认了自己的失败，我就会被拒绝"。因此，他常常选择说谎来保护自己。从短期看，这缓解了他的恐惧，但从中期看，这会导致真正的问题，因为他要编造更多、更复杂的故事来掩盖他的谎言。治疗会涉及一些行为实验，让他承认自己的小失败，并仔细观察别人，尤其是妻子的反应！

　　人际关系问题会在治疗关系中重现。萨弗兰和穆兰（Safran & Muran, 1995）描述了如何利用治疗关系中的人际互动来否定对关系的无益信念（见第三章）。萨弗兰和西格尔（Safran & Segal, 1990）提出，他人的反应对这种无益信念有维持作用。他们认为来访者的人际行为可能会"引出"预期的人际反应，从而巩固了来访者的最初信念。

一个在学校遭受欺凌的女生认为自己不好相处，即使加入某个群体，也会遭到拒绝，甚至感觉孤独和被孤立。因为她认为自己不会受到群体的欢迎，所以她在群体情境下（例如在专业会议中）表现得冷漠又傲慢，她的基本想法是："如果你不需要我，那么我也不会以好像我需要你的方式来贬低自己。"她的同学们对此的回应是转而与那些更容易接近的人交往，这又恰好证实了她的信念——她在群体中不受欢迎。

如果无益信念已经确定，那么治疗师在治疗时就应该防止"被拉入"来访者预期的反应方式中，并且治疗师和来访者可以思考这种行为对来访者的信念会有什么影响。然后，在调整后的信念的基础上，来访者可以尝试采取不同的行为进行人际交往。

因为教学需要，一位女性治疗师不得不改变定期会谈的时间。来访者认为这暗示着治疗师在找借口不和她待在一起，所以她对会谈日期改变的反应很冷漠。治疗师并没有"被拉入"来访者预期的"好，你随便"的回答方式，而是对日期安排给来访者造成的不便表示真切的关心，并用非言语的方式表现出她非常想找到一种解决方式以便能够见到来访者。问题得到解决之后，治疗师要求来访者思考如何理解这种情况，治疗师的反应对她最初的信念有什么影响（这种信念在前几次会谈中已经充分讨论过）。

贝克等人（Beck et aL, 2004）和杨等人（Young et aL, 2003）也创造性地总结了处理人际问题的方式（见第十七章），林恩汉（Linehan, 1993）则发明了一种辩证行为疗法（dialectical behaviour therapy, DBT）的团体方案，用于帮助边缘性人格障碍来访者（见第十六章）。该方案耗时长达一年，但迄今为止的结果令人振奋，该方案对来访者的人际关系和社会适应都产生了重大影响。

最后，在达提里欧和帕德斯基（Dattilio & Padesky, 1990）关于夫妻治疗的著作中，有许多有关解决人际关系问题的有用观点。事实上，现在有大量关于认知行为夫妻疗法（Cognitive behavioural couple therapy, CBCT）的理论和研究，越来越多的人开始关注系统性的 CBT。鲍科姆和博丁（Baucom & Boeding, 2013）

提出了一种受欢迎的夫妻治疗方法，这种方法建立了令人信服的实证基础，在文章中，他们描述了如何最大限度地改善症状以及避免复发。科赫等人（Koch, Stewart and Stuart, 2010）描述了 CBT 的系统性因素，说明了这种疗法如何以及何时促进来访者康复。

本节推荐读物

1.《理论和研究在认知—行为夫妻治疗实践中的作用》【Baucom, D.H., & Boeding. S（2013）The role of theory and research in the practice of cognitive-behavioral couple therapy: if you build it, they will come. *Behaviour Therapy*, 44, 592–602.】

2.《夫妻认知疗法》【Dattilio, F.M., & Padesky, C.A.（1990）. *Cognitive therapy with couples*. Sarasota, FL: Professional Resource Exchange.】

3.《CBT 的系统性因素》【Koch, C., Stewart, A., & Stuart, A.（2010）. Systemic aspects of CBT. In M. Mueller, H. Kennerley, F. McManus, & D. Westbrook（Eds.）, *The Oxford guide to surviving as a CBT therapist*. Oxford: Oxford University Press.】

4.《解决治疗联盟破裂：多样性与整合》【Safran, J.D., & Muran, J.C.（1995）. Resolving therapeutic alliance ruptures: diversity and integration. *In Session: Psychotherapy in Practice*, 1, 81–92.】

5.《认知治疗中的人际过程》【Safran, J.D., & Segal, Z.V.（1990）. *Interpersonal process in cognitive therapy*. New York: Basic Books.】

物质滥用和成瘾障碍

提到物质滥用，我们通常会想到酒精、毒品、精神类药物或者烟草。值得注意的是，其他行为如赌博、暴饮暴食和强迫性消费也被视为"成瘾"行为，因此也应该列入物质滥用中。

DSM-Ⅳ（APA, 2000）将物质滥用分为两个类别：

● 物质滥用是指一种不适用的使用方式，会导致严重的功能损害或困扰（例如，未能履行职责、出现法律或人际关系问题等）。

● 物质依赖更为严重，包括耐受性增加、戒断症状、越来越多的物质使用，以及对物质的持久欲望，即使当事人已经意识到使用物质的消极后果。

DSM-V（APA，2013）将这些合并成一种单一的障碍，按照从轻度到重度的连续体进行划分，同时增加了"成瘾障碍"的条件。这种"物质相关和成瘾障碍"的分类反映了相关研究结果，即赌博障碍与物质相关障碍在临床表现、大脑起源、共病、生理和治疗方面具有相似性。科纳利的自残行为临床模型（2004）也认识到了这种相似性。

一、为何会发生物质滥用、成瘾和有害行为

面对不良后果，人们为什么仍会选择做出这种适得其反的事情？最常见的原因是人们想要迅速调节自己的感受（身体或情绪上），例如：

● 调节情绪，要么控制抑郁或焦虑，要么增强快乐等积极情绪；

● 控制生理或心理上的欲望；

● 应对不利情况（如虐待、贫穷等）；

● 控制严重的精神病性症状。

这些行为产生的即时影响非常强烈，因此停止物质滥用是很难的，还有部分原因是他们认为没有任何其他东西可以与物质的积极效果相媲美（快感、提高情绪、忘掉烦恼）。如果在戒除物质滥用之后出现了戒断症状，物质滥用将会因为生理依赖性得以加强。

一些来访者在短期干预之后会有效果，但大部分来访者需要长期的干预治疗，特别是那些有依赖性的来访者。在理想情况下，治疗应该解决与来访者相关的问题，而不仅仅是物质滥用或成瘾。许多方案涉及不止一种治疗方式，通常包括药物、心理援助以及心理投入。也有充分的证据证明其有效性（例如，参见 Hubbard，2005）。

针对物质滥用的 CBT 强调不良思维在行为持续中的附加作用（Beck et al.，1993；Marlatt & Gordon，1985），现在将对此进行讨论。

二、针对物质滥用和成瘾行为的 CBT

李斯和弗兰兹（Liese&Franz，1996）的物质滥用发展模型类似于一般的CBT的发展模型（见第四章），来访者暴露在容易产生成瘾行为的环境之中（如家庭成员中使用毒品者、朋友中鼓励使用毒品者），并进行了尝试，随后就形成了有关毒品的信念（"如果我使用毒品，我就不会感觉那么焦虑""如果我使用毒品，我就会更容易适应"）。

和其他问题一样，采用 CBT 解决物质滥用问题也包括建立模型、结构性会谈，以及第八、第九和第十章中描述的一系列认知、行为和躯体技术。达利和马拉特（Daley and Marlatt，2006）提供了有益的临床案例，米切森等人（Mitcheson et al.，2010）提供了优秀的治疗指南。然而，对这些来访者，要着重强调的是非责备性理念的建立，同时鼓励他们发展自主性和责任感。鉴于这项工作的挑战性，提醒来访者自身现有的资源是有帮助的，如适应性的应对方式或是强大的社会支持。合作的治疗联盟至关重要，它与治疗的依从性息息相关（Petry & Bickel，1999）。由于高频率的复发、反社会和非法行为、欺诈等问题，治疗可能很难进行。其中一个挑战就是要保持一种真正富有同理心和共情的立场。根据程式来拟定困难行为，关注人际关系，必要时寻求督导的帮助，这可能会帮助来访者更好地克服这个挑战。

考虑到更广泛的系统程式往往很高效，包括可能驱动问题行为的人际、社会、家庭、制度或文化因素。例如，如果一个年轻人经常与一群提供药品并认可其使用的人混在一起，她就很难戒掉药物滥用。

对于那些对改变存在明显矛盾心态的来访者群体，一个重要的概念是对变化的准备（Prochaska et al.，1994）（见第十一章），以及治疗师与他们一起努力改变的重要性。冒险改变行为的意愿可能会波动，这取决于来访者的个体经验和渴望程度。物质滥用的强大生理驱动力会降低来访者的治疗意愿，你需要预见到这一点，并鼓励来访者形成有助于减少渴望的替代行为。监测渴望的内部和外部触发因素，然后使用自我安抚或分散注意力，例如，进行体育活动、社交或"上网冲浪"（Daley&Marlatt, 2006；Mitcheson et al., 2010）。

　　要让来访者想要改变，治疗师的鼓励是十分重要的。通过激励一个人去考虑他改变的决心是值得的，你可以让他们做好改变的准备（同样参见第十一章）。这有时是与那些努力抵制某些行为的来访者达成合作的关键，MI 的创始人比尔·米勒（Bill Miller）的作品值得一看。他将这种富有同情心、移情和鼓励的方法比作"马耳语"（Miller, 2000）——提示人们这不是强硬的劝说，而是非批判性的理解和引导。

　　应该鼓励来访者控制问题行为还是彻底禁止（一些有重大影响力的组织所倡导的，如匿名戒酒会）? 通常将这一领域的治疗分为两类：对于问题较轻的大部分人来说，控制可能更加有效（Sobell & Sobell, 1993）；危害降低法则试图避开这个问题，认为应考虑来访者所处阶段的需要，治疗的目标是限制行为的影响，而不是追求完全戒除（Marlatt, Larimer, Baer & Quigley, 1993）。

　　CBT 强调个人练习控制的能力。同时也强调最大限度地防止复发（Daley & Marlatt, 2006），其中包括对高风险情境的识别和回避、探索导致问题行为和生活方式改变的决策，以及从复发中吸取经验以减少复发（见第六章）。

　　已经确定了与那些非常迫切从事有害行为的人合作时的一些问题，包括对改变的明显矛盾心理，以及诸如不服从和不诚实等困难行为。问题行为有时也很难鉴别，因为其表现可能难以辨认（例如，一个人尽管在夜间滥用药物，但他仍然看起来很正常；又如因赌博而陷入经济困境的女性），或是其表现让人很难联想到药物滥用（如睡眠障碍、惊恐发作等）。因此，在来访者因其他问题寻求帮助时，将其作为一种假设很重要。

本节推荐读物

1.《物质滥用的认知疗法》【Beck, A.T., Wright, F.D., Newman, C.F., & Liese, B.S.（1993）. *Cognitive therapy of substance abuse*. New York: Guilford. 】

2.《克服你的酒精或毒品问题》【Daley, D.C., & Marlatt, G.A.（2006）. *Overcoming your alcohol or drug problem. Effective recovery strategies: therapist guide*. Oxford: Oxford University Press. 】

3.《用认知疗法治疗物质滥用障碍：经验教训和对未来的启示》【Liese,

B.S., & Franz, R.A.（1996）. Treating substance use disorders with cognitive therapy: lessons learned and implications for the future. In P.S. Salkovskis（Ed.）, *Frontiers of cognitive therapy.* New York: Guilford.】

4.《动机性访谈：与马耳语有一些相似之处》【Miller, W.R.（2000）. Motivational interviewing: some parallels with horse whispering. *Behavioural and Cognitive Psychotherapy*, 28, 285–292.】

5.《应用认知和行为方法治疗成瘾》【Mitcheson, L., Maslin, J., Meynen, T., Morrison, T., Hill, R., & Wanigarantne, S.（2010）. *Applied cognitive and behavioural approaches to the treatment of addiction.* Chichester: Wiley-Blackwell.】

CBT 的其他应用

显然，CBT 的应用远不只我们描述的这些。它适用于不同的临床人群，包括儿童、青少年、老年人以及存在学习障碍或性问题的人，涉及法院、医疗和职业等领域。尽管这些应用颇具趣味，但本书尚不能完全囊括它们，我们只是想提醒你认识到认知行为疗法的多样性。我们强烈建议，如果遇到有特殊需要的来访者，可以通过一些培训活动、专家督导和指导性教材来寻求帮助。但是请记住，本书中所描述的一般原则对每一种 CBT 干预都很重要，所描述的方法都适用于各类来访者群体。第一至第十一章中描述的基础知识有助于你进行认知评估、建立程式、酌情治疗各类来访者。

学习和练习

这些学习和练习资料可以从配套网站下载。

回顾和反思

这些方法中的哪一种最适合你的治疗方式和来访者？

即使你在一个普通的 CBT 机构工作（而不是在一个专家治疗机构），你是否被本章总结的 CBT 发展所启发？如果是这样，你如何利用这一点来指导你的多方实践？

这些方法是否有什么其他的缺点？这些缺点是什么，它们代表了多大的问题？

进一步探讨

在你自己的临床实践或治疗过程中，有机会尝试这些方法吗？

要做到这一点，你需要做些什么？你需要与谁讨论 CBT？你怎样才能更好地说明你的情况？

你将如何评价在你的实践中引入这一章内容会产生的影响？

第十六章
可供替代的方式

引　言

在传统意义上，"经典的"心理治疗主要是治疗师和来访者进行每周 50 分钟的面对面交流。CBT 通常也遵循这种模式，同时也研究了其他治疗模式是否比传统模式更具优势。使用一些可替代的新方法，以达到下文所述的一个或多个目的。

一、提高治疗的成本效益

该目标通常是合理的。例如在私人诊所中，往往容易做到"物有所值"，但在大多数公立卫生保健系统中，长久以来，心理治疗资源是不足的，无法满足大众的需求，结果必然导致来访者等候治疗的时间过长。

我们很容易就能推导出一个关于等待时间的一般"等式"，如下所示：

$$等待时间 \ \alpha = \frac{就医人数 \times 就医者的平均治疗时间}{可利用的治疗师时间}$$

这虽然不是一个严格意义上的数学方程式，然而，这个式子却能帮助我们从原则上认识到一些减少等待时间的方法。

● 减少就医的人数（比如，限制就医人数或通过提高大众的心理幸福感，以降低就医人数的增长率）；

● 增加治疗师的可用时间（例如，提供更多的治疗师或者增加治疗师用于治疗的时间比例）；

● 减少每位来访者的平均就医时间（例如，缩短来访者的治疗时间或者增加团体治疗的人数）。

我们通常会采取最后一个方法：通过减少治疗师和来访者接触的时间，增加来访者的接待量，从而提供更多或更快的治疗。

二、增加治疗的易获得性和便利性

这也是一个好目标。对于大多数来访者来说，每周从工作时间中挤出一小时进行咨询（可能还要加上路上花费的时间）是很不容易的。工作单位可能不允许他们请假，就算允许也会导致部分工资损失；他们可能需要照顾孩子或其他人，或者他们可能生活在治疗困难且昂贵的地方。这使大多数人难以获得诊治，我们需要想办法克服这些困难。洛菲尔和理查兹（Lovell&Richards，2000）在一篇著名的论文中，总结出许多关于治疗方式的更灵活的观点。他们创造了缩写词"MAPLE"，即"多接待点和多准入水平"（Multiple Access Points and Levels of Entry）。本质上，他们认为 CBT 应该为来访者提供有效的、易得的和更经济的治疗模式。

三、提高治疗的有效性

一些"非标准的"治疗模式以利用额外资源为主要手段，临床医师认为这些额外资源能够提高治疗的有效性。因此，团体治疗或配对治疗的治疗师（见下文）认为，这些方法不仅经济方便，而且还使临床医师采用不同于传统一对一的治疗方法来解决问题。

四、IAPT 低强度干预

除了讨论上述一些具体策略，我们还将简要介绍在英国一项改善心理治疗方法（IAPT）的项目中被称为低强度（LI）CBT 的方法。

CBT 的实施模式

在下面的表格中，我们考虑了 5 种主要的替代方法：自助疗法、大型团体疗法、传统团体疗法、夫妻疗法、配对疗法（见表 16-1）。

表 16-1　各替代方法的主要目标

方法	花费	易获得性	有效性
自助疗法	√	√	
大型团体疗法	√	√	
常规团体疗法	√		√
夫妻疗法			√
配对疗法		√	√

自助疗法

在这里，我们将讲述一些来访者通过使用媒体来自学 CBT 治疗策略的方法，与传统疗法相比，这减少了来访者与治疗师的直接接触，甚至他们可能无须接触治疗师。因此，我们将以下方法纳入了"自助疗法"中。

● 阅读疗法，即来访者运用 CBT 的书籍来进行自我治疗。虽然 CBT 书籍通常只是治疗师的辅助工具，但为了减少会诊时间，我们可以把阅读疗法作为独立疗法替代传统治疗。来访者可以在完全不接触治疗师的情况下进行阅读治疗，这称为纯自助（可以是由临床治疗师推荐，也可以自己到书店购买）；也许他们仍然会寻求治疗师的帮助，但时间却减少了很多。尽管我们应该着重关注的是治疗类的专业书籍，但也要意识到小说和其他间接提供治疗方法的书对整个治疗过程也是有帮助的。

● 计算机化的认知行为治疗（CCBT）。即通过计算机程序教导来访者使用CBT。例如，通过 CD、DVD 光盘或者互联网进行治疗。这些程序通常采用多媒体方法，包括视频剪辑、文本文档、用户问卷或者日志等。有越来越多的心理健康应用程序可供选择，尽管其有效性还需要多方证实，但已有证据表明智能手机辅助治疗是有效的（见 Donker 等人，2013 年的综述）。我们在受益的同时，也应该反思劳洛尔 – 萨维奇和普伦蒂斯（Lawlor-Savage & Prentice, 2014）所提出的伦理问题，并记住威德霍德的观察结果："行为健康软件很多，但实证研究却很少"（Wiederhold, 2015: 309）。

● 近年来，在已成熟的自助方法中有一种叫作"书籍处方计划"。这种方法是由弗拉德（Frude, 2005）开创，他认为当地的公共图书馆可储藏一些自助的CBT 书籍，人们可以通过初级护理工作者开的"书籍处方"来延长借阅它们的时间。另外一种新兴的方法是初级治疗中的协助式自助诊所，来访者可以与心理健康工作者进行简短的会面，他们会指导和帮助来访者使用 CBT 领域的阅读疗法的资料（Lovell, Richards & Bower, 2003）。

这些方法都具有比较充分的证据，在初级护理机构中阅读疗法和计算机化的 CBT 比常规治疗的效果更好（Cuijpers, Donker, van Straten, Li & Andersson, 2010），且近年来也有许多研究指出引导式自助的疗效显著优于常规治疗（Williamst et al., 2013）。但是这些证据是有限的，研究质量也不高，因此，这些方法还需要进行更深层次的评估（Bower et al., 2001; Lewis et al., 2003; Richardson&Richards, 2006）。例如，早期一项无对照实验初步证明了协助式自助诊所很具有优势（Lovell et al., 2003），但最近更多的对照实验却没有表现出这样的趋势（Richards et al., 2003）。此外，应该指出，迄今为止大多数研究数据都来自初级治疗，因此很难证明这些方法对于二级或三级治疗中存在的困难或更加复杂的情况同样有效。

尽管存在这样一些不确定性，自助疗法仍在继续发展，而且被推荐作为分步治疗计划的一个阶段（如 NICE, 2004a）。对于大多数不方便治疗的来访者来说，自助法除了成本效益和易获得性外，还有其他方面的优点。它能够避免来访者过度卷入精神病治疗系统中——减少来访者的病耻感和对治疗的依赖性，提高来访者的自我效能感，并且能够给来访者的预后提供永久可行的帮助。当然，也有一些潜在的负面影响。除了这些方法可能不起作用之外，有人还认为自助一旦失败，可能会导致来访者否定 CBT：他们可能会认为 CBT 是无用的，最终错过有效的治疗方法（目前没有证据证明这种风险在临床实践中是否存在）。

我们认为，自助疗法值得一试。尤其是在初级治疗中，只要有可能，就应该对其效果进行评估。临床经验表明，要将这种方法完全或部分替代传统疗法，应该遵循的主要指导方针包括：

● 来访者具备读写能力，喜欢阅读（或会使用计算机化的 CBT），没有身体或精神方面妨碍阅读的缺陷。

● 自助疗法应该作为 CBT 的第一步（对于已经接受过 CBT 的人不适用，除非他们仅仅只是想用它来帮助回忆 CBT 策略）。

● 来访者应该愿意尝试自助疗法：来访者需要理解自助的想法，并彻底弄清楚他们主要怀疑的地方，这都是有必要的。

● 对于症状相对轻微而有限定范围的问题，自助治疗很有可能是成功的，而复杂又持久的问题则不然（但在某些方面仍可能有很大帮助）。

● 至少与治疗师有一些接触——"协助式"或"督导式"的自助——可能会增加成功的概率，但这种接触是有限的，例如洛菲尔（Lovell）的自助诊所通常用 15 分钟进行会谈，每个疗程与治疗师会面的平均时间仅为一个多小时。这种有限的会面通常用于推荐书籍、支持和鼓励来访者尝试自助疗法，并在来访者遇到困难时帮助他们解决难题。

● 在阅读疗法中，没有足够的研究来比较不同书籍的相对疗效，但是上述书籍处方方案可以引导来访者选择某些被临床医生一致推荐的书籍 [例如，参见 2004 年德文郡书籍处方计划（Devon Book Prescription Scheme）在互联网上提供的书籍列表]。对于 CCBT，英国国家卫生与临床优化研究所（NICE, 2006）向抑郁症来访者推荐"战胜抑郁"（Beating the Blues），而向恐慌症和恐惧症来访者推荐"无畏恐惧"（Fear Fighter）。

很显然治疗师在推荐之前必须自己先读过所推荐的内容。然而，我们难以轻易地信服某本书或者某种应用天花乱坠的宣传。一些书籍可能只会令人困惑，最糟糕的情况是反而会令人不安，并造成误导。

有关这些问题的进一步探讨，请参阅威廉姆斯（Williams，2001）的论述。

IT 平台的使用

越来越多的来访者通过计算机、平板电脑、智能手机等设备来进行线上的面对面治疗，尽管普伦蒂斯和多布森（Prentice and Dobson，2014）强调要慎重考虑这种治疗模式带来的风险和收益。

在某些情况下，整个治疗过程可以通过这种类型的 IT 平台进行。但是更常见的情况是人们通过这个平台来取消预约（例如，突然需要照看孩子或者突发交通堵塞）。它也可以是进行行为实验的有效途径，例如当来访者没人陪伴时，治疗师可以与来访者进行线上交流并观察发生在他身上的行为。

大型团体疗法

另外一个"经济型 CBT"的实现途径是怀特针对焦虑的压力控制策略（White et al.，1992；White，2000）。这种方法适用于由 20—50 名来访者所组成的团体，团体内的每个人都会收到一个关于疗程内容的纸质版材料，这样来访者可以在疗程中或结束后继续学习和使用。

怀特将这种方法叫作"大型团体治疗"，这传达出一个明显特征——参与人数很多，由于它不是传统意义上的团体治疗，但具有教育的性质，类似于夜校，因此常常被误解。整个疗程由 6 次会谈组成，每次 2 小时，通常晚上在初级治疗机构或非健康护理机构中进行会谈，如果来访者愿意还可以带伙伴一起来。研究结果表明，该方案对于治疗焦虑症有很好的效果，而且在后续活动中得到了很好的维持（White et al.，1992；White，1998）。怀特（White，2000）对这种方法进行了全面的诠释，对如何建立和实施课程给出了切实有效的建议。

这种治疗方法的优点是能在有限的时间里帮助大量的人，对来访者和治疗师来说都能节约时间。它用于解决焦虑问题，即通过所教授的方法来缓解"紧张"的问题，可能会吸引很多不适应传统心理治疗的人群，而怀特最初创设这种方法在一定程度上就是为了帮助这些人。大型团体的可容纳量意味着：除非来访者愿意，否则没有人会显得特别突出；除了这个特征，还有个原则是：不鼓励来访者详细讲述自己特定的问题，这条规则会让他们感到很安心。大容量可能还有一些潜在的好处："如果其他40个人也有这样的问题，那我就不是个怪人了！"当然，也有人不适应这种团体的方法，或者觉得与太多人相处是件很困难的事——但如果带个伙伴一起去，可能就会缓解这个问题。

低强度干预法

如第一章所述，过去几年的一个重大发展是英格兰和威尔士的 IAPT 项目，该项目旨在改善国民 NHS 初级保健设置中常见心理健康问题的心理治疗可及性。IAPT 的第一阶段包含两种不同的 CBT 方法：高强度（HI）干预（这也是本书最主要的内容）和低强度（LI）干预，我们将在本节中简要介绍这两种干预方法。

低强度干预策略包含上述的几个特征。这是一种"高容量、低强度"的 CBT 方法，主要通过最大限度减少对来访者的限制和对稀缺昂贵的专业资源的使用来提高 CBT 的可获得性。IAPT 式 LI 干预的主要特点是：

● 它采用一种分级护理模式，在这种模式下，与服务机构接触的来访者会被分类，并被分配到限制最少且有效的治疗形式。同时也会对来访者的治疗结果进行常规监测，在必要时，可以强化治疗形式。

● 它使用协作护理来确保治疗师不同的职业贡献得到合理分配，并与来访者保持积极的联系。

● 它应用了许多前文所述的经济实用的治疗方法。理查兹（Richards，2010）

在临床上将 LI 描述为"较少的治疗环节，更多的自我调节；将书面材料的结构化和集中使用作为核心策略，而不仅仅是治疗的辅助手段；以及开药方式的变化，例如，可以通过电话或互联网的方式来开药"。

典型的 LI 干预措施包括 CBT 策略中的引导式自助，例如：处理在引发焦虑情境中的思维或暴露（通常使用电话咨询而不是全程面谈）；行为激活的简要形式（见第十七章）；用药支持；还有 CCBT，详情请参阅 IAPT 网站（IAPT，2010）可下载的资源和 LI 干预工作者的培训课程。在第一篇关于 IAPT 结果的学术出版物中，克拉克等人（Clark et al., 2009）提供了一些数据，表明 LI 干预能够为来访者取得良好的治疗效果，并为来访者提供深度的治疗，平均治疗时间为 2.6 小时。

关于 LI 的实操还有两点需要注意：（1）不应该认为它是传统 CBT 的一种"稀释"版本，相反，LI 的治疗本身和 LI 治疗师在一些主要的实操上面都不同于标准 CBT 和标准 CBT 实践者；（2）由于有大量的来访者（每个治疗师常见的工作量为 50 个案例），加之有许多不同的治疗方法，因此 LI 的督导方法必须不同于本书第十九章中所述的方法。例如，理查兹建议（Richards, 2010）通过计算机系统监控并自动标记来访案例。由于这两个原因，传统的 CBT 治疗师并不一定是好的 LI 治疗师或督导师。

常规团体疗法

在与来访者保持更积极的临床关系的同时，降低治疗成本的另一种方法是建立一个 CBT 小组，将用于个体的 CBT 推广到一个小型的工作组中去，但不要模仿心理动力学团体治疗的原则。目前已经开发了许多团体方案来治疗特定的疾病（Bieling, McCabe & Antony, 2006），诸如对情感、想法和行为的监控、对不良信念的重新评估、家庭作业以及行为实验等 CBT 常见的治疗策略在常规团体治疗中都得到了应用（Freeman, 1983）。起初这种团体疗法主要针对抑郁症来访者（如 Hollon & Shaw, 1979），但现已逐渐扩展到治疗其他病症（参见 Ryder, 2010

年的综述）。除了经济上的益处，用这种方式还有其他的益处，包括：

● 节约治疗时间（见下文的讨论）；

● 通过分享他人的症状和问题，使小组成员的经历正常化；

● 来访者可以在他人身上发现自身不太明显的特征，例如，认识到思维与情感之间的联系以及他人所持有的错误的认知（Rush&Watkins，1981）；

● 在小组的支持下完成艰巨的任务，例如，需要勇气的行为实验；

● 形成完成家庭作业的氛围；

● 小组成员之间可以互为彼此的治疗师，促进技能的习得（Hope & Heimberg，1993），例如，追踪"热认知"；

● 能在团体内部实施行为实验，特别是针对（但不限于）社交焦虑。

请注意，小组疗法可能并不适合所有人，应根据个体的偏好和需求来决定适当的治疗方法。

此外，这种方式可能会有些弊端（Tucker&Oie，2007），其中包括：

● 会谈并不适合于每一个来访者的特殊想法或行为；

● 来访者可能不愿意袒露一些羞耻的想法；

● 会出现一个或者几个来访者主导会谈或其游离在外的风险；

● 组内来访者之间不同的进步速度可能会让一些人有挫败感；

● 来访者中途退出可能会使组员产生沮丧情绪；

● 可能会形成无益的氛围（无目的地讨论或是不完成布置的家庭作业）。

还要补充的是，考虑到对特殊的团体成员的危机干预，有时我们也需要做出妥协。然而，节约治疗时间确实非常诱人，而且很多不同类型的团体模式也已经被开发出来并取得了一定的疗效。

CBT 团体的模式

各种团体治疗小组已经依照各种不同的目的建立起来（例如住院和门诊来访者），莫里森（Morrison, 2001）将其做了如下区分：

● 开放式：来访者可以在任何时候参与各种治疗。这些团体可能有强烈的教育色彩。它们着眼于宽泛的议题，例如讨论情绪与认知的关系，但很少谈论个人问题。

● 开放、轮换的主题（例如，Freeman et al., 1993）：治疗需要有一个事先安排好的计划，所以不是每一次治疗内容都适合于每一位来访者。这种治疗的频率通常更高，如一周三次。

● 程序化：以课程讲授为主，来访者与治疗师几乎没有互动，类似于之前所说的大型团体模式。

● 封闭式：每个个体同时加入组内，并完成整个计划，因此每个人对 CBT 技能的掌握程度相似。

一、团体的成员

成员的选择在很大程度上取决于治疗团体的功能。如果该团体是为解决恐慌症或边缘性人格障碍这样的问题而设立的，就需要对成员进行筛选。另外，如果该团体是为了提升诊断过程中处理问题的技巧，那么以开放式的住院病人团体为例，它更有可能纳入了不同症状的来访者。其中最重要的是，要搞清楚这个组的目的是什么，以及受益者可能是哪部分人。由于团体的成功部分取决于其成员，因此选择谁参加是至关重要的。莱德（Ryder, 2010）提出了有关纳入标准（如提高社会功能的团体）和排除标准（如高度的自杀倾向）的有用建议，如果你计划成立一个治疗团体，可以参考这些建议。

二、治疗师的投入

一般认为（例如，Freeman et al.，1993），由两个或两个以上的治疗师联合组织一个治疗团体会让治疗更容易进行，部分原因是他们可以在提供技术性指导（例如，教授如何使用思维记录表）的同时完成与成员之间的互动。霍伦和肖（Hollon & Shaw，1979）建议，除了联合治疗外，一个治疗师最多只能负责包含6名成员的团队。莱德（Ryder，2010）指出，只要增加治疗师的数量，就可以包含更多的团体成员；这样一来，治疗师在小组中除了教授技能，还可以参与到团体治疗中（Yalom，1995）。治疗师的角色应该加以区分，并在治疗团体中达成一致，这样既不会出现重复，也不会存在空缺。一个有效的分工是：一个治疗师关注团体的"内容"（公开任务），另一个治疗师关注"过程"（人际互动——过于活跃或参与度不高）。这些角色不需要在治疗过程中固定不变，治疗师之间可以相互转换。虽然我们在治疗上不像在心理动力学团体中那样"利用"过程，但发现可能的人际关系问题并尽早解决它们可以提高团体的干预效果。

一位治疗师注意到，随着团体干预的推进，西娅说的话越来越少，她向小组内共事的治疗师分享了此信息。治疗师们猜测，这是因为随着会谈内容从相对简单的技能培训转向对个人问题的深入探索，探讨的主题变得越来越复杂。因此他们计划通过在下一个会谈进程中增加一个项目来验证他们的猜想："现在会谈变得越来越个体化，我感觉如何？有什么可以让我更轻松吗？"通过这种方式，让西娅有机会表达出自己的困难，而不是由治疗师来指出，如果有其他人分享自己的感受，也能获得同样的关注。

三、频率

开放式团体可以无限期地持续运作，而封闭式团体则通常持续12—20次，对于门诊来访者，通常一周一次，而对于住院来访者则会更频繁。一次培训一般持续一个半小时或两个小时，因此除了教学和技能要点，将会有足够的时间进行小组讨论。不过，对于持续几个小时的会谈，团体成员可能需要约定中途休息时间。

四、团体规则

团体成员需了解自己应该遵守的规则，例如，关于保密、出席、守时、尊重其他成员、处理危机等，这将有利于团体的推进。一个有效的热身环节是建立基本规则，让所有小组成员都有机会提出自己的想法，即他们认为什么样的规则会使自己在小组中有足够的安全感。这通常也能锻炼一个团队解决问题的能力，包括加强合作、分担责任、发展技能，同时还可以获得合作感。

五、我们能期待 CBT 的团体治疗取得哪些成果？

莫里森（Morrison，2001）查阅了有关跨诊断、跨治疗模式且类型多样的团体研究结论，并在她的论文中进行了概述。总之，很难说明团体治疗优于个体治疗，主要是因为此类研究证据尚不充分：在很多研究中，样本都太少（例如：Rush & Watkins，1981，关于抑郁症；Scholing & Emmelkamp，1993，关于社交恐惧症），或者在其他已出版的关注同一问题的研究书籍中，团体治疗的成果更少（例如，Telch et al.，1993，关于恐慌症），或者提供的团队治疗并不只用了 CBT（例如，Enright，1991，关于强迫症）。尽管如此，莫里森认为研究结果基本支持了在团体中 CBT 的有效性，尽管对于有严重疾病——如有严重抑郁症或者强迫症的来访者，个体治疗的效果可能会更好。

令人失望的是，一项针对抑郁症团体 CBT 的综述表明，即使到 2012 年，"研究成果的权威性仍有待提高"（Huntley，Araya & Salisbury，2012）。总的来说，CBT 确实比传统治疗（TAU）有优势，但这种优势在 3 个月后的随访中就不再显著了。近年来一篇在针对精神病群体使用 CBT 进行治疗（CBTp）的综述（Owen，Speight，Sarsam & Sellwood，2015）指出，尽管 CBT 对此可能有一定的成效，但目前没有足够的证据可以证明。这些综述在一定程度上总结了近期文献的研究成果，我们还是要继续面对"有待深入研究"这句老话。

六、CBT 团体治疗的成本效益

支持 CBT 团体治疗的大部分论据在于它的成本效益，但这可能更多是表面上的，原因如下：

● 单次团体治疗通常持续一个半到两个小时，而典型的个体治疗需要一个小时。

● 筛选的过程可能会非常费时，把关者在这个过程中可能会选择出一些不适合这个团体的来访者。

● 治疗团体需要做大量的准备工作，如分发问卷、调查表、量表等。

● 需要花时间准备治疗团体的计划，这很可能需要和共事的治疗师一起完成。

● 在每一次治疗后，参与其中的治疗师要花时间与共事的治疗师进行简要的总结和记录。

● 对来访者来说，下班后花两个多小时用于治疗和通勤将很困难——安东努西奥等人（Antonuccio et al., 1997）认为当考虑比较成本时，这部分所花费的时间必须考虑进去。

● 团体成员个人的治疗收益可能会减少，同时也需考虑治疗师在每个单位时间内的收益。

我们应该用尽一切方法发展 CBT 团体，必须对每个团体成员的进步进行评估，并且要与自己在过往实践中所遇到的，或者在已经发表的研究中相类似的来访者进行疗效上的对比。由于期望值较小，只要患者取得了进步，你可能就会认为相比于小部分的个体治疗，团体治疗会更加合理。莫里森（Morrison, 2001）认为，进行小组治疗前可以为来访者提供两到三次的个体治疗，并在团体中确定他们需要关注的特质，然后让他们逐渐掌握 CBT 的技能，可谓两全其美。

夫妻疗法

当夫妻双方或者一方的问题主要聚焦夫妻关系时，夫妻疗法是提高治疗效果的另一种治疗方案。在 CBT 中夫妻治疗的假设是：来访者关于自己、夫妻关系和一般人际关系的信念非常重要，能帮助治疗师理解来访者对人际关系、夫妻关系及其行为方式的感受。这些信念可能是早年习得的，但无法用言语表达出来，因此一个重要的任务是帮助夫妻确定这些信念（Beck，1988）。需要注意的是，要同等关注夫妻双方对关系的期望，以及这些期望如何扭曲了他们对当前关系的感知。

　　CBT 的一般原则和特点适用于这一类治疗，它强调结构化治疗和两次治疗之间的任务。评估包括双方共同参与的会谈，以及对夫妻双方单独进行的个体治疗，个体治疗中要制定一些基本规则，如治疗之外的电话联系以及治疗之内的争论（参见 Dattilio&Padesky，1990）。在确定问题清单和程式以后，治疗很可能集中在三大领域。如下所述。

一、修正不切实际的期望

　　完成这一项工作要遵循前面章节中讲述的关于个体治疗的原则和技术。

　　一名对自己的婚姻感到绝望的来访者认为："除非我是我丈夫生命的中心，否则我们的关系将毫无意义。"每次她的丈夫单独去参加一项活动时，她都会产生一些自动思维："我们从来没有一起做过任何事情。"治疗应该关注两人的负性自动思维迹象，并使两人努力共同定义一种信念，从而可以思考目前的关系状况。例如："我们的生活可以在一些重要的领域相互交织和重叠，虽然在其他方面可能是相互独立的，但是我们的关系仍是有意义的。"

　　贝克（Beck，1988）在典型的认知扭曲问题以及如何解决上给出了很好的例子。

二、纠正错误的责任归因

　　夫妻陷入相互指责的恶性循环这一情形是很常见的，双方都不愿意为关系中的危机承担责任。当务之急是帮助他们识别并重新评估他们对责任的信念，以便他们能够合作解决问题。

三、沟通训练和问题解决

　　夫妻双方要共同学习新的技能，以帮助他们减少不良互动。沟通训练中强调良好的倾听技巧、清楚地表达自己的需求并对自己的感受负责，伯恩斯（Burns，1999）对此进行了明确的描述。当夫妻在学习有效的沟通技巧时，让他们学会如何处理强烈的愤怒是很重要的，这可以在治疗会谈中得到有效的练习。

只要能进行有效地沟通，夫妻双方就能学会如何解决问题并处理分歧。雅各布森和马乔林（Jacobson & Margolin，1979）列出了解决问题的一般原则，包括：

- 具体地界定问题；
- 专注于解决方案而不是责备；
- 学会让步。

夫妻疗法（例如，Stuart，1980）中的行为方法强调积极的行为交流，即用具体的方式赞赏对方。在认知行为治疗中，这种策略可以用来识别功能失调的信念，并将其纳入行为实验中。

在夫妻疗法中，需要特别关注危机，例如泄露的不忠行为或者夫妻关系中出现的暴力行为等。治疗初期的首要任务是化解危机。还有一些其他方面的问题：夫妻中一方希望离婚；夫妻中一方有不想透露的秘密（如不忠）；夫妻中一方出现了另一段感情；夫妻中一方有严重的精神障碍。达提里欧和帕德斯基（Dattilio&Padesky，1990）曾经探讨过这些问题，治疗师在遇到这些问题时应该与有过夫妻治疗经验的督导师进行讨论。

鲍科姆多年来致力于开展有效的夫妻治疗工作，他最近完善了一种夫妻认知行为疗法，该疗法能综合处理关系困扰和个人心理问题（Baucom, Belus, Adelman, Fischer& Paprocki, 2014）。事实证明，这是一种可信且常用的干预措施，然而鲍科姆也指出，治疗师在使用这种针对特定人群的方法时需要接受相应的培训（Baucom & Boeding, 2013）。

配对疗法

配对疗法是指对两位有相似问题的来访者同时实施治疗。据我们所知，肯纳利（Kennerley，1995）最早提出了 CBT 中的配对疗法。他认为这种治疗模式适合存在某些创伤的来访者，这些来访者不想加入 CBT 团体，但又希望在一个结构化的治疗过程中向别人诉说他们的困难，同时也想消除童年受虐经历的耻辱感并了解他人的应对方式，这些目标在治疗团体中都能实现。不参加团体的主要原因是：过度的社交焦虑而不愿参加团体；患有人格障碍而无法接受团体治疗；或者入组等待时间过长。

治疗师根据来访者相似的创伤经历和当前的困难处境对其进行配对，进而带领他们完成与团体干预相同的计划方案（参见 Kennerley，Whitehead，Butler&Norris，1998/2014）。诺里斯（Norris，1995）详细记录了两位女性完成配对治疗的过程。你可以在 OCTC 网站上查阅该方法的概述（www.octc.co.uk/innovations）。虽然这种将问题解决与童年精神创伤联系起来的疗法尚未在对照试验中使用，但某些迹象表明，来访者可以接受这种方法，他们虽然没有加入团体但仍能够获得分享问题的社交效益，而且效果和在团体治疗中一样好。

如果配对疗法对来访者有益，也许值得考虑。

总　结

除了"1 小时 1 对 1 治疗"的传统形式之外，CBT 还可以通过多种方式实现，本章回顾的治疗形式包括：

- 自助疗法；
- IT 平台的使用；
- 大型团体疗法；
- 低强度干预组；
- 常规团体疗法；
- 夫妻疗法；
- 配对疗法。

　　与传统的个体认知行为治疗相比，所有这些变式都可能缩减成本，并提高可行性或有效性。

　　对于特定模式的利弊需要仔细衡量。

学习和练习

这些学习和练习资料可以从配套网站下载。

回顾和反思

这些方法是否可能有缺点？它们是什么？它们代表了多大的问题？

其中针对某些方法常有的反对意见是：这些方法可能会让来访者"先入为主"地拒绝"合适"的 CBT 疗法。换句话说，如果低强度干预或团体治疗无效，来访者可能会拒绝尝试完整的 CBT，从而错过可能对他们有帮助的治疗。我不知道有何证据可以支持或反驳这个观点。你觉得有多大可能？

这些方法中哪一种最适合你的工作方式和来访者？

进一步探讨

在你自己的临床实践或者工作的服务中，有尝试这些方法的余地吗？

要做到这一点，你需要做些什么？您需要与谁讨论 CBT 方法？你怎样才能最充分地说明你的情况？

如果"先入为主"的担忧对你来说很重要，你如何去检查它在实践中到底有多大的问题？

总的来说，你将如何评估采用不同的 CBT 方法的影响？

第十七章
认知行为疗法的发展

引　言

CBT 最初是为了帮助那些患有抑郁症的临床病人而开发出来的，后来其应用范围逐渐扩展至治疗更广泛的心理障碍中。到 20 世纪 90 年代，这一治疗模型逐渐被用于详细阐述认知、情绪和行为等过程中去，而这些过程可能会加剧那些经历过更棘手问题（包括人格障碍）的个体的痛苦。

这个用于解决复杂问题的临床最突出的模型，强调了图式（或多个图式）在认知和行为问题中的作用，这也使得 CBT 的治疗方法明确地以图式为中心（Beck et al ., 2004；Young, 1990），并间接地以问题图式为目标（Gilbert, 2005；Linehan, 1993）。在这一章中，我们将着重介绍这些以图式为中心的疗法的发展，以及其他令人振奋的可能加强或转移干预重点的重要模型和理论。其中包括：相互作用的认知子系统（ICS）模型（Teasdale & Barnard, 1993），该模型为基于正念的认知疗法（MBCT）提供了支持（Segal, Williams & Teasdale, 2002）；关系框架理论（Hayes, Barnes- Holmes & Roche, 2001），该理论为接纳承诺疗法（ACT）提供了理论基础。

在过去的 10 年里，出现了行为激活治疗（BA）（Jacobson, Martell & Dimidjian, 2001），这是 CBT 中一种只专注于抑郁症的疗法（另见第十二章）。

本章只能简要回顾这些发展，因此建议读者参考可用的培训手册或出版物以获得更详细的指导。

为何要跳出传统 CBT 的框架

第一，针对某些特殊群体，传统的 CBT 可能需要进一步修改或细化才能更加有效。这可能意味着要将治疗疗程延长到治疗方案所规定的疗程之外，或者在来访者不得不处理意料之外的生活事件时，"增加"额外的干预来补充治疗方案。

此外，CBT 并不是所有心理问题的最佳疗法，也不适用于所有人。在某些情况下，其他形式的心理治疗会更有效，例如治疗神经性厌食症时一般采用家庭治疗（参见 Eisler, le Grange & Asen, 2003；Watson & Bulik, 2013）。

第二，为了增加认知疗法对患有慢性及复杂问题来访者的适用性与有效性，一些从业者对认知疗法进行了大量详细的研究，包括对长期低自尊的广泛研究（Fennell, 1997）、认知疗法中的人际过程（Safran & Segal, 1990）、以图式为中心的认知疗法的发展（SFCT）（Beck et al., 2004）、图式疗法（Young et al., 2003）以及将认知行为治疗与正念训练结合起来的正念认知疗法（MBCT）（Segal et al., 2002）。

第三，一些从业者通过关注 CBT 的特定方面，对传统的 CBT 进行了精简。例如，行为激活（BA）弱化了传统 CBT 在治疗抑郁症中的认知成分（Jacobson et al., 2001）。

当"经典"CBT 似乎不足以解决问题，但来访者好像又适合 CBT，且来访者问题的程式似乎也支持进行认知行为干预时，治疗师就需考虑脱离传统的 CBT 框架。在某些情况下，会有指导方针指出哪些来访者能通过这种治疗方式得到帮助。例如：针对复发性抑郁症，提倡使用 MBCT 来进行治疗；针对那些因自我批评和羞愧而却步的人，提倡进行同情心训练；针对那些因为长期存在的消极信念而陷入"困境"来访者，提倡使用 SFCT。这些方法将在下文中进行讨论。

治疗中的图式和图式聚焦疗法

一、什么是图式

人们一致认为图式不仅是一种信念，而且是一种信息处理结构，使我们能够对输入的信息进行分类并对事件进行预测。一些研究者认为图式是一个纯粹的认知结构，而另一些人认为它是一个更复杂、多模态的认知结构。我们都有图式，例如，关于我们自己的图式、关于事件类别的图式等。这些知识结构使我们能够快速处理正在发生的事件，并帮助我们预测环境。一般来说，图式从儿童早期开始发展，而后使我们倾向于用一种特定的方式来看待自己、世界以及未来。

威廉姆斯等人（Williams et al.，1997）将图式简明地描述为："一个储存知识的体系，它通过引导注意力、预期、解释和记忆搜索，可在其领域内与新信息的编码、理解和 / 或检索相互作用……它有一致的内部结构，可作为模板去组织新信息"（1997，p.211）。你可能会问："这在实践中意味着什么？"请思考下面这段简短的话。

> 玛丽沿着过道往下走，大家都很安静，而玛丽的母亲骄傲地看着她。
> 玛丽稍微调整了一下她的学位帽！

尽管没有提到毕业，但你也许能迅速断定这是玛丽的毕业典礼。你之前的有关毕业典礼的知识为你提供了信息，你需要"体会言外之意"以便理解并预测将要发生什么。这些知识储存在某一个图式中。因此，图式是高度功能性的、灵活的（有一个合理的可能性是，你认为玛丽要参加婚礼，直到你读到"学位帽"时，才转向了另一种可能性）。这种基于有限的信息做出快速而准确的推断的能力通常能很好地为我们服务，但是当图式的内容有偏差或者不灵活时，就会出现问题。当这种情况发生时，一个人可能不能准确地领会"言外之意"。例如：

> 罗西的老板刚刚说完"你今天看起来很不错！"，她就感到极度痛苦，不得

不离开房间。罗西脑海里闪过的念头是："他认为我看起来很胖！"她感受到的是恐惧和自我厌恶。

罗西的自我模式太过于消极，以至于当她的老板评论她的外表时，她体会到的"言外之意"是批评，而非赞美。

贝克等人（Beck et al., 1979）发现了图式在抑郁症认知模式中的地位。他们认为，自动思维受到"更深层次"心理结构（图式）的影响。例如：一个贴上"绝望"标签的自我图式会极大强化诸如"尝试没有意义"或"事情对我来说永远不会顺利"这样的自动思维；一个贴上"不信任"标签的人际关系图式能解释诸如"他只是说要操纵我"或"其他人最终会离开我"等自动思维。

尽管图式长期以来都被认为是"稳定且持久的知识结构"（Neisser，1976），但它们其实具有不同程度的灵活性，使我们能够随着新的经历改变我们的态度和期望。例如，当一个人有管理经验之后，他对自己的认知可能就会从"我无法与人相处"（夹杂着对人际冲突的担忧和预测），转变为"我可以管理他人"（伴随着充满自信和希望的态度）；在一次创伤性经历之后，一个人对自己在这个世界中所处状态的认知可能会从"基本安全"转变为自我是"弱小"的、未来是"具有威胁性和危险性"的，并伴随着恐惧和焦虑。CBT 通过在"此时此地"工作来利用这种灵活性，为来访者提供新的可能性，鼓励他们产生那些可能会影响图式水平的新体验。

我们都有图式，而来访者的问题将借由这些更深层次的认知结构被固化下来，但这并不意味着我们必须直接针对图式工作。当前经验的持续变化通常会影响或改变图式，所以以检验自动认知和执行行为实验通常能做到这一点。重访创伤现场并发现创伤事件是可以应对的，通常足以改变那些曾导致恐惧和回避的图式；多次成功的尝试足以将"我做不到"的图式转变为"我可以"的图式。在我们的大部分工作中，潜在图式以一种无法直接聚焦的方式产生反应，因此我们应该首先尝试"经典"和更成熟的方法。

二、图式聚焦治疗

然而，即使面对新的证据，一些来访者所呈现的基本信念仍不愿意改变。这可能影响了慢性心理问题（包括那些与人格障碍有关的问题）的持续发展。通常情况下，抵御改变图式的来访者无法接受那些可以对抗消极信念的积极体验。

相反，他们不断地用诸如"是的，但他只是出于同情才这么说"或"是的，但那只是运气使然"之类的话来反驳这一点。其中有些人，比如罗西，她从来不能领会别人的赞美，他们会迅速将赞美扭曲成与他们内心负面想法相吻合的负面评价。

正是为了帮助这一类来访者，图式聚焦疗法或者说"第二代"的 CBT 疗法才得以发展（Perris，2000）。无益图式的顽固性要求我们发展出能够更直接地针对图式的工作策略和对此有促进作用的疗法。因此，图式聚焦疗法是对传统 CBT 的一种细化，只是重点有所转移——它并非一种独特的新方法。

这种方法更加强调对儿童和青少年心理问题的起源的理解，更加强调来访者和治疗师的关系，并将程式置于一个更大的过往史和人际背景下。早在 1979 年，贝克等人就提出，"在治疗抑郁症或焦虑症的急性期时，童年素材的使用并不重要，但其对慢性人格障碍的治疗却非常重要"。

从业实践者强调，通过来访者与治疗师之间的互动能更容易地发现敏感地带或难以捉摸的核心主题，并吸引有人际交往困难或极度绝望的来访者参与其中，使这种关系成为可改变的中介（Perris，2000；Beck et al.，2004）。在 CBT 中，移情并不被假定是有效的，而是将其作为一种有待探索的可能性。在图式治疗的特殊实践中，杨等人（Young et al.，2003）特别强调了"部分再育"和"移情对抗"的治疗价值，这两者都假设治疗关系可以作为诱发改变的中介。

贝克的图式聚焦的 CBT（SFCT）和杨的图式疗法（ST）有一个共同的目标：发展功能性和平衡的图式，使来访者能够克服他的问题。二者都是程式导向的，都尽可能透明，都使用认知和行为干预。不过，它们在治疗方法的两个基本方面有所区别。首先，SFCT 采取了合作经验主义的立场（正如"经典的"CBT 一样），而 ST 提倡一种"部分再育"的关系。其次，SFCT 倾向于首先使用传统的 CBT 策略，再分阶段进行以图式为中心的工作，而 ST 则更倾向于在早期引入以图式为中心的干预措施。指导从业者的手册已经出版发行，我们希望你使用这些手册，以便你保持治疗的准确性。图式工作涉及开发新的、有益的并且与旧的观点相驳斥的信念系统，而这对来访者是有效的——但简单地摧毁旧的信念可能会使来访者处于某种认知—情感的空虚之中。正如你所看到的，这些策略大多是对"经典"CBT技术的细化（参见表17-1）。由于本节只是对图式聚焦治疗做了一些简要的概述，所以我们只强调了一些更具普适性的技术。然而，你们中的一些人会希望了解更多更广泛的治疗策略，以及图式聚焦疗法在复杂困难个案中的应用，如果是这样，我们强烈建议，你首先应该非常熟悉"经典"的CBT，然后我们会向你推荐杨等人（Young et al., 2003）、里索等人（Riso et al., 2007）和贝克等人（Beck et al., 2015）的文章。

三、积极数据记录

积极数据记录（Padesky, 1994）是系统汇编而成的经验清单，用于建立新的、更具建设性的信念系统，并挑战旧的、无益的观念。

罗西收集了符合新的可能性的信息："我是一个有魅力的人"。首先，她列出了一系列她在其他人身上发现的有魅力的特质：

（1）随时保持微笑；

（2）真诚地关怀；

（3）善良；

（4）宽容；

（5）公正。

令罗西感兴趣的是，她的列表中并未包含对外貌的描述，而且她认为其他人可能和她有类似的观点。她把这个列表作为一个记录清单，每当她意识到自己符合其中某个标准，或者有人称赞她有魅力时，她都会记录下来。一开始，她很难发现积极的部分，她需要被鼓励才能继续进行记录，但是，随着练习，罗西越来越善于发现和赞美自身成就。通过这种方式，她不仅收集了信息来帮助自己构建了一个新的信念系统，还培养了注意积极事件的技能。

这种技术并不是一种全新的策略，而是对传统CBT的"数据收集练习"的细化。然而，对你的来访者来说，这通常需要更加努力，并且要持续更长时间。

四、连续体思维或"等级"技术

连续体思维或"等级"技术（Pretzer，1990）是一种对抗无益的二分法思维方式的策略。在经典的 CBT 中，我们经常帮助来访者意识到他们"全或无"的思维，并促使他们对两种极端之间的各种可能性进行估计。连续体思维技术详细阐述了这一点，并涉及两个方面：一是确定位于两个极端之间的变化范围；二是讨论和权衡"全或无"观点的正确性（这在第八章中进行了讨论）。

在罗西的案例中，她持有"不是丑陋就是有魅力"的二分法观点，除非她得到了一个非常明确的信息说明她有吸引力，否则她会认为他人的评论证实了她是丑陋的。在治疗中，她开始意识到魅力是一个连续体，且不仅仅只是外貌方面。

五、历史事件记录

历史事件记录（Young，1984）本质上是回溯性的思维记录，用一种系统的方法重新评估过去的关键事件，回顾一个信念为什么看起来是令人信服的，以及为什么它的有效性现在又受到了质疑。

罗西认为自己长得丑与过往的几件事有关，包括 8 岁时的一件事。当时一群孩子围着她，高呼她"令人厌恶"。她记起了当时为什么会相信这些孩子的言论："我很胖，而且我的父母只会批评我。"

然而，现在她可以用她的"聪明头脑"来挑战她 8 岁时得出的结论："我是一个长相普通、轻微超重的女孩，被一群无知的孩子当成了出气筒。"

她接着得出了一个新的结论："我的家庭生活使我很容易相信别人的批评，但我现在发现那些孩子是肤浅和冷酷的，这件事反映出了他们的不好而非我的不好。"

六、责任饼图

责任饼图技术（Greenberger & Padesky，2015）鼓励人们思考是谁或哪些因素可能导致了问题产生。有时，我们的来访者认为他们即使不是承担事件的全责，也应该对已经出现的问题承担主要责任，因此他们会感到非常羞愧。

在罗西的案例中，她因体重超标而责备自己，这加剧了自我厌恶、羞耻和抑郁情绪。她的治疗师促使她思考是谁或者是其他什么原因导致了她的超重。起初她需要非常努力去思考，但慢慢地她列出了一份清单：

（1）食品行业：它们对食品进行包装和宣传，使食品如此诱人。

（2）我的沮丧：这让我想吃点东西安慰自己。

（3）我的父母：他们不支持我，所以我转向了安慰性进食。

（4）我的母亲：她总是在节食，但给我吃她想要吃的食物，这使我成为一个超重的孩子。

（5）那些取笑我"胖"的孩子：他们引发了我对体重的执念。

（6）我的舞蹈学校：它给我灌输了只有瘦才能被接纳的观念，也助长了我对体重的执念。

（7）我对体重的执念：我全神贯注于食物。

（8）我的阿姨：尽管我非常爱她，但她总是用巧克力逗我开心，这可能就是我觉得巧克力特别诱人的原因。

当她罗列了所有的可能性后，她把自己的名字加在了清单的末尾。

列清单是一个极好的苏格拉底式的工具，对于一些来访者来说，仅此一项就足以改变他们对责任的极端看法，因为他们能从中意识到，他们的问题是由多种因素促成的。然而，格林伯格和帕德斯基建议开展进一步的练习，让来访者估计每个人或每件事的责任，然后将其转换成饼状图。虽然一些来访者很难完成，但对另一些来访者可能是有帮助的。

在罗西的案例中，她的责任等级划分如下：

（1）食品行业 5%；

（2）我的沮丧 10%；

（3）我的父母 40%；

（4）我的母亲 10%；

（5）其他孩子 10%；

（6）我的舞蹈学校 5%；

（7）我对体重的执念 15%；

（8）我的阿姨 1%；

（9）我自己 4%。

　　当她读到名单的末尾时，罗西发现她只剩下 4% 可以分配给自己，因此，她觉得不那么羞愧，也不那么生自己的气了。

　　她的饼状图如图 17-1 所示。

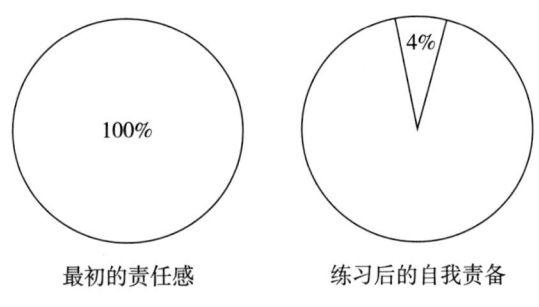

最初的责任感　　　　　练习后的自我责备

图 17-1　罗西的"饼图"

　　如果你的来访者认为这是一个骗局，认为你篡改了数据，你可以要求他们回顾自己对责任的评估，并改变他们不满意的数字。一般来说，你的来访者最终仍会得到一个比他们最初的预期要少的责任数字。

　　重要的是，你需要避免让来访者得出"我没有责任，所以我对此无能为力"的结论。虽然一个人不需要对发生在自己身上的事情负有过多的责任，但他们可以承担起继续努力的责任。正如你可能不对你的中央供暖系统的故障负责，但是你可以负责修好它。

七、经验性技术

　　改变图式的策略也包括"经验性技术"的发展，它继承了经典 CBT 中所使用的角色扮演和形象化技术，同时也借鉴了完形技术和复杂的意象练习。例如，罗西就曾受益于帕德斯基所说的"心理剧"（Padesky, 1994），这是一种角色扮演技术，能允许她与逝去的父亲进行互动，并帮助她直面来自父亲的情感虐待和身体虐待。她还参与了意象重构训练（Layden et al.，1993），在此过程中她重现了被同学嘲笑的意象，重新思考了自己对此的反应和得出的结论，随后用积极的表述改写了结局。

对罗西来说，这个新意象使她在离开时感觉自己是高大而有吸引力（而不是胆怯而丑陋）的，并且坚信这一观点：这些孩子是错的，而她在道德上更优越。她特别关注高大和有吸引力的身体感觉，因为这挑战了她对丑陋的"感觉"。

这种身体形象的转变对那些长期以来"感觉"到自己没有魅力或者很不安的来访者特别有帮助（Kennerley，1996）。

八、图式对话

另一种经验性技术是图式对话（Young et al.，2003），来访者可以在旧的、无益的信念系统与更具适应性的信念系统之间发起对话。

在一次治疗中，罗西的治疗师扮演了一个自认为很丑的角色，而罗西尝试给予这个角色一种富有同情心的积极回应，以支持"她是有魅力的"这一信念。最初，治疗师通过和她进行模仿辩论来破坏消极观点的有效性，而罗西很快就能扮演这个富有同情心的角色，并在辩论中，越来越擅长提出令人信服的证据来证明她是有吸引力的。

九、图式卡片

为了在图式回顾的早期阶段帮助来访者，杨等人（Young et al.，2003）建议使用图式卡片来总结整个过程。本质上这将促使来访者通过使用问题情绪的方式（愤怒、焦虑、冲动等）来反思是什么让这种感觉更有意义，以及他们可能会做些什么。

罗西的图式卡片呈现了杨的图式卡片范式，但是一个修改过的精简版本：

- 现在我感觉到：……
- 这并不奇怪，因为：……
- 然而：……
- 因此，我将：……

罗西随身带着她的卡片，当她感到痛苦时就会用卡片来提醒自己停下来，让自己觉察到此时此地发生了什么，并思考什么对她来说是最好的。例如，一天晚上，她非常焦虑地开车回家，并径直开去加油站买了（很多）巧克力。她把车停在一个停车场，拿出了她的图式卡片。

- 现在我感觉到：焦虑和脆弱。我想摒弃这种消极的感受。
- 这并不奇怪，因为：我认为我真的搞砸了我的工作，我真的非常羞愧。这也让我讨厌我自己。
- 然而：这是我的消极图式在起作用，它让我作出最坏的设想，并感觉非常糟糕。这是我以前对自己的看法，我已经开始认识到自己是一个相当有能力、还不错的人。
- 因此，我将：不再试图通过吃东西来消解我的沮丧。我会放一些欢快的音乐，用我所取得的成就来提醒自己，看我是否能在不暴饮暴食的情况下渡过难关。

通过这样做，罗西逐渐去中心化，并开始意识到图式激活会诱发她的感受和冲动，这样她就能够对抗自己无益的自动思维，并为了她自己而不断实践。

用于解决基本信念的技术主要是对"经典"CBT 策略的优化，表 17–1 总结了这些技术。

经验性技术已被证实能显著地促进图式水平发生变化（Arntz & Weertman，1999；Giesen-Bloo et al., 2006）。然而，这类技术可能会诱发强烈的情绪反应，所以应该谨慎使用。也就是说，只有在有明确正当理由，并且确信你的来访者能够忍受随之而来的影响时，你才能使用这一技术。

在图式聚焦治疗中，更长远的目标往往要求我们提供更长疗程的治疗——有时可能需要长达好几年（Young et al., 2003）。因此，你不仅需要问自己"我有能力开展图式聚焦治疗吗"，还应该问自己"我和来访者是否都愿意进行长程干预"。

表 17-1　经典 CBT 和以图式为中心的 CBT

经典 CBT	以图式为中心的 CBT
收集数据进行行为试验	积极数据记录
确定极端二分法思维并划分等级	连续体思维或等级技术
思维记录	历史事件记录
质疑谴责	责任饼图
角色扮演	心理剧
简单的意象转变	早期记忆的意义重构和复杂的意象重塑
身体技术	身体形象的转变
挑战无益的想法	图式对话
进展回顾	核心信念记录
辅助性备忘录	图式卡片

值得注意的是，图式聚焦疗法虽在认知行为治疗领域得到了普及，而且适用于多种疾病（Riso et al., 2007），但仍缺乏充分的实证基础。目前的研究已经包括一些单独的个案报告（如 Morrison, 2000）、对特定图式改变策略的检验（如 Arntz & Weertman, 1999）和公开的临床试验（Brown, Newman, Charlesworth, Crits-Christoph & Beck, 2004），但直到最近，我们才看到随机对照试验（RCTs）的研究结果。2006 年，吉森-布罗等人发表的一项追踪研究表明，在长达 3 年的时间里，对边缘型人格障碍（BPD）的来访者来说，杨的图式治疗（ST）效果优于以移情为中心的心理治疗。同年，戴维森及其同事进行了一项耗时更少的追踪研究（一年的治疗和一年的随访），并公布了他们的研究结果。他们在此研究中将以图式为中心的认知行为治疗与 TAU 相结合。同样地，这项研究主

要针对患有边缘型人格障碍（BPD）的来访者，结果显示联合干预的效果优于 TAU。虽然这两项研究的干预策略是不同的——其中一项研究使用了杨的图式治疗（ST）（Young et al., 2003），而另一项研究则更侧重于结合贝克的图式聚焦的 CBT 技术（如 Beck et al., 2004 所述），但它们得出的结果都是有效的。然而，我们必须记住，这两项研究的被试群体都非常具体，所以我们不能假设此研究结果可以直接推广到非 BPD 的群体中。而近期的随机对照试验（RCTs）也是如此，它也主要针对边缘型人格障碍（BPD）的来访者（Farrell, Shaw & Webber, 2009），该研究检验了在 TAU 的基础上增加 30 次图式聚焦的团体治疗（SFT）的疗效。结果再次表明，与 TAU 组相比，SFT-TAU 组的参与者在功能方面有显著改善。

总之，对 BPD 的来访者而言，以图式为中心的干预在理论上是合理的，在临床上也是有依据的，但对非 BPD 的群体而言，应谨慎使用以图式为中心的治疗。我们建议，传统的 CBT 应该作为那些经评估后确定适合进行认知行为治疗的来访者的首选。

基于同情的治疗

一、什么是基于同情的治疗

寻求心理治疗的人，最常见的一种情绪就是羞耻（Gilbert & Andrews, 1998）。例如，它一直与抑郁症（Gilbert, 1992）、饮食失调和童年虐待（Andrews, 1997）有关。有证据表明，那些高度自我批评的人在传统的认知行为治疗中的效果不佳（Rector, Bagby, Segal, Joffe & Levitt, 2000），也许能将其归咎于长期存在的消极图式。基于同情的治疗旨在帮助那些有内在羞耻感、经常自我批评和自我谴责的来访者，培养其对自己的同情心，从而减少或消除他们的羞耻感。

感到羞耻的来访者经常会发现，即使采用 CBT 的一些技术，他们也没有感受到情绪的变化，因为羞耻和自我批评已经渗透到他们的反应之中。其中一个原因可能是他们在试图反驳无益认知时使用了严厉的语气。这类似于父母用严厉的语气"安慰"孩子，说"不要害怕"，好像害怕是荒谬的，这与父母用同情和真心关爱的语气说同样的话形成了鲜明的对比。

吉尔伯特（Gilbert，2005）的方法是把大家熟悉的认知行为干预和旨在解决自我批评和羞耻感的同情心训练相结合，同时也把认知重评技术和培养关心、照顾他人的态度相结合。

二、社会心态理论

同情心训练基于吉尔伯特的社会心态理论（1989），该理论提出，与自我有关的信息往往通过一个系统（社会心态）来处理，这个系统最初是因为社会关系而形成和发展的。因此，我们每个人都与自我有着内在的联系，我们的思维和感觉可以反映这种"自我与自我"的联系。例如，一个人会因自我攻击而感受到被攻击，或者一个人感到需要被照顾时就会自我安慰。基于同情的治疗侧重于这种内在联系，专注于引导来访者发展出内在的同情和温暖，以便他们可以自我安慰并有效地抵御自我攻击。

三、实践中基于同情的治疗

基于同情的治疗与经典的 CBT 有许多相似之处。良好的治疗关系对治疗至关重要。治疗师运用引导发现和思维监控两种方式来识别与羞耻感以及自我批评有联系的关键认知—情感过程。共享一个程式，通过该程式来识别模式，并确定阻碍治疗的信念，例如，"自我批评对我有好处，它能塑造性格"。在对问题如何发展和它为什么持续存在达成共识之后，就能进行吉尔伯特所说的"去羞耻感和去内疚感"（2005，p. 287），这与莱恩汉提出（Linehan，1993）的确认概念相类似。他提倡运用意象来获得被照顾的体验，从而提升接受感、安全感和自我安慰感。然后，这种富有同情心的精神状态有助于对无益的自动思维进行重构。

基于同情的治疗所运用的经验性干预技术，大多类似于图式聚焦治疗中所运用的干预策略。其中的技术包括：促进形成富有同情心的自我意象，以及故事重塑；学习如何命名关键过程，以便从负性自动思维的情绪影响中解脱出来；发展与敌对自我的内在对话——有时使用格式塔双椅技术。也提倡同情冥想，它在形式和目的上与 DBT 和 MBCT 中的正念练习相似（见下文）。

同情心训练（CMT）的受欢迎程度持续上升，每年都会有更多优秀的学习教材和培训机会。如果你想继续学习 CMT，一个理想的起点是该网站：www. compassionatemind.co.uk。CMT 已被用于治疗抑郁症（Gilbert，2005）、创伤后应激障碍（Lee，2005）和焦虑症（Bates，2005；Hackmann，2005）。采用同情心疗法的论据在理论上一直是强有力的，并且在临床实践中也逐渐建立起以同情心为重点的经验性论据。目前已经有非对照试验（如 Gilbert & Proctor，2006）、病例系列报告（如 Mayhew & Gilbert，2008）和随机对照试验（如 Neff & Germer，2013）能支持其应用。然而，在考虑到图式聚焦疗法时，也应该小心谨慎地运用该技术。

基于正念的认知治疗（MBCT）

一、什么是正念认知治疗

正念认知治疗（MBCT）这一新的治疗方法是针对抑郁症的防复发干预而被开发出来的（Segal et al.，2002）。它将经典 CBT 的元素与"正念"训练相结合。正念训练是由卡巴特 – 金（Kabat-Zinn）开发的一种治疗性的冥想方法，他将正念描述为"以一种特殊的方式集中注意力：有意识地关注此时此刻，并不加评判"（1994，p. 4）。

早在 1995 年，蒂斯代尔等人（Teasdale et al.，1995）就提出了一个替代性假设，即 CBT 是有效的，因为人们对有关消极认知内容的信念发生了变化。他们之所以认为 CBT 能发挥作用，是因为它通过促使来访者停下来、鉴别认知和评估认知内容的准确性或有用性，从而帮助他们"远离"问题认知。这就实现了"疏离"或"去中心化"。蒂斯代尔等人（Teasdale et al.，2002）强调了去中心化和提高元认知意识的重要性，并认为它们是降低抑郁症复发概率的有效干预措施。

这就提出了一种可能性：通过帮助来访者改变心态，使其从一个去中心化的角度重新看待无益的思维和感受，那么心理压力就能被缓解。由于正念训练的冥想姿态有助于增强去中心化，CBT 将其吸收进来，MBCT 就应运而生。

二、相互作用的认知子系统（ICS）

MBCT 的理论基于一个被称为交互认知子系统（ICS）的信息处理模型，该模型将思维视为相互作用的组成部分的集合（Teasdale & Barnard，1993）。其中每一个成分都从感官或思维的其他成分接收信息，并对其进行加工处理，再将转换后的信息传递给其他成分。因此，这是一个相互作用的网络，在这个网络中，重复出现的模式是对某些刺激的特定反应。尤其是，相较于那些没有严重抑郁症病史的人，有抑郁症病史的人更容易陷入不断加重的认知—情绪反刍的自动循环中。这种反刍模式会增加抑郁复发的可能性（Teasdale，1988）。

蒂斯代尔将思维成分之间的交互循环模式称为"心智模式"，并将它们比喻成作汽车的齿轮。

正如每个挡位都有特定的用途（启动、加速、巡航等），所以每种思维模式都有其特定功能。在汽车中，换挡可以自动进行（通过加装自动变速器，并检测发动机转速何时达到特定临界值），也可手动操作（通过个人有意识地选择以实现某一特定意图，或用特定的方法分配注意力）（Teasdale，2004，p. 275）。

他还提出，就像汽车不能同时处于两个挡位一样，头脑不能同时运用两种模式。因此，在某种思维模式下工作会阻碍个体对另一种思维模式的运用。MBCT 的目标是帮助来访者认识到某种无益的"精神齿轮"，从而摆脱它，并转变为一种功能更强大的认知模式。正念被视为一种替代性的、有益的认知模式，与反刍正好相反。抑郁性反刍的特征是反复、自动地想起那些消极的东西，而正念通过让病人进入一种与反刍不相容的精神状态，来降低抑郁症复发的可能性，这种状态包括：

- 有意识的：专注于当下，而非处理有关过去或未来的想法；
- 认为思想是精神事件，而非对现实的正确反映；

- 不加评判：将事件视为事件本身，而非评判其"好"或"坏"；
- 全身心投入：体验当下，减少认知和体验上的回避。

三、实践中的 MBCT

正念认知疗法（MBCT）是一个手册化的团体技能培训项目，主要应用于反复发作的重度抑郁症来访者（Segal et al., 2002）。它将正念与 CBT 的兼容元素整合在一起，但它的重点并非改变无益的想法，而是培养对这些无益想法更多的觉察。其关键是达到一种不加评判和全然接受的状态。MBCT 旨在帮助人们更加了解他们自身的认知、情感和体验，并以不同的方式与之共存。来访者被引导着摆脱习惯性的、功能失调的认知习惯，从而减少未来抑郁症复发的可能。

团体培训每周开展 8 次会谈，每次两小时，两次会谈之间有家庭作业。这些家庭作业主要是一些意识练习和任务，旨在将意识技能的应用融入日常生活。在最初的 8 次会谈之后，后续会谈的时间间隔会逐步增加。

两项早期的随机对照试验评估了 MBCT 对复发性抑郁症的作用，结果显示 MBCT 组的复发风险降低了 50%。在最近的一项随机对照研究中，凯肯等人（Kuyken et al., 2008）发现，在 15 个月的随访期内，就防止复发而言，MBCT 和抗抑郁药物有着同等的效果。后来的随机对照试验进一步证实了 MBCT 的有效性和成本效益（Kuyken et al., 2015）。也有一些小型研究（如 Barnhofer, Crane, Hargus, Amarasinghe, Winder & Williams, 2009）表明，MBCT 也可以有效地帮助那些患有慢性抑郁症和有自杀想法的来访者（Barnhofer et al., 2015）。迄今为止，多项研究结果表明，MBCT 是一个具有高成本效益的干预方法，并且对于那些曾有 3 次或 3 次以上抑郁症复发经历的来访者而言，MBCT 可以降低复发风险。

MBCT 也被用于帮助那些被其他问题困扰的来访者，如双相情感障碍、慢性疲劳、失眠、广泛性焦虑障碍（GAD）和癌症等。它已经被引入到学校和围产期环境中，我们可以期待该模型的继续完善和进一步的临床试验。

其他元认知疗法

一、有哪些元认知治疗

正如我们在之前的章节中所提到的，元认知意识是将思维和表象转换为头脑中的认知、加工程序和简单事件的能力，它的治疗优势可见于包括 MBCT 在内的 CBT 的其他新进展中。元认知意识是 ACT 和 DBT（见下文）的一部分，1995 年韦尔斯（Wells，1995）提出了可治疗焦虑症的元认知疗法（MCT），随后（2008 年）证实 MCT 可以同时用于治疗焦虑症和抑郁症。其他关注认知过程而非认知内容的干预措施是以焦虑为中心的疗法，它们超越了在第八章和第十四章所概述的内容，如针对妄想的弗里曼焦虑干预实验（WIT）（Freeman et al.，2015）和针对抑郁症残留症状的反刍聚焦疗法（RFCT）（Watkins et al.，2007）。这些方法仍然以 CBT 的核心原则和技术为基础，但特别关注程式和认知过程。

这些元认知方法的实证研究的现状令人深受鼓舞（例如：Watkins et al.，2007；Freeman et al.，2015；Normann，Van Emmerik & Morina，2014）。

二、元认知疗法（MCT）

MCT 这种临床方法的理论基础是自我调节执行功能模型（S-REF：Wells & Mathews，1994），该模型认为心理障碍的基础是认知注意综合征（CAS），包括：

- 焦虑和反刍；
- 对威胁事件的监控；
- 无效的应对行为。

MCT 方法教导我们：

- 超然正念；
- 注意力训练；
- 情境注意再聚焦。

这些策略旨在增强一个人对认知的元意识，改变与认知的关系，并改变那些与焦虑、反刍和威胁监控的有效性和必要性有关的信念。它并没有试图通过考虑其有效性来修改自动认知或图式的内容，而是关注元认知的内容以及思维体验和调节的方式。

MCT 已在一些开放试验、病例系列报告和随机对照试验中进行了评估，随机对照试验证明 MCT 的效果优于无治疗等待期，而且在某些情况下其疗效也优于 CBT（详见 Wells, 2008；Normann et al., 2014）。然而，诺曼等人（Normann et al., 2014）强调应该谨慎解释这些证明 MCT 优于经典 CBT 的研究结果，因为它尚未得到充分的证明。

激进的行为干预

什么是激进的行为干预

一些从业实践者和研究人员已经开发了一些认知行为干预方法，它们包含明确的认知成分，但更强调行为治疗的重要性。其中包括的莱恩汉辩证行为疗法（DBT）（Linehan, 1993）、接纳承诺疗法（ACT）（Hayes, Strosahl & Wilson, 1999）和雅各布森的行为激活（BA）（Martell, Addis & Jacobson, 2001）。下面我们将简要介绍这些越来越流行的方法。

（一）辩证行为疗法（DBT）

为了治疗边缘性人格障碍（BPD）并伴随自杀倾向的女性（被诊断为这种疾病后往往有较差的治疗效果），莱恩汉等人（Linehan et al., 1993）设计了 DBT 这种干预策略。DBT 由一系列认知和行为策略组成，旨在处理与边缘性人格障碍（BPD）有关的问题，其中就包括了自杀行为。其包含的核心技术是：

- 情绪调节；
- 人际效能；
- 痛苦耐受性；

- 正念；

- 自我管理。

治疗需要同时进行个体咨询和团体咨询。

DBT 的定义特征是强调"辩证法"或对立面的调和。例如，认识到改变是必要的，同时也实现自我接纳，或者平衡 BPD 来访者常见的忽高忽低的抱负水平。DBT 强调辩证的过程，所以这种疗法更加强调过程而非结构和内容。

DBT 在其他几个方面不同于 CBT。它的目的不是测试认知的有效性，而是提高来访者对行为和现实的可接受性和认可度。DBT 的核心是治疗关系，而且它强调识别和处理那些妨碍治疗的行为。

DBT 现在已经在几个试验中进行了评估，通常将其与 TAU 进行比较（参见 Bohus et al., 2004；Burmeister et al, 2014）。总的来说，它具有更好的留存率，并且有助于减少自我伤害行为。

尽管 DBT 似乎减少了 BPD 来访者某种特别危险的行为，但直到最近，它的有效范围仍然相当具体。现在，我们看到它被应用于越来越多样化的人群，例如青少年（MacPherson, Cheavens & Fristad, 2012）和患有进食障碍（EDs）的人（Bankoff et al., 2012）。有趣的是，只使用 DBT 技能（在没有其他 DBT 模式的情况下使用）也显示出其作为独立的干预策略的前景（参见 Valentine，Bankoff，Poulin，Reidler & Pantalone，2015 年的综述）。

（二）接纳承诺疗法（ACT）

ACT 假设，产生心理问题是由于行为上缺乏灵活性和有效性，治疗的目标就是帮助来访者即使面对干扰的思想和情绪时，仍选择有效的行为。治疗的基础是海耶斯等人（Hayes et al., 2001）的关系框架理论，该理论认为心理问题是心理僵化和经验回避的反映。该模型有两个主要组成部分：接受和正念过程；承诺和行为改变过程。因此被称为"接纳承诺疗法"。在行动中，这些过程是平衡的，以产生更大的"心理灵活性"（海耶斯等人认为，这是作为一个有意识的、历史的存在而充分体验当前时刻的能力），并根据情况，改变或坚持所选择的价值服务的行为。

ACT 建议治疗师对来访者采取富有同情心的态度，这与吉尔伯特的治疗指南相呼应。海耶斯还强调活在当下的重要性，提倡正念的治疗用途，这与 MBCT 和 DBT 相呼应。为了支持 ACT，有几项随机对照研究表明其对精神病症状（Bach & Hayes，2002）和特定焦虑症（Zettle，2003）等的疗效。

（三）行为激活（BA）

在对 CBT 的成分进行分析研究之后，行为激活（BA）成了抑郁症的独立治疗方法（Jacobson et al.，1996）。研究发现完整版的认知疗法中包含了很多克服消极思维的技巧，行为激活也具有相同的疗效。

行为激活通过有针对性的激活策略帮助抑郁症来访者重新投入生活。这抵消了回避、退缩和不活动的模式，这些不活动的模式可能会通过产生额外的次要问题，从而加剧抑郁发作。行为激活还旨在帮助来访者在他们的生活中重新引入积极的强化，这有抗抑郁的作用。第十二章也提到了这种方法，我们在其中更详细地说明了活动安排在抑郁症管理中的作用。有关 BA 的完整描述，请参见马特尔等人（Martell et al.，2001）以及沙尔捷等人（Chartier & Provencher，2013）近期的综述。

还有一个精简版本的 BA 也被证明对抑郁症有效（Lejuez et al.，2011）。

神经科学

一、什么是神经科学

神经科学是研究大脑功能的科学。有趣的是，在过去的 10 多年里，神经科学在 CBT 文献中出现得越来越频繁（Frewin，Dozois & Lanius，2008，关于 CBT 对大脑影响研究的实证和方法论回顾）。

理论家和实践者似乎对从基础层面上理解情绪和认知反应越来越感兴趣了。例如，布鲁因（Brewin，2001）、埃勒斯和克拉克（Ehlers & Clark，2000）解释了他们对创伤记忆的理解，以及建立 PTSD 模型时提到了大脑的机制。吉尔伯特的社会心态理论（Gilbert，1989）中包含神经化学；杨等人（Young et al.，2003）引用了理解"情感脑"的神经生物学基础的重要性，并参考了勒杜（LeDoux，

1999）的神经学发现。MBCT 的研究者们越来越多的研究神经生理学对训练的影响（如 Barnhofer, Duggan, Crane, Hepburn, Fennell & Williams, 2007）。贝克在 2008 年发表了关于抑郁的认知模型以及它的神经生物学联系，并在两年后发表了他的认知行为治疗的神经生理学模型（Clark & Beck, 2010）。最近一段时间，一个基于神经科学的 CBT 模型（n-CBT）也被建构出来了（Field, Beeson & Jones, 2015）。显然，研究者们对大脑和 CBT 的研究兴趣日益浓厚。

二、为何对其感兴趣

认知治疗师对情绪和处理情绪的方式非常感兴趣：这就是我们在 CBT 流程中所评估、处理和监控的内容。众所周知，基本的情绪反应是经由大脑中原始的边缘系统（尤其是杏仁核）产生的。借助边缘系统和皮质之间的链接，有助于使它们"情境化"（与先前知识的交叉引用）从而赋予我们情绪反应。另一些通往高度发展的前额叶区的链接则帮助我们认识并缓和我们的情绪。早在 2008 年，贝克就呼吁要加深对抑郁的神经科学基础的理解，而麦克纳利（McNally, 2007）则呼吁应该加深对焦虑症的神经心理学基础的理解。他们都认为，如果加深对大脑功能的理解就能提高心理治疗的有效性，因为这能帮助我们更加深入地理解心理问题。但是这是如何实现的呢？

更好地理解可以为我们的干预提供信息。例如，我们知道前额叶皮层（diminished pre-frontal cortex, PFC）功能减弱可能与较差的情绪管理功能有关，也可能与边缘性人格障碍（BPD）有关（Berlin, Rolls & Iversen, 2005）。因此，患有 BPD 的来访者容易冲动，并难以识别和管理自己的情绪，便不足为奇了。作为治疗师，我们需要考虑到这一点，并对我们自身以及来访者有合理的预期。额叶功能异常与发展性创伤有关，这能帮助我们更好地理解为什么一些具有童年创伤的来访者难以完成情绪化的图像工作或角色扮演。同时，我们知道大脑这些区域功能的增强与正念冥想（Lazar et al., 2005）及体育锻炼（Colcombe et al., 2003）有关，并且体育锻炼也可以提高一元胺的水平，可以缓和我们的情绪和焦虑（Chaouloff, 1989）。因此，我们可以大胆地鼓励那些在治疗初期便难以参与标准认知治疗的来访者开展上述这些活动。研究发现，大脑中的恐惧回路（McNally, 2007）和抑郁回路是强大的（Bhagwagar & Cowan, 2008），这可以帮助我们理解来访者为何容易患上某些疾病，并意识到防复发管理工作的重要性（参见第六章）。

慢性压力会导致海马体萎缩，这会损害记忆的形成和回溯——你可以通过在会谈中引入记忆辅助工具来加以弥补。

大脑的功能对学习非常关键，而且我们可以增强大脑功能。你也许还记得，在第七章，我们指出神经网络中的复杂变化会产生持久的记忆，并且大脑工作得越努力，记忆能力就越有可能变得强大。我们在第七章提到了这一点，是因为苏格拉底式方法（包括 BEs）能刺激大脑更加努力地工作，从而进行更深层次的学习。我们的记忆能力能够反映我们阅读过后神经网络的活跃程度。

一个多世纪以来，记忆的神经学模型已经提出并证明，记忆会随着时间的推移而更加稳定（或巩固），直到它达到某种状态：很容易受到破坏，从而导致遗忘或扭曲。最近的理论认为，记忆恢复是一个积极的、重建的过程（参见 Hardt, Einarsson and Nader，2010）。这需要前额叶皮层（PFC）重新整合存储或分散在相关皮层不同部分的回忆片段。例如，视觉片段被存储在视觉皮层中，运动片段被存储在运动皮层中等。PFC 就像"拼图板"，在 PFC 中不同的记忆片段被收集和重建从而形成连贯的记忆。这种记忆碎片的定位和记忆的重建性质是高效的，但我们应该意识到，它确实使记忆容易受扭曲和暗示的影响。

这意味着，在我们第一次建立新的记忆以及再次回忆时，记忆都可能被扭曲。尽管并非总是发生，但"错误"的记忆或虚构的记忆就是在这些时候产生的，尤其是当第三方在记忆巩固阶段提供了错误材料的时候。在治疗过程中我们经常要求来访者进行记忆，所以我们应该保持警醒，避免提出引导性问题或给出建议。苏格拉底式方法的一大优势在于，它促使来访者生成他们自己的记忆素材，因此我们能够将造成记忆扭曲的可能性降至最低。

我们也利用这种重新整合的自然现象，鼓励来访者根据新材料"更新"记忆。这使他们能够形成更多功能性的、可接受的概念，并与之前引发困扰的记忆相关联。

对研究人员来说，了解更多疾病的大脑机制可以为药物、心理或联合治疗提供信息——尤其是在更严重的精神疾病中。

这些只是几个例子，用以说明理解大脑功能的一些"首要原则"如何帮助你提高心理治疗。如果你想了解更多关于 CBT、记忆和大脑的信息，那么可以参考正在快速增加的一些相关研究；但如果你只希望简要了解，请参阅相关资料（Kennerley & Kischka，2013）。

结　论

自 20 世纪 70 年代 CBT 出现以来，研究人员和临床医生一直努力将其更有效地应用于更广泛的人群。因此，我们现在有了一系列基于 CBT 的干预措施，可以在与一系列有不同需求和问题的来访者工作时进行运用。

然而，我们强烈建议您仔细考虑任何偏离循证干预的情况，并确保您对来访者问题的理解是合理的。

可能存在的问题

一、治疗师不能胜任治疗

临床治疗师不仅需要熟悉 CBT 的基本原则及其最新进展，还需要能够应对一些有挑战性的来访者——他们可能有人际交往困难，也可能有一连串的问题（甚至有些问题对自己和他人都有危险性）。因此，作为一名治疗师，你需要确保自己能接受额外的培训，并将其与良好的督导师与朋辈的支持相结合。

二、治疗师受到来自治疗的复杂性和治疗要求的压力

本章描述的治疗方法主要针对那些有更复杂问题的来访者，而这可能会消耗治疗师的技能与资源。如上所述，对于治疗复杂问题的治疗师，督导至关重要，额外的朋辈支持也可以抵消一些压力（尽管支持应该是督导的补充，而不能取代督导）。然而，治疗师必须实事求是，只有当他们有理由相信自己能在必要时提供长期或对重病的治疗时，才可以接手案例。同样重要的是，要有一个与治疗师的技能和资源相匹配的来访者来"平衡"工作量。肯纳利等人（Kennerley et al.,

2010）写了一篇有效且实用的文章，讲述了如何处理治疗师的压力。

三、案例似乎永无止境

有复杂需求的来访者可能需要"长期"治疗，在文献中，这可能意味着至少20个疗程甚至数年。为了防止不必要的长期治疗，并防止形成依赖性，建议你进行督导并定期检查治疗进展，以便在几乎没有迹象表明 CBT 有帮助或有必要时结束治疗。

四、替代性创伤

一些更复杂的个案工作不可避免地会涉及那些描述创伤事件的来访者，而替代性创伤可能发生在与其接触的治疗师身上（McCann & Pearlman, 1990）。良好的督导和朋辈支持可以帮助你识别替代性创伤的早期迹象，比如经历创伤性入侵或采取行动避免触发它们——比如喝酒来麻痹情绪或抑制联想。良好的督导和朋辈支持也有助于引导你想出应对的策略，同样，上面提到的肯纳利等人（Kennerley et al., 2010）最近的文章给出了一些关于处理替代性创伤的建议。

总　结

CBT 已用于越来越多的临床病人以及越来越复杂和 / 或慢性的来访者群体。这要求我们发展和增强认知疗法和 CBT，我们已经看到了以下方面的发展：

- 以图式为中心的疗法：杨的图式疗法（ST）和贝克的图式聚焦认知疗法（SFCT）；
- CMT、MBCT 和 MCT 等元认知疗法；
- DBT、ACT、BA 等激进行为疗法。

有趣（且令人欣慰）的是，一些新的方法有共同的主题，包括图式、元认知意识和接受的相关性。此外还有一种理解心理功能背后的神经过程的时代思潮。

毫无疑问，这些发展是令人兴奋的，并引发了研究热潮。但是，总的来说，一些干预措施的经验性状态仍然很差，而且即使有实证支持，一些治疗试验的范围仍然是非常具体的，例如，针对 BPD，采用图式聚焦的方法；针对确诊 BPD 且有自杀倾向的妇女，采用 DBT。因此在取得进一步的证据之前，我们不能假设这些方法可以推广到其他人群，所以应该有所保留地使用它们。

学习和练习

这些学习和练习资料可以在配套软件上下载。

回顾和反思

这一章有几个不同的部分，每个部分都是一个简单的概述，你有很大的空间来进一步发展你的兴趣。因此，首先要考虑哪些方面与你最相关，可以花些时间回顾这一部分，如果你觉得有帮助，可以记笔记。

当你确定了你感兴趣的东西后，问自己这样的问题：

（1）这与我的临床实践和来访者的需求有什么关系？

（2）这与我的督导、研究机会或兴趣有什么关系？

（3）这种新方法真的能改善我对来访者的治疗吗？

（4）与传统的 CBT 相比，这种方法有什么优势？

（5）如何与我的工作方式相结合？

多问问你自己："是否有足够的理论支持或实证依据能证明我采用某种新的工作方式是正确的？"回顾你的来访者的陈述，看看你的个案概念化是否契合新的治疗方法？

你确定已经尽自己所能的使用了"经典的"CBT 了吗——你给它一个合理的机会了吗？

在你的思维中保持批判性和现实性：不要因为一种新方法看起来有吸引力就想采用它。

进一步探讨

如果你已经决定采纳本章中的一些观点，思考一下你将如何确保相关的知识和技能得以发展。第一步可能是多阅读、参加培训，或者找一个专业的督导。这要求你完成一些基础工作，因为培训机会可能相对较少。你还需要有时间（和金钱）来做这件事。因此，你需要为获取资源而制订一些具体的计划，并为其开始、评估和结束设定时间期限。

了解同事是否对 CBT 的发展感兴趣也将有所帮助，因为你们可以互相"称兄道弟"，提供支持和鼓励。

评估你的治疗效果。评估你的治疗效果对你的未来发展是有利的，尤其是当你运用新方法或者还没有什么经验基础时，这一点更为重要。

第十八章
认知行为疗法的实践评估

什么是评估以及我们为何要进行评估

在实践评估中，我们可以收集数据以确定疗法是否有效，或者用来判断一种疗法是否好于另外一种。我们认为从业者应该对其治疗的有效性进行评估，主要原因有以下几个方面：

● 它可以将我们置于"科学家—实践者"的优良传统之中［CTCP（临床心理学培训委员会），1947；Raimy，1950］，旨在通过实践者对"现实世界"的研究来扩展知识（另见 Salkovskis，1995，2002；Margison et al.，2000）。这些方法源于这样的考虑：虽然传统的、以高校为基础、在控制条件下进行的研究，对学术进展很重要，但有些问题最好的解决方法是通过临床实践研究，并由普通治疗师来操作。

● 它可以使我们向来访者和治疗委托人提供有关来访者治疗结果的更准确的信息。因此，评估是我们对治疗委托人负责的重要部分，也是来访者知情同意的重要组成部分。它也让来访者和我们共同见证——治疗是否和预期的一样好，是否还有地方需要改进。

● 它提供了一个可供参照的基线数据，这样我们可以比较某项治疗方法的治疗效果。例如：如果我们采用了一种方法，希望能降低来访者中途退出治疗的概率，那么了解原始概率是很有益的；如果我们要进行一些训练，希望能改善抑郁症的治疗结果，那么在训练之前我们就要知道大概的结果。这种常规数据为临床检查提供了很大的支持。

因此，一些常规治疗评估系统很重要，虽然本章内容简短，且只涉及评估领域研究中呈现的小部分问题，但我们希望这可以给你一些启示。

评估的类型

对于评估我们主要关注以下两点：

● 个体临床案例结果（包括对单个群体的评估）；
● 整体临床治疗结果（可以由一名或多名治疗师提供）。

我们将依次讨论这些要点。

一、对个体临床案例的评估

对个体疗效进行评估的主要目的是：让你和来访者能发现在治疗中发生的改变；以及在某些情况下，可以更仔细地观察临床干预的效果，这可以使用单组试验设计。

第一步非常简单：我们可以在治疗开始和结束时完成一些相关的测验，观察是否有变化以及变化的程度。在这个阶段使用的评估就是很好的临床实践。它能让治疗师和来访者清楚地认识到治疗给靶问题带来多大的变化。

很多读者都不太熟悉具体的单组试验设计，关于试验设计我们不做太多深入的探讨，这里将简单地介绍这种方法背后所包含的一些理念。感兴趣的读者可以直接查阅巴洛、安德拉西克和赫森（Barlow, Andrasik and Hersen, 2006）以及卡兹丁（Kazdin, 2010）的经典著作。

　　这些设计旨在让我们对评估治疗效果或治疗某些成分更有信心。单组试验设计最常见的方法是定期重复测量。其基本逻辑是，首先对感兴趣的问题建立测量，然后重复施测，以便建立一个趋势——所谓的基线——之后当我们采用干预时，可以将所发生的变化与基线相比较。基线可以防止我们将观察到的变化归因于偶然或者其他一些因素，而不是我们的干预。如果我们在治疗前后只对一个人进行了一次测量，那么就不可能排除治疗外的额外变量（例如，我们的来访者中了彩票，或坠入爱河，或获得了一份极好的新工作），导致了我们观察到的变化。如果有大量的测量数据，在干预产生变化的同时，外部变化刚好发生的可能性就很小了。

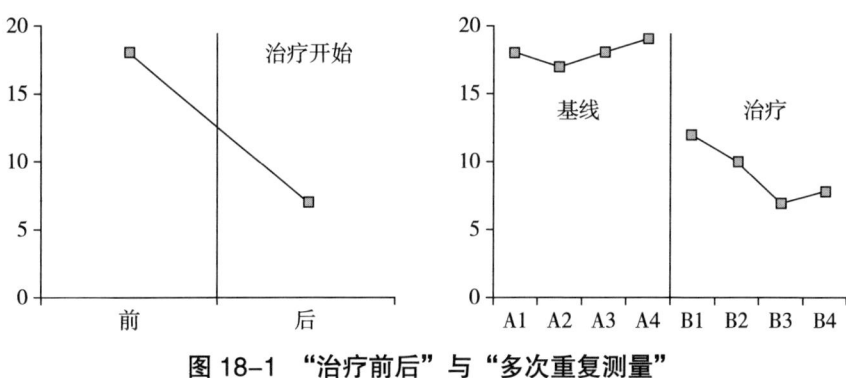

图 18-1　"治疗前后"与"多次重复测量"

　　图 18-1 说明了这一逻辑。假设这里的纵轴代表一些相关测量：抑郁症问卷的分数，或一天内强迫想法出现的次数，或在特定情况下产生的恐惧等级。图 18-1 中的左图所呈现的是治疗前后进行的单次测量，这无法确定分数的降低是否受到了与治疗无关的额外变量的干扰。我们只进行了两次测量——在这期间可能发生任何事情，并对测量结果产生影响。然而，在右图中，因为重复测量的结果不太可能恰好由在特定时间内采用的某个治疗引起，所以多次重复测量使我们更有理由相信变化是由治疗引起的。

　　许多单组试验设计的基本逻辑都遵循这样的原则。我们通过观察测量模式的变化趋势，来确定这种变化是否与治疗的变化一致：如果一致，就有理由相信该治疗是其变化的原因（但我们仍不能确定是否有偶然性事件引起变化）。

　　图 18-1 中的右图是一个简单重复测量设计，它由治疗前的基线和治疗过程

中一系列变化组成，它通常被称作 A—B 设计：基线是条件 A，治疗是条件 B。如果我们预期治疗方法的效果不持久，只是在实施过程中发挥作用（例如，也许是一个睡眠保健方案），那么就可以将 A—B 设计进行扩展，如 A—B—A 设计，即首先引入治疗，然后停止治疗（如图 18-2 所示）。

其基本逻辑得到更好的验证，因为测量数据不仅对引入治疗有所反应，而且对停止治疗也有反应。这种相反的反应与治疗变化同时发生的可能性就更小了，因此我们更加确定是治疗引起了变化。当然，如果我们期待治疗带来持续的效果（例如，用CBT治疗抑郁症从而引起情绪改善），就不能使用A—B—A设计模式：我们不希望一旦停止治疗，来访者的情绪就开始低落。

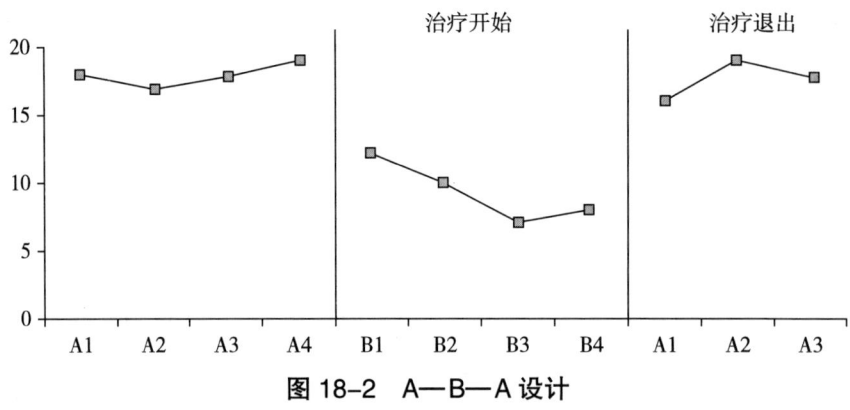

图 18-2　A—B—A 设计

我们将简要介绍另外两种常见的设计。第一种是交替治疗设计，它可以在个案中确定两种治疗中哪种是更有效的方法（但要求立即测量出治疗的效果）。在每个治疗环节（例如，在一次治疗会谈或者其他单位时间中），随机选择一种治疗方法，并进行重复测量。如果测量结果显示两种情况明显不同，如图 18-3 所示，那么我们就有证据说明一种治疗比另一种更有效。例如，我们想检验这样的假设，即特定话题会让来访者产生焦虑情绪。那么我们让来访者随机在几次会谈中谈论那个特定的话题；而在其他会谈中则避免谈论这个话题；然后测量焦虑等级。在图 18-3 中，如果 A 代表"回避"的会谈，B 代表"谈论"的会谈，此图就表明"回避"会谈比"谈话"会谈的焦虑得分更低。

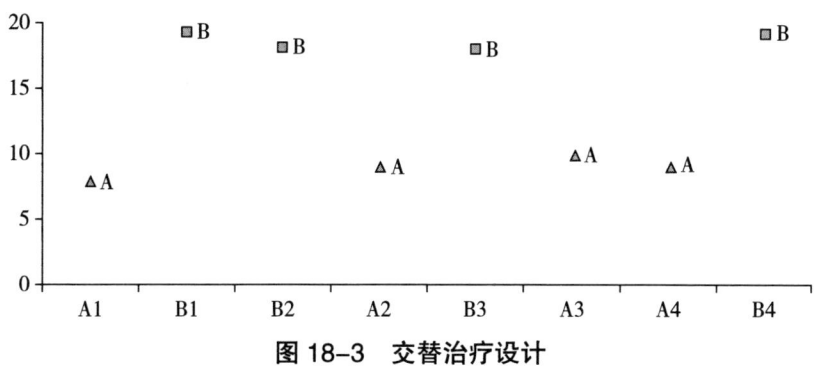

图 18-3　交替治疗设计

这种设计可以有效地适用于来访者的行为试验设计（第九章），例如帮助强迫症来访者确定反复检查大门是否比快速检查后离开产生了更多或更少的焦虑。

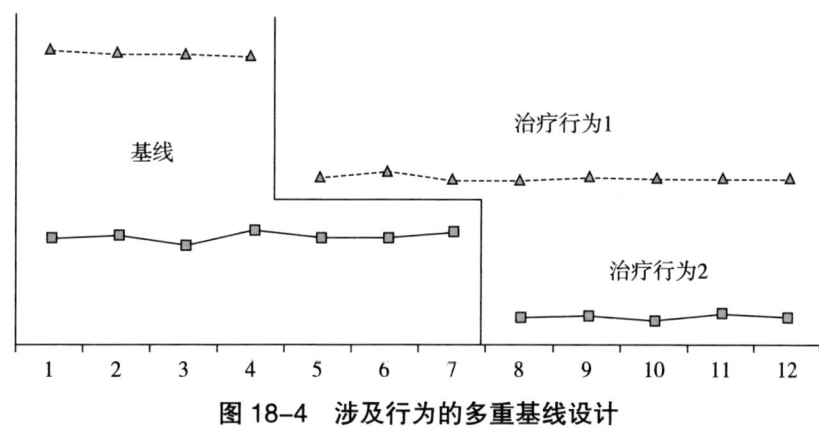

图 18-4　涉及行为的多重基线设计

最后，第二种常见的是多重基线设计，即在同一时间内观察多个不同的测量变量。它的不同之处是：多重基线涉及行为、情境或被试。请思考以下关于行为的多重基线设计的例子。来访者有两种不同的强迫症症状，我们在基线期间定期监测这两种症状（见图 18-4，三角形代表一种症状的频率，方形代表另一种症状的频率）。然后我们只对一种行为引入治疗（此个案的第一种症状）。一段时间之后，我们对另一种行为引入治疗（此个案的第二种症状）。如果我们得到的治疗趋势类似图 18-4 所示，每一种行为只在对其进行治疗的期间表现出变化，那么我们有理由相信治疗引起了变化（有关这个评估强迫思维治疗设计的例子可参见 Salkovskis &Westbrook，1989）。

涉及情境或被试的多重基线设计也同样适用这一原则。当然，基线的数目不一定是两个，就像上述例子一样，它可以是任意几个。如图 18-4 的例子中，每一组数据都代表了一种行为（例子中的一种症状）；在涉及被试的多重基线设计案例中，每一组数据都代表一个被试，我们在基线后的不同时期对其引入了治疗；在涉及情境的多重基线设计案例中，每一组数据都代表了一种情境（例如，有关破坏行为的治疗方法，首先在学校情境中采用，随即在家庭情境中采用）。值得注意的是，只有当我们预测行为、情境或被试之间相互独立时，这种设计才能有效：如果治疗有可能从其中的一种情况影响到另一种情况，那么我们要观察的同步变化可能不会发生。

最后，注意这里所描述的分析个案设计结果的常用方法是通过目测来完成的：通过观察结果的走向，推测它们所表示的内容。在过去的 20 年里，个案设计的统计分析也得到了一些发展，但这些统计数据并没有直接被大多数普通的治疗师所采用。

二、治疗评估

另一种常见的评估形式是收集关于治疗整体的数据，因此涉及大量的来访者。此评估的主要目的有以下几点：

- 描述来访者的人口学特征（如年龄、性别、问题的长期性等）；
- 描述治疗的一些特征（如中途退出率、平均的会谈次数等）；
- 通过对结果的测量，确定来访者治疗的效果；
- 使用常规收集的数据作为基线，来评估治疗的变化（如这种变化是否可以带来更好的结果或者提高来访者的满意度）。

评估不可能明确指定应收集哪种数据，因为这取决于来访者治疗本身的利益和目标，但大多数治疗都会收集各种形式的数据，包括：

- 来访者的治疗结果数据（如在治疗前后采用心理健康问卷进行测量，见下文）；
- 来访者的人口统计学资料（如年龄、性别、问题的持续性、就业状

况等);

- 治疗参数(如就诊日期等,从中可以计算出治疗时间);
- 治疗结果(如退出治疗或不赴约)。

在几年前,某治疗机构的工作者决定实施以 10 次会谈为限的治疗,以减少等待治疗的人数。但这种变化自然会引起一些问题,因此大家一致认为应该对其效果进行评估。对新方案的评估包括以下几个方面:

1. 这种限制是否会对来访者的治疗结果产生影响?该治疗多年来一直收集常规的结果数据,因此这可以作为"历史参照"来比较新方案下获得的结果。

2. 它是否提高了来访者的满意度?同样,我们有之前的来访者满意度调查问卷的数据(Larsen, Attkisson, Hargreaves & Nguyen, 1979)可供参照。

3. 治疗师对这种限制是如何反应的?我们用特定的评分量表来评估这种限制是否让治疗变得更容易或更难,以及对治疗的影响程度,等等。

结果是以 10 次会谈为限制的治疗并没有导致太大的差异;来访者同样感到满意;而治疗师的反应是"摇摆不定",认为有些治疗可能更难,但有些可能更容易。除了结果大致相似,还有一些证据表明,存在"人格障碍"的来访者在短期治疗中表现较差,因此需要进一步观察。

在英格兰和威尔士,对 CBT 服务的评估在 IAPT 项目开始实施后已经逐渐达到了前所未有的水平。该项目包括系统性的治疗和对 CBT 在内的循证心理治疗的评估,并已于 2008 年实施(卫生部,2008)。到 2013 年,该项目每年的治疗人次已经近 40 万,并在每次会谈中收集每个来访者治疗进展的数据(Layard & Clark, 2014)。这些数据包括接受治疗的人数、治疗时长、治疗类型,以及治疗师,等等。这些信息本身具有价值,但更重要的是,这些数据对改善治疗提供了启示。

对来访者结果的分析表明,全国不同区域的评估表现出很大的差异(关于 IAPT 结果的可读性综述,参见 Layard & Clark, 2014),但评估并没有结束。无论是评估每周与你见面的来访者的治疗进展,还是评估国民治疗的表现,我们都应参考最初的结果，并向自己进一步提出问题，实际上是苏格拉底式的提问：

- "这还能告诉我什么？"

- "我还能从中学到什么？"

- "我如何推进这一进程？"

大卫·克拉克教授这样做了，并发现结果数据具有高度的指导意义。在这些情况下治疗成功率更高：当遵循IAPT模式和NICE指南时；治疗师有更丰富的经验而且受过高度训练；来访者接受过更多治疗会谈，如果需要，他们会被"升级"到更高强度的治疗。并且在提供了全面保健的大型治疗机构中，来访者的康复率也较高。这有助于加强IAPT的培训和实施，以改善治疗——进一步的数据收集将揭示这是否有效。

如果你使用IAPT治疗，便能够经常见到这类评估；如果没有，可能要考虑的是你从中学到了什么。无论你的治疗有多小，它将受益于定期和有意义的评估，这也会让你的来访者受益。

一些常用的问卷

又一个问题是，根据每一次治疗评估的需要来决定采用什么样的结果测量工具。以下的问卷适合常规临床使用，原因是：（a）来访者花费的时间不会太长；（b）它们被广泛使用，可以与其他治疗评估或研究试验进行比较；（c）它们评估的是大多数人群中普遍存在的心理健康问题。

- 贝克抑郁量表（BDI: Beck et al., 1961）是最常见的抑郁症测量工具。最新修订版BDI-Ⅱ已出版（Beck, Brown & Steer, 1996），但在研究中有时仍会使用原来的版本，以便和早期测量结果进行对照。

- 贝克焦虑量表（BAI: Beck et al., 1988）是一种与BDI类似的针对焦虑症状的测量工具。

- 临床疗效的常规评估——结果量表（CORE-OM: Evans et al., 2002; www. Coreims.co.uk）是在英国日益流行的一种综合心理健康测量工具，特别适用于初级保健设置。穆林等人（Mullin et al., 2006）通过给出来自英国不同服务机构的一万多个来访者样本的平均核心分数，提供了全国通用的基线标准。

● 医院焦虑和抑郁量表（HADS: Zigmond & Snaith, 1983），尽管名称中含有"医院"，但它适用于社区环境。量表命名源于最初的设计，即在普通医院中使用，其目的是避免心理健康问题和生理健康问题的混淆。这一特点对一些特殊的情境很有用，这些情境中来访者一般既有心理问题也有身体疾病。

● PHQ-9（Kroenke, Spitzer & Williams, 2001）是常见精神障碍的大型诊断工具，属于抑郁症模块。它用于监测抑郁症并对高危人群进行初步诊断。它通常用于 IAPT 治疗（见上文），其内容简短，在频繁重复测量时有优势，并且具有良好的心理测量特性。

● GHQ-12（Goldberg & Williams, 1988）也是 IAPT 治疗中的常用问卷，其内容简洁，具有筛查作用，可用于识别非精神病学环境中的轻度精神障碍。该问卷有较长的版本（如 GHQ-60），但简短的 GHQ-12 已被证明是可靠且有效的，而且由于其简洁性，对来访者而言不会过于苛求或被侵扰。

文献检索能够迅速查找其他适合绝大部分特定心理健康问题的量表。

然而，在选择心理测量工具时一定要深思熟虑。考虑他们是否适合你的来访者：是否有其他更简短的、干扰性更小的测量工具？选择的问卷是否对这个来访者（可能年龄较小、较大，或者与问卷所针对的人群有文化差异）有效？是否能够有效地进行重复测量？这个量表能否分辨出来访者的特异表现？我们需要自问很多这样的问题，以便确信评估是合理和有意义的。我们不能仅仅假设只有使用心理测量才会对来访者或治疗最有利（Gilbody, House & Sheldon, 2001）。常规测量耗费时间，如果测量结果信效度不足，可能会对你的治疗"联盟"造成负面影响。

其他量表：标准化问卷往往以其他量表作为补充，如个人问题等级评定、特定认知相信程度评定、问题出现的频率和持续时间等（见第五章）。

临床显著性统计

治疗评估数据可以用任何一种标准统计方法进行分析。然而，一种被称为"临床显著性"的分析方法特别适合临床治疗，尤其是雅各布森开发的方法（Jacobson & Revenstorf, 1988; Jacobson et al., 1999）。临床显著性分析的目的是解决存在于传统统计检验中的问题，即如果参与研究的被试足够多，那么即使平均分数中极小的变化，也会出现显著性。传统的检验表明，这样的变化在统计学上是显著的，而非偶然，但它并没有告诉我们这种变化的重要性如何。因此，只要有足够多的被试，从治疗开始到结束，来访者在贝克抑郁量表上得分的变化就可能有显著的统计学意义——意思就是"不是出于巧合"。但治疗师不会把这种变化视作有临床意义，如果这就是他们希望的结果，来访者也不会因为这样的意义而感到高兴。

雅各布森的临床显著性检验法，着眼于参与研究的每个被试，并提出以下两个问题：

1. 来访者在特定量表的分数完全是因为治疗而改变，而非偶然吗？一个"可靠变化"的指数计算依赖于测量工具的可靠性和人口的自然变化。如果来访者分数的变化大于计算标准，那么来访者的症状可以被视为在测量中明显改善（或恶化）。

2. 如果来访者有明显的变化，那这些变化是否已经跨过衡量标准临界点进入正常的范围？如果是，我们就要考虑来访者不仅仅是改善，或许已经痊愈。雅各布森等人发现了几种可能设定"正常临界"标准的方法，例如通过计算超出某个值后，来访者在统计学意义上更有可能属于正常人群而不是功能失调人群。

表 18-1 显示了每个来访者通过分析可能产生的结果。根据上面两个计算，每个来访者被分为：明显恶化、没有明显变化、明显改善（但没有痊愈）或痊愈。分析的结果以来访者归到每一种类别的比例的形式报告出来。

这种方法有两方面的优点：

● 它使报告更有统计意义：大多数治疗师一致认为，符合雅各布森两个标准的来访者的确取得了临床意义上的重大进展。

● 产生的数据更易于来访者和治疗师理解：与"来访者在贝克抑郁量表上的平均得分在从 17.3 变为 11.2"相比，大多数人更易于理解"平均 56% 的来访者痊愈"（Westbrook & Kirk，2005，常规临床数据分析的例子）。

表 18-1　得分变化的临床显著性意义的分类

		1. 变化分数大于明显变化标准吗？		
		是的，因为恶化了	不是	是的，因为改善了
2. 分数跨过临界点进入正常范围？	不是	明显恶化	没有明显变化	明显改善（但没有痊愈）
	是的			痊愈

另外，值得注意的是，虽然这些有代表性的"基准"策略（参见 Wade et al.，1998；Merrill et al.，2003）表明，CBT 在临床实践以及研究试验中是一种有效的治疗方法，但对于那些相信 CBT（或其他任何类型的心理疗法）是灵丹妙药并可以帮助所有来访者的人来说，临床显著性意义分析可以让他们清醒地认识到：从大多数这样的分析发现，根据这些标准只有 1/3 到 1/2 的来访者得到了痊愈。

评估方面的困难

一、保持简易

总有东西吸引我们去收集更多的数据：人们很容易认为"当我们在做这件事时，要试图找到有关这个……和这个……和那个……的信息"。结果可能是数据过多，使来访者不堪重负，耗时又无法收集到可靠的数据，甚至要花费更多时间去分析。一般来说，最好是经济、合理地收集并分析少量数据项。

二、重复测量

有时来访者过于熟悉经常使用的测量方法，并能开始自动化地完成它们。因此要经常花一两分钟与来访者讨论问卷的结果，以便评估效果如何。

三、继续保持

开始时治疗师都是积极地收集大多数常规数据，但不能持续下去。我们提出了继续保持数据收集的两个重要因素。首先，有一个合理的、高水平的"卫士"——这个人帮助数据的收集和分析，并确保如果有人忘记收集数据就会提醒他们。其次，至关重要的是，收集数据的治疗师要看到数据得到了处理，并且要确保定期得到结果反馈。不能分析的数据是无用的，当没有结果出现时，继续收集数据的概率会很小。

四、研究设计

临床治疗的评估通常无法达到研究设计的最高标准，如随机对照试验。所有研究设计都涉及一些妥协：(a) 严格控制研究，尽可能消除其不确定性，但这样做可能最终与真正的临床实践不相符；(b) 对"现实世界"的研究非常接近临床实践，但也模糊了因果关系。因此，治疗评估的工作原则是：有证据验证比没有更好，但也要接受为了描述一些日常结果而缺乏一些严谨性的结果。罗布森（Robson，2002）关于"现实生活研究"的书中为进一步研究这些问题提供了有用的资源。

总　结

CBT 的优势之一就是致力于实证主义，即评估是否有良好的证据支持其理论和治疗的有效性。这不仅是针对学术界，而且也应该被纳入临床治疗中。

一种常见的评估形式是研究临床个案，以便与主观意见对比，可以更可靠地判断治疗（或治疗的某些部分）是否有效。所谓的个案设计在这里特别有用，也可以在不对常见的 CBT 实践进行大量改变的情况下实施。

另一种常见的评估形式是采取更广泛的视角，旨在评估整个临床治疗是否在某种相关意义上"做得很好"：获得良好的结果，与某些相关的对照治疗一样好，获得的结果比过去更好，或者在其他方面比较好。这有许多测量工具可用于评估结果，其中一些工具可以与其他治疗或研究试验进行比较。

临床意义分析是一种有用的工具，可以用一种对治疗师和来访者都有意义和可理解的方式来总结结果。

学习和练习

这些学习和练习资料可从配套网站下载。

回顾和反思

你的治疗机构目前是否进行任何形式的常规评估？如果是，它的效果如何？哪些方面可以改进？如果不是，做评估的利弊是什么？你如何说服你的同事和/或督导师？

你是否可以做更多的事情来评估自己的来访者在治疗中的进展？这对你或他们来说有什么好处？如果你做得更多，会出现什么挑战？

进一步探讨

许多有趣的研究和评估想法来自对临床实践中出现的问题的思考："在我看来，对于这个问题，X 治疗技术比 Y 治疗技术更有效"，或者"如果我做了 Z 治疗，来访者似乎更不容易中途退出"等。也许你可以把这样的想法记录下来，看看是否有办法收集一些相关的证据。

如果你的治疗机构目前没有收集常规数据，你是否愿意与同事讨论评估的作用，应该收集哪些数据？

如果你有数据，但还没有分析或整理，也许你可以提前为此预留一些时间。

第十九章
认知行为疗法的督导

引　言

任何尝试过 CBT 的人很快就会发现，将好的疗法运用于实际治疗中并非易事。不可能只凭阅读一本书或者参加一个研讨会，就能很好地运用 CBT：有效的临床训练需要更长时间的持续性学习，包括将学习到的理论、治疗策略和来访者复杂的现实情况结合起来。临床督导则是实现这种持续性学习的主要方式之一。它可以采用不同的形式（见下文），但基本思想是通过讨论或直接观察你的治疗过程，以便检查治疗进展、确定问题并找到相应的解决办法，从而达到提高治疗技能和确保来访者获得最佳治疗这一目标。任何级别的 CBT 治疗师都需要督导，而对新手治疗师来说，督导则至关重要。

大多数的 CBT 治疗师可能会赞成关于督导积极价值的观点。然而，对于如 CBT 这种遵循实证主义的方法来说，令人尴尬的是，目前还没有足够的证据表明 CBT 督导是否真正发挥了作用——无论是对受督导者的技能来说，还是对来访者的治疗结果而言。一项重要的研究（Mannix et al., 2006）发现，相较于那些在培训后终止督导的治疗师，在接受了为期 6 个月的 CBT 培训后继续接受督导的治疗师，在 CBT 的技能运用和改进方面会表现得更好，但这一观点还需要更多的证据支持。因此，接下来讲述的内容只是基于我们自己的临床实践和大部分人的看法，而非建立在充足证据的基础上。一旦有新的证据出现，这里所述的大部分内容应当受到质疑。

对于 CBT 督导师来说，目前已经出版了一些有关 CBT 督导实践的指南（如 Padesky，1996a；Pilling&Roth，2008；Gordon，2012），但在本章中，我们只需要从受督导者的角度来考虑，我们如何更好地运用督导。

督导的目标

每个受督导者都需要考虑在督导过程中的目标，虽然对 CBT 中的临床督导未能达成普遍一致的定义，但我们一致认为"良好"的临床督导有助于实现下列一个或多个目标：

- 提高治疗师的技能：训练和提升现有技能，学习新的技巧。
- 保护来访者：为治疗提供一种有效的控制形式，既能在实用层面上确保治疗师运用恰当的治疗策略，也能在情感层面上使治疗师更加客观地看待治疗关系。
- 在治疗师处理治疗过程中遇到的困难时提供支持。
- 监督和评估治疗师的技巧和实践。

不同目标之间的平衡会根据某些因素而产生变化，如治疗师和督导师的特征和经验、督导的内容等。

就最后一个目标（评估）来说，值得考虑一下总结性评估和形成性评估之间的区别：

- 总结性评估是指以进行总结性评价为首要目标的评估：被评估的对象在某种程度上"足够好了"吗？（如受训者能够通过这次培训吗？）
- 形成性评估是指以来访者取得进步为首要目标的评估：关键不是"X 是否足够好"而是"如何使 X 变得更好"。

几乎所有临床督导都包含形成性评估的成分，但总结性评估通常只在课程培训、治疗师资格认证或类似过程中发挥作用。

不管是总结性评估还是形成性评估，评估认知疗法技巧的常用工具都有认知疗法量表（CTS：Young&Beck，1980；Dobson et al.，1985；Blackburn et al.，2001）和 CBT 核心技能的评估（ACCS：Muse&McManus，2013；see www.accs-scale.co.uk）。

督导的模式

我们可以区分出督导的两个重要维度：其一，督导是针对个别治疗师还是一组治疗师；其二，督导师和治疗师之间是存在着专业水平的差异，还是大体相同。将这些分类组合成四种督导模式，并给予相应的命名，如表 19-1 所示。

表 19-1　四种督导模式

	个体	团体
经鉴定的领导者	1."学徒"	2."带领型"
未经鉴定的领导者	3."协商"（双向或单向）	4."朋辈团体"

有时人们会错误地认为所有的督导都必须有一个确定的领导者。但我们发现，即便没有非常权威的专家督导师，同等水平间的朋辈督导师也非常有用。与 CBT 进行类比发现：正如治疗师能够在她所知甚少的领域中，通过引导式探索的方式帮助来访者那样，朋辈督导师也可以用同样的方式为督导中的治疗师扩展新思路。如果参与者没有一点 CBT 经验，那么就会存在"外行指导外行"的风险，但在专家督导师资源有限的情况下，这种朋辈督导师仍有其合理之处。

这些模式各有利弊，如果进行选择，应该考虑的是哪种模式最符合你的需要。

一、学徒式督导

这是一种典型的督导模式：一个熟练且经验丰富的治疗师与新手治疗师进行一对一会谈，以提高新手治疗师的治疗技巧。无疑，这是一个良好的模式，可以对治疗进行检查并练习治疗技巧，很好地满足受督导者的需要。主要的不足是相对较多地占用督导师的时间（所以很昂贵）；而且，由于只有一位督导师，受督导者所能获得的观点和专业意见也是有限的。

二、带领型团体督导

带领型团体督导的主要优势是，它具有学徒模式在提供专业意见方面的优点，同时还更经济实惠，因此在许多情境下更可行。另一个优点是，受督导者可以在自己的案例以及其他参与者的案例中进行学习。可能的不足是团体内个人的时间更少了，有时更像是一个研讨小组——偏向于说教形式——但也是有帮助的。

三、协商式督导

我们用"协商"一词来指代类似于学徒模式的设置（面对面进行督导会谈），但这是处于技能水平大致相同的情况下，因此没有人是"学徒"。对经验丰富的参与者来说，这很可能是唯一可取的督导模式，因为可能没有人具备更多的专业知识可供选择。协商可以是单向的——一个人向另一个人寻求督导；也可以是双向的——两人相互督导对方。

四、朋辈团体督导

朋辈团体督导的优点包括：相对便宜并且容易建立；能够进行替代性学习；这种平等的方式，能鼓励经验不足的治疗师更具创造性，并能分享他们的观点。不足之处是：存在"外行指导外行"的风险，没人真正指导他们的谈论内容；正如督导小组的形式一样，每个人受督导的时间变少了；没有带领者对团体动态负责。

五、督导的其他渠道

除了上述模式，值得考虑的是可以在督导中采用其他交流方式，如电话、视频会议和电子邮件。这些可替代的渠道可能最适用于个体督导，团体互动在没有任何面对面交流的情况下进行是不易做到的！这种方法可能会失去一些面对面交流的微妙之处，尤其是出现情感层面的问题；播放录音或录像以及分享资料时也可能存在技术问题；如果要通过互联网来播放临床资料，你必须注意数据管理法律。然而，如果没有一个面对面交流的督导师可以满足你的要求，那么这些是有用、可替代的督导渠道。

作者的一些受督导者是通过电话或互联网形式来接受临床督导的（通常是由于在合理的自由时间内没有合适的督导师——许多受督导者来自国外）。在许多情况下，我们实际上从未与受督导者面对面交谈。尽管这种督导形式有所限制，但这种督导关系却能很好地发挥作用。正如排除了非语言沟通的模式一样，双方误解的潜在可能性会增加，因此可能需要督导双方特别注意，确保有清晰的总结和反馈，以避免产生此类问题。如果是通过互联网实施督导，要确保双方能看到和听到对方，这种误解就可以减少。一些类似的督导设置甚至允许播放录音。这种方法可以很好地发挥作用，但它确实需要相当强大的技术支撑，以及双方需要快速和可靠的互联网连接。

督导还是个人体验?

在所有治疗形式中，都认为治疗师的个人问题或信念可能会影响治疗。这样的资料适合在督导中探讨吗，还是应该作为个人体验在其他环境中进行？在督导过程中处理的个人资料是否有限制？如果有，那要怎么处理那些被一致认为不该包含在督导中的材料？

对于这些问题没有正确的答案，但多数 CBT 治疗师可能认为，只有当这类材料直接影响到你的治疗进程时，才能成为督导的一部分（例如，Padesky，1996b）。如果你的信念（如"我永远不能做让来访者觉得痛苦的事情"或者"我对来访者的进步负有唯一责任"）让你在实施相关治疗性策略时止步不前，那么最好在督导中关注这个问题。如果这个信念是更宽泛的问题的一小部分，那么可能无法在有限的督导时间内解决。如果它并没有直接影响到你的治疗进程，那么可以在其他情境中解决。

录制性材料的使用

一直以来，使用和来访者会谈的录音、录像是 CBT 督导的鲜明特色。督导师可以不用听受督导者对治疗的叙述，而是由受督导者记录下会谈过程，在督导时回放（部分）录像带，这样督导师可以更直接地观察所发生的事。虽然最初几乎每个人都对这种公开展示他们治疗的方式感到焦虑，但是一旦消除最初的顾虑，它会变得简单又适用。因此，我们强烈建议使用录音、录像等录制性材料。其优点包括以下几点：

● 自我反思：虽然感到不舒服，但倾听自己的治疗会谈并批判性地评价自我表现是一种很好的做法。此外，可以更好地准备需要向督导师提出的问题，并找出录制材料中最重要的部分与你的督导师分享。

● 从治疗师的角度和来访者的利益出发，避免出现遗漏和曲解（积极的或消极的）。在会谈中可能有一些你没有注意到或是不愿意报告的重要内容，录制性材料可以使你和督导师有机会发现这一点。

● 录制性材料让督导有了深度和准确度，而这些如果仅仅依靠治疗师的叙述，是无法实现的。相比治疗师的片面叙述，督导师可以听到或看到更多在治疗互动中的复杂情况。思考一下，与短短几分钟的录制性材料所能提供的信息相比，用言语详细描述治疗过程中的互动需要花费多长的时间呢？对多数治疗师而言，很难用言语全面地表达出来访者的全部感受。但通过录音、录像等录制性材料，督导师可以对你的来访者以及治疗中发生的事情形成一个更全面的认识，因此能更好地提出如何影响来访者行为的有用建议。

● 如果想获得英国行为与认知心理治疗协会（BABCP）的治疗师资格认证，那么请记住，他们现在要求进行一定程度的所谓"现场督导"（督导师直接或通过录音、录像来倾听或观看真实的来访者的会谈过程）。有关这方面的更多信息，请参见网站 www.babcp.com。

　　如果你正在使用录制性材料，那么需要考虑如何有效并合乎道德规范地使用：

　　● 在录制会谈之前，来访者必须要有完全的知情同意权。因此，需要建立一个获取和记录来访者同意的流程。医院或其他机构可能对此有所规定。如果没有，你应该考虑制定一个相关政策，包括告知来访者录制性材料的用处、谁会听取、如何储存，以及在督导后如何销毁或者安全地清除录制性材料，等等。现在，许多专业机构要求以加密的形式储存录音、录像的数据文件，如果录像带丢失或者被盗，其内容也不会泄露。

　　● 如果你决定使用录音或录像，那么你应该养成记录所有治疗会谈的习惯，而不是在出了差错的地方或有特定需要时才考虑记录。通常情况下，在治疗开始时就应该取得来访者对常规录音程序的同意，这样会更方便，而不应该在出现某些特定困难时才与来访者协商记录。

选择一名督导师

　　在某些情况下，尤其是在培训时，由于分配的方式有限，你无法选择谁做你的督导师，但如果可以选择，那么你要考虑以下几点：

　　● 督导师是你可以信任并能与之相处融洽的人吗？你需要建立一个良好的工作关系，它和治疗关系一样重要，有时要求也同样高。

　　● 督导师是否具备你需要学习的技能？比如，需要这样的人——擅长治疗某类问题，或者能更好地处理治疗过程。我们最初很难判断哪些人能满足你的需求，因此达成初步试用期的协议非常重要（见下文）。

　　● 督导师是否有意愿督导你，并承诺在达成一致的督导时间里开展工作？

　　● 督导师是否接受督导？督导在实践过程中进行督导日益普遍。

● 现在，英国行为与认知心理治疗协会（BABCP）为获得资格认证的治疗师提供了一个途径，使其也能获得督导师资格认证。在撰写本书时，我们发现具备这种额外资格认证的人相对较少，因此通过督导资格认证并非选择督导师的必备条件，但你至少要询问你可选择的督导师是否有此认证。罗思和皮林在第一章中提到了关于 CBT 的能力框架，并已经开发了一套类似的督导技能，你或你的督导师可能会对此感兴趣（Roth & Pilling, 2009）。

协商督导事宜

无论是自主选择督导师还是接受分配，我们建议举行一次预备会谈来更好地表达或澄清自己的期望。你可能要考虑以下几点：

● 实际事项：督导何时开始、在哪里、单次督导持续时长、督导频率等。

● 保密问题。

● 督导是"空泛的"还是有具体目标（比如，更好地进行个案概念化，或处理强迫症来访者，又或处理自残来访者）呢？如果你有具体目标，你的督导师是否认为自己具备必要的技能可以帮助你？

● 关于上述可能的督导目标，你或你的督导师有何优先顺序？比如，在你参与培训期间，总结性评估是否是督导的一个重要组成部分？

● 虽然无法提前预测在督导过程中会发生什么，但关于督导与个人治疗间的界限问题，你和督导师的观点都是应该共同探讨的。

● 经过一个试验期，再回顾这次督导，这是明智的做法。如此，即便效果不佳也可以更改督导安排。

一份可供审查且明确规定督导具体事项的合同，是进行督导的一个至关重要的基础。许多机构都有自己的合同模板，你也可以根据这些框架与你的督导师共同商讨一份"定制"的合同。在本章的附录中，有英国行为与认知心理治疗协会（BABCP, 2005）提供的可使用的督导协议模板。

对任何形式的团体督导而言，都可能会出现相似的问题以及独特的团体情境。例如，团体成员之间是如何分配可利用的督导时间？是选择在每次督导期间分配给所有团体成员均等的时间，还是每次督导会谈中有一个人进行汇报（每个人的督导陈述之间尽可能地间隔较长时间），或者将以上结合起来，即在一次督导会谈上，一个人占用大量时间而其他人时间相应减少？此时，受督导者可能更需要的是将督导体会向团体成员或 / 和督导师进行详尽反馈。某些时候，如果大多数或所有团体成员都不同意受督导师的方法，那么受督导者会感到孤立无援。为了避免受督导者因督导而感到过度痛苦和厌恶，需要仔细确定团体督导合同，并留意团体督导进程。

为督导会谈做准备

如果你提前做了细致的准备，那么你将从督导中受益颇多，比如：

- 一个清晰明确的督导问题；
- 一个简明扼要的个案概念化或概述。

这不需要花费几个小时来准备，但也不应该只是在督导开始前花两分钟思考，拿起来访者的咨询记录就匆匆去见督导师！我们建议你要为每个被讨论的个案确定一个清晰而具体的督导问题。因此，与其含糊其词地问"我现在要做什么"或"我从哪里开始"，不如针对你需要解决的特定问题或要点去提问。问题可能有无限种，包含：

- 我如何为一位贪食症来访者确定她的维持性程式？
- 如何处理一个没有社会支持的来访者对我产生的依赖倾向？
- 对于一个恐惧症来访者，我可以设计哪些有效的行为实验？
- 把自己的想法记录下来——我们能否发现是什么让我对该来访者生气？
- 可以从哪里学到更多关于治疗患有强迫症和学习障碍的成年人的方法？

为了帮助你和督导师更好地确定问题的来龙去脉并从有限的督导时间中获益颇丰，除了提出具体问题外，补充一些督导师所要求的最低限度信息也很重要。在通常情况下，这只是一个非常简单的个案概念化（程式）。或者，如果你还无法建构这种程式，那么就对情况做简要概述。但叙述不必要的细节可能会浪费很多时间——如果需要更多的信息，督导师可以提出要求。

在为自己的督导做准备时，你也可以借鉴帕德斯基（Padesky，1996）为受督导者提出的探索性问题，它可能会让你有所启发。正如帕德斯基所言，通过这个"路线图"进行督导工作，往往会帮助你找到适合在督导中提出的最佳问题，有时，这种系统性地重新评估也会引导你去解决问题（因此你只需将宝贵的督导时间用于那些你确实无法独自解决的问题）。

帕德斯基提出的问题包括以下内容，它们可能导致治疗中的困难：

1. 是否有一个针对来访者的 CBT 程式和相应的治疗计划？如果没有，那么制定这样的程式和治疗计划就可能是一个需要督导的问题。

2. 是否遵循程式和相应的治疗计划？如果没有，那么督导的问题可能就是要思考是什么阻碍了你遵循程式和治疗计划？是关于个人信念的问题，还是关于来访者的特征或行为的问题。

3. 是否具备完成治疗所需的知识和技能？如果没有，那么你可能需要通过督导来获取一些知识、实践技巧或能够帮助你实现目标的一些建议。

4. 来访者对治疗的反应是否如你所期望的那样？如果没有，那么你可能需要通过督导来思考阻碍来访者治疗进程的是否是信念、生活环境或者成长史等因素。

5. 如果上述问题都有满意的答复，那么是否还有其他的干扰？督导师可能还需要考虑治疗师的因素、治疗关系的问题、程式是否需要调整、是否需要不同的治疗方法等。关于进一步思考治疗中常见的困难，请参见资料（Westbrook，Mueller，Kennerley and McManus，2010）。

迈克尔发现，按照这个问题检查表进行思考，有助于他与自己正在治疗的一位相对困难的来访者继续工作。这样做也让他意识到问题似乎出现在步骤 4：他有一个看起来很合理的程式和治疗计划，并且也在遵循这些计划，但似乎不起作用。来访者的主要情绪是抑郁和愤怒，并且只顾着为自己的愤怒去辩解，而不去实现其他可达成的治疗目标。确定了这一点，迈克尔承认了这个程式有所欠缺，因为对"合理愤怒"的关注，目前还没有得到充分的解释。这促使他开始与来访者进一步探讨，而不是把这个治疗问题带到督导中去。迈克尔很快发现来访者的信念，即她能够表达需求的唯一方式就是变得愤怒；来访者也承认她的愤怒有时可能是过度的，因此对她而言，这就像让自己屈服于对方一样。通过建构新的程式，他们就可以寻找来访者其他表达自己需求的方式。然而，迈克尔对自信训练方面的知识和技能缺乏信心，所以他把这个问题带到督导中去，他的问题是："我的来访者有愤怒的倾向和对屈服的恐惧，可以采用什么方法帮助她进行自信技能训练？"

在使用录音等录制性材料进行督导时，准备工作也非常重要。对督导师来说，听完你和来访者的全部录音几乎是不可能的，因为会花费大量的时间。因此，最好将这个过程分为两个阶段。第一阶段，自己听一遍录音。仅仅通过这一步，就能给你提供关于如何提升治疗技能的有用见解。当你在听录音的时候，要在任何有问题的地方做笔记：哪些可能是你想要接受督导的问题。第二阶段，选择几分钟的片段，来说明你想要讨论的地方，然后，在督导会谈开始前，准备好从这些片段开始播放录音。有了这样的准备，可以更有效和经济地利用时间。

还要记住，督导师们既乐意听到那些成功的会谈，也愿意听到不太顺利的会谈，这更有助于督导师全面了解你的治疗实践、优势以及需求，而不仅仅讨论你所带来的最成功的或最困难的案例。

督导会谈过程

如第十一章所述，督导会谈过程的形式可以遵循 CBT 会谈的模式。因此，督导可能有同样的顺序：

- 议程设置：今天的主题是什么，如何分配时间？双方都要提出议程的主题，随着受督导者的经验日益丰富，应该在议程中承担更多的责任。在议程中应该复习家庭作业，如果没涉及这一点，可以找机会去回顾先前督导过程中的临床效果。

- 复习作业：应该始终在议程中复习作业，如果没有涉及这一点，应该找机会回顾前一次督导的临床结果。

- 衔接事项：先前督导会谈中有没有遗留下的事项？还有没有未解决的问题、后续的信息、迟来的反馈？等等。

- 主要议题：督导过程的大部分内容是讨论商定的主要议程事项。许多事项以具体督导问题的形式出现。

- 家庭作业：受督导者通常会在督导中得到一份经过商定的任务清单，这些任务可以是阅读一篇特定的文章以及与来访者一起尝试某种治疗策略等。

- 复盘：受督导者对督导会谈有哪些反馈，从中学到了什么，特别有用的是什么，有哪些困难，等等。可以自问一下：你的督导问题是否全部解答了；督导师是否让你更轻松地接受督导；在随意与严格、说教与非说教，或者支持性和建设性批判之间是否取得了恰当的平衡；等等。尽量给予积极反馈和建设性的批评意见。

有助于促进督导更加成功的其他方面包括：按计划进行督导；尽可能地暴露更多信息，而非只展示自己的优势；勇于直面困难。如果你说万事皆好，你的督导师回答说那很好！那么你从督导中学到的东西将会很少。每个治疗师都会有不完美的治疗案例，而提高技能的最佳机会就是坦诚面对问题。

最后，记住除了对案例进行直截了当的言语讨论外，督导还包含一系列技术。使用角色扮演是很有用的，有两种方式：一种是你扮演来访者，督导师模仿你对来访者可能做出的反应；另一种是督导师扮演来访者，而你作为治疗师实施特定的策略（录音或录像在这里很有用——如果督导师听到或看到你的来访者，他们就会更容易扮演你的来访者）。有时直接的讲授式教学或推荐阅读可能是督导中有用的一部分。

督导中的问题

一、找不到督导师

虽然我们强调确保拥有定期且称职的督导师的重要性，但有时你会发现唯一的督导师是自己，或者根本找不到督导师。那么我们建议你首先考虑自我督导。留出时间听自己的治疗录音，回顾需要督导的问题（也许可以用上述的帕德斯基指导原则）并批判性地反思你的实践以及信息资源——总而言之，了解你是否能自己解决问题。如果不能，那么你可以考虑尝试从同行或外部"专家"那里获得一次性的咨询。不要简单地认为自己无法获得督导而放弃。

二、督导中存在的问题

一份经过深思熟虑并定期审查的合同，可以最大限度地减少在督导关系中出现的问题；并且一份好的合同有着明确的规定，在督导关系破裂时可以采取相应的应对措施（见 Kennerley and Clohessy，2010，关于 CBT 督导中的督导关系和合同的简要介绍）。

常见的问题包括督导缺乏责任感（如经常迟到或在督导会谈过程中接听电话等），或者感觉从督导那里得不到支持。这些问题的出现有可能是因为督导和受督导者没有很好地配合，如此则需要重新安排。然而，值得考虑的是督导关系能否得到改善。督导师是否关注你的需求？如果没有，原因是什么？你是否在你的合同中明确表述了自己的目标和需求？你对督导的期望符合现实吗，或者你需要进一步的支持或个人体验来促进你的督导进程吗？你是否需要审查和修改你的合同呢？花点时间来制定一个双方达成一致的协议，往往可以预防或最小化在督导关系中出现的问题。

三、觉得无法使用治疗中的录制性材料进行评估

探索是什么阻碍了你。也许你需要思考采用录音、录像的理由；或者你需要做一个行为实验来看看利弊是否与你想象的一致。

你的问题是否是因为对工作表现的焦虑或被他人"发现"自己能力不足的

恐惧？这些担心是非常常见的，即便对资深的治疗师来说也是如此，重要的是要试着克服它。用引导发现的方式来帮助自己觉察不愿使用的原因，记录发生的问题，并考虑将问题带到督导中。

四、赞成不愿实施的策略

同样，你需要了解导致这个问题的想法和信念。例如，你有没有过度附和督导师而同意采取你并不真正同意的策略？如果是，那么是什么让你难以告诉你的督导师你的异议呢？

或者你是否真的认为这个计划很好，但在治疗过程中却偏离了方向？同样要试着了解导致这一问题的原因。录音、录像等录制性材料有助于发现治疗会谈中偏离轨道之处。同样，你可以将这些问题带入督导中。

五、对督导的消极信念

我们偶尔会遇到对督导持有消极观点的治疗师。例如，督导的首要目的可能被视为"监督"或确保能够做得"正确"，因此它可能会被看成一种令人讨厌的经历，你可能会受到督导师的控制或严厉批评。总体来看，督导的首要目的很显然是帮助你在所处领域做得更好，并能够更有效地帮助你的来访者。因此，督导可以被视为一个学习的机会，而不是一种威胁。正如我们的临床工作一样，识别出阻碍进步的消极信念至关重要。你要意识到自己的无益信念并使用 CBT 技能去评估它们。

总　结

虽然需要更多研究证据，但普遍达成的共识是，丰富的临床督导经验是成为一名合格 CBT 治疗师（或其他类型的治疗师）的关键。

督导有不同的形式（一对一、团体等），通过不同渠道（面对面、电话等），以及是否有公认的督导带领者。虽然最常见的可能是"学徒式"，但根据个体差异，所有模式都有其利弊。

在 CBT 中，"现场" 督导（督导师直接坐在咨询现场或通过听取录音、录像等形式来进行督导）受到高度重视，如今也是英国行为与认知心理治疗协会认证治疗师资格的必要条件之一。

如果你有选择，考虑一下谁是最适合你的督导师，并与你的督导师达成一致的督导协议。

督导作用的发挥离不开充分准备：事先确定你的督导问题（想从督导会谈中获得什么），并准备好基本的个案资料。带着一些案例去见你的督导师，如此可以展示你的优势和需求。

学习和练习

这些学习和练习资料可从配套网站下载。

回顾和反思

花点时间对目前的督导进行反思（也可以和你的督导师一起反思）。哪里做得好？哪里做得不好？你从中学到了哪些主要的经验？你和／或你的督导师是否需要做出调整以更好地获益？

目前你是否使用会谈录音或录像？如果没有，想一想是什么因素阻止你使用这些录制性材料：是技术困难，还是缺乏自信心，或是对可能发生事情的特定信念，或是其他任何可能的原因。

你是否分享了既展示你的优势和成就，又说明你的需求的材料？如果没有，原因是什么？

你是否得到充分的督导？如果没有，原因是什么？

进一步探讨

如果准备充足，你是否能更好地利用督导时间？或许你可以用上述的帕德斯基督导问题作为框架，看是否有帮助。

如果你目前害怕向你的督导师播放会谈录音或录像，或许可以考虑进行一次行为实验，如果你尝试一下会是怎样的情况？是否真的像你想象的那样糟糕？其利弊如何？

如果你刚开始接触 CBT，并且没有一个 CBT 的督导师，那么你需要尽可能找一个这样的督导师！

附录：英国行为与认知心理治疗
协会督导协议示例（BABCP 2005）

　　与　　　　　　之间的督导协议

一、保密性

　　● 所讨论的专业和临床问题都是保密的，不能在督导会谈之外讨论。也有例外情况，即专业人员有明显的玩忽职守，或者在法庭、验尸官或其他专业组织要求公布信息时。

　　● 在督导中，所有的案例和参加讨论的专业人员必须是匿名的。

　　● 谈话场所中，如果进行会谈录音，必须经过当事人同意，同时要经过当事人、监护人和专业人员的知情同意。任何的整理记录也必须销毁／消除。受督导者有责任确保遵循这个规则。

　　说明

二、督导的内容

　　● 督导的内容将侧重于认知行为治疗框架下所获得的内部知识、概念化和临床技术。

　　● 当督导的内容与这些有关时，如药物治疗、住院治疗、案例管理等，相关的问题也将被讨论。

　　● 确定受督导者的思维、态度、信念和价值观（包括是否在适当的情况下进行协作性改变），以及这些因素对治疗和专业行为的影响。

　　● 通过督导的关系和过程进行的讨论和操作。

　　● 有效的时间内，以上每一条内容之间所需的时间都要均等地分配。

　　说明

三、实际操作

- 单次督导每＿＿＿进行＿＿＿小时 / 分钟。
- 督导的地点为＿＿＿。
- 负责预订督导场所的人是＿＿＿。
- 督导的费用是＿＿＿。
- 取消安排＿＿＿。

说明

四、督导方式和内容

- 讨论治疗关系和遵循约定事项。
- 案例的概念化 / 程式化。
- 演练治疗技术，如模仿、角色扮演。
- 讨论治疗策略。
- 案例陈述。
- 家庭作业。
- 回顾咨询中所录制的音频或视频（至少每月一次）。
- 直接观察咨询实践——每个受督导者至少每月一次。
- 识别受督导者的思维、态度和信念，并探究这些对治疗和专业性行为的影响。
- 审查风险和治疗师 / 来访者的安全性。
- 回顾临床指南 / 手册。
- 审查心理教育资料。
- 体验式练习。
- 其他经过协商的策略。

说明

五、督导的目的

督导者首要关注的是通过受督导者的学习过程，即知识的获得、态度的改进和技能的发展等方面，服务于来访者的福祉。

六、督导的目标

1.

2.

3.

4.

说明

七、反歧视性练习

练习将遵循以下　　　　政策（雇主 / 专业机构）。

说明

八、在临床 CBT 督导发生问题时所采取的措施

如果督导者 / 受督导者有不适当的行为，首先应就此共同讨论。

如果这种讨论不成功，或者行为属于严重和紧急性质，则应立即通知　　　　。

在极少情况下，受督导者和督导者的关系恶化，每个人都有责任努力共同解决此问题。

说明

九、协议和时间表的更改

协议的更改在任何时间都可以进行协商。

本协议生效的时间段为　　　。

签名　　　　督导者　　　　日期

签名　　　　受督导者　　　　日期

［感谢迈克尔·汤恩德（Michael Townend）。您可随意传阅和编辑此文件。］

译后记

　　《认知行为疗法：技术与应用（第 3 版）》由海伦·肯纳利等资深临床心理学家共同撰写，是一部集理论与实践于一体的权威著作。它不仅延续了前两版的经典框架，还融入了认知行为疗法领域的最新研究成果与实践经验，为读者系统呈现了认知行为疗法的全貌。作为一部兼具学术深度与临床实用性的权威著作，本书具有以下特色。

　　首先，体系完整，脉络清晰。本书开篇即以"认知行为疗法的基本理论"为基石，系统梳理了认知行为疗法的历史沿革与核心理念。作者从系统视角出发，全面考察并探讨了认知行为疗法的基本问题，涵盖其特点、治疗关系、测量与评估、治疗过程、操作技术、具体应用、发展趋势以及实践和督导等方面，构建了认知行为疗法的完整体系。本书系统梳理了认知行为疗法的发展历程、基本原则与核心技术，并结合大量临床案例，为读者呈现了一套完整且实用的治疗体系。本书特别注重对认知行为疗法基础知识的阐述，如对认知行为疗法基本原则的深入剖析，对心理问题通用模型的深刻阐述，对抑郁症成因和焦虑症心理机制的科学解释，既体现了认知行为疗法的科学实证性，又展现了其对人性的深刻洞察，充分彰显了本书"理论架构系统化，历史脉络清晰化"的特色。

　　其次，突出技术，注重应用。认知行为疗法不仅是一种理论，更是一门技术；不仅是一门科学，更是一门艺术。因此，仅具备认知行为疗法理论知识而不掌握实践技能者，难以胜任临床咨询工作。如果说理论是认知行为疗法的灵魂，那么技术便是其筋骨。本书聚焦认知行为疗法的核心技术，如苏格拉底式方法、认知技术、行为实验、身体技术等。每项技术均按照"技术原理——操作步骤——案例演示——常见误区"的框架展开，既呈现标准化的操作流程，又强调灵活运用的智慧。本书提供了丰富的实用工具，如日常思维记录表等。这些工具不仅结构清晰，而且配有详细的使用说明。本书堪称认知行为疗法的案例与工具宝库，几乎每项技术都配有生动案例，还通过大量图表对操作流程和具体技术进行形象化解析，使认知行为疗法的应用更加清晰直观。这种理论与实践的无缝衔接，使读者能够直观理解抽象概念，并快速掌握应用技术，充分彰显了本书"技术解析精细化，操作路径可视化"的特色。

最后，立足前沿，锐意创新。本书注重认知行为疗法研究成果的整合与创新，充分反映并吸收了最新的研究成果，追踪认知行为疗法发展前沿，从创造性咨询实践中汲取营养，是一本体现了新思路、新视角、新内容、新方法的学术著作。作者以开放的态度探讨了认知行为疗法与其他流派的融合问题，例如，分析了正念认知疗法对抑郁复发的预防机制、接纳承诺疗法对认知融合的破解策略等。作者特别强调，认知行为疗法的活力源于"科学精神"而非教条主义，这种兼容并包的学术视野，使本书成为一部"活"的经典。本书的结构设计充分体现了"以学习者为中心"的理念。每章开篇的"引言"提纲挈领，结尾的"总结——学习和练习"双环节设计，既强化知识要点又注重实践应用，充分彰显了本书"资源整合前沿化，学习体系立体化"的特色。

《认知行为疗法：技术与应用（第3版）》一书的翻译工作由本人主持完成，前后经过初译、初校、复校和审校四个阶段。另外，胡海燕、冯程成、周集广、王志华、郭荣丽参与了初译和初校工作；潘杰、丁子璇阅读了部分译稿，提出了一些具体的修改建议。最后由本人完成了全书的复校与审校工作。在翻译过程中，我们虽力求准确传达作者原意，但由于学识与水平有限，译稿中难免存在疏漏之处，恳请同行专家和广大读者批评指正，以便再版时修订完善。

方双虎

2025 年 7 月

安徽师范大学